DEEP MEDICINE

無情AI·有情醫療

Eric Topol 著

施威銘研究室 監修

黃鈺閔・王心薇・涂瑋瑛・李偉誠 譯

感謝您購買旗標書，
記得到旗標網站
www.flag.com.tw
更多的加值內容等著您…

<請下載 QR Code App 來掃描>

● FB 官方粉絲專頁：旗標知識講堂

● 旗標「線上購買」專區：您不用出門就可選購旗標書！

● 如您對本書內容有不明瞭或建議改進之處，請連上
旗標網站，點選首頁的 聯絡我們 專區。

若需線上即時詢問問題，可點選旗標官方粉絲專頁
留言詢問，小編客服隨時待命，盡速回覆。

若是寄信聯絡旗標客服 email，我們收到您的訊息
後，將由專業客服人員為您解答。

我們所提供的售後服務範圍僅限於書籍本身或內
容表達不清楚的地方，至於軟硬體的問題，請直接
連絡廠商。

學生團體　　訂購專線：(02)2396-3257 轉 362
　　　　　　傳真專線：(02)2321-2545

經銷商　　　服務專線：(02)2396-3257 轉 331
　　　　　　將派專人拜訪
　　　　　　傳真專線：(02)2321-2545

國家圖書館出版品預行編目資料

AI 醫療 Deep Medicine / Eric Topol 著；
黃鈺閔、王心薇、涂瑋瑛、李偉誠 譯. -- 臺北市：
旗標，2020. 11　面；公分
譯自：Deep Medicine：How Artiƥcial Intelligence Can
Make Healthcare Human Again

ISBN 978-986-312-650-8

1.醫院行政管理　2.醫療科技　3.人工智慧

419.2　　　　　　　　　　　109015424

作　　者／Eric Topol

翻譯著作人／旗標科技股份有限公司

發 行 所／旗標科技股份有限公司

　　　　　台北市杭州南路一段15-1號19樓

電　　話／(02)2396-3257(代表號)

傳　　真／(02)2321-2545

劃撥帳號／1332727-9

帳　　戶／旗標科技股份有限公司

監　　督／陳彥發

執行企劃／林書禾

執行編輯／林書禾

美術編輯／林美麗

封面設計／薛詩盈

校　　對／林書禾、王寶翔

新台幣售價：　680 元

西元 2022 年 4 月 初版 3 刷

行政院新聞局核准登記-局版台業字第 4512 號

ISBN　978-986-312-650-8

獻給我的家人 Susan, Sarah, Evan, Antonio,
Julian 和 Isabella，他們在我撰寫本書的過程中，提供
了無條件的支持以及深刻的啟發。

CONTENTS | 目錄

4
chapter

深度學習的真相
(THE SKINNY ON DEEP LEARNING)　77

5
chapter

深度醫學的侷限與風險 (DEEP LIABILITIES)　121

8 心理健康 (MENTAL HEALTH)

chapter

前言

生命只能在回顧中領悟，但必須在前瞻中展開。

— Søren Kierkegaard

若要從人類眾多的特質當中，挑選出令我們之所以為人，而有別於其他動物的一點，我想那一定會是我們對於回顧過往的本能驅力。除了人類之外，實在很難想像哪裡還有任何一個物種會在午夜時分為了一位無法挽留的對象，或者一份失之交臂的工作而輾轉反側。我們甚至還以學術研究的方式來回顧過往，像個造物者般，回頭檢視自己做為一個物種的源流發展。我們仔細研究所有留有紀錄的歷史，並記錄下從開始用火到製造出微晶片，這一路上進步的里程碑。接著，我們嘗試著去理解這一切。

Kierkegaard 認為我們雖然在生命中不斷前行，卻只有在回顧時才能真正領悟，但或許我們只是有能力記住過往發生的事情，並頂多留下一些（不準確的）記錄。雖然這麼說對他和 George Santayana 都很抱歉，但了解歷史並不代表就能阻止歷史再度重演。我們只消看一眼時事新聞便能知曉這一點。簡而言之，即使是用來做為前車之鑑的歷史，也不見得可靠。只有未來才是唯一真確的，因為未來可以靠我們去創造。

這讓我想到了「未來學家 (futurist)」，而本書的作者就是其中之一。未來學家是一群光聽聞萊特兄弟能夠飛行，便能預見廉價航空與樞紐機場的出現，以及人類登陸月球的人。未來學家也是另一種歷史學家，他們研究的是當前現況，思考的不是如何避免過去的危險，而是如何最大化未來的優勢。他們手上拿著紙筆或平板電腦，在科學與科技領域來回穿梭，訪問那些產業先鋒，也聽取他們的失敗經驗。他們尋找創新者、科學家、不願墨守成規者和夢想家。他們聆聽、觀察、過濾，並融合跨越眾多學科的知識，再將其傳達給我們其他人知道。從本書豐富的內容當中，您可以看到他們所從事的是多麼艱鉅而富有智慧與創造力的任務。而本書的閱讀過程也將活躍您的左、右腦運行，甚至喚起您的靈感，因為您將獲得兼具理論及啟發性的說明。

《AI 醫療 Deep Medicine》已經是 Eric Topol 對於未來的第三次探索。從我們當前所處的環境來看他的前幾本書，都已經應證了他的先見之明。而這一次，Eric 要透過《AI 醫療 Deep Medicine》告訴我們的，則是第四次工業時代已經來臨，而且這次的革命意義相當深遠，即使是蒸汽動力、鐵路、電力、大規模生產，甚至是電腦發明的時代，都不足以與其將帶來的改變相提並論！人工智慧 (AI)、機器人學與大數據是目前第四次工業時代的核心，它們將掀起一場前所未有的變革，而且其影響已開始顯現於我們的生活與工作方式當中，或許還影響了我們如何看待自己做為一個人類的身分。它所蘊藏的巨大潛力雖然能為我們伸出援手，卻也同樣有可能給我們帶來傷害，甚至進一步加深了近年來橫亙於貧富之間的巨大鴻溝。

這場革命將在各方面超越人類的一切努力，尤其是醫學。醫學原本就面臨著一場危機。過去 40 年來，儘管醫療在科學理論與技術方面皆取得顯著進步，身為醫療從業人員的我們卻還是經常令病患感到失望。因為我們未能遵循那些早已經過驗證的行事方針，我們也未能真正看到那位就在我們眼前的獨特之「人」。我們能夠掌握他們的基因體，卻未能留意到他們破碎的心，因為我們不曾真正「聆聽」他們想要說些什麼。如果我們能將注意力從螢幕上拉回到病患身上親自檢查，就能發現原來神經纖維瘤已造成他們的全身皮膚都出現腫塊，而這與他們的陣發性高血壓有關。也能發現原來年長病患的嘔吐是起因於嵌閉性疝氣，而不用再等待昂貴的電腦斷層掃描和放射科醫師來告訴我們這些早已呈現於眼前的事實。那些在醫療照護上支出最多的國家，在這方面反而落後於那些無法在嬰兒死亡率等基本指標上投入太多的國家。《AI 醫療 Deep Medicine》在開頭即以一段深具意義與啟發性的親身經歷，講述了作者本身因無法被視為一位獨立的個體、一個患有罕見疾病的個體，而飽受痛苦與折磨的就診經驗，我認為他非常忠實地傳達了我們的現況。

科技雖然以非常戲劇性的方式改變了我們對於人體掃描成像與測量、觀察人體分子結構的能力，但科技會遭遇的失敗並不會比人類來得少。最明顯的一個例子，就是目前大多數醫院都在使用的電子健康紀錄（EHR）。電子健康紀錄當初的設計目的其實是為了方便收費，而非減輕醫師與護理師的負擔。它們的出現不但影響了醫師的健康，也導致醫師過勞。為了使用電子健康紀錄，我們也任由螢幕擋住醫師的視線，迫使醫師分散了原本應該放在病患身上的注意力。Anatole Broyard 在因為前列腺癌而過世之前，寫下了一部感動人心的回憶錄，《病人狂想曲》(Intoxicated by My Illness)。他在書中如此寫道：「我只希望他（泌尿科醫師）能靜心專注在我的病情上五分鐘。只要一次，他全神貫注在我的身上，與我短暫交會，細究我的靈魂與身體，通透理解我的病。每個人生病的方式都不一樣。」[1] 這段令人鼻酸的告白正好發表於電子健康紀錄出現之前，道出了一個人在生病時的最根本需求。我相信這一點是不會改變的，即使我們身處的世界改變，我們的內心仍會如此地期盼著。因此我希望能引用他的話再一次強調：**每一種人、每一個人，生病的方式都不一樣。**

我對於未來與大數據的使用都相當期待。人工智慧與深度學習能夠憑藉它們強大的能力，汲取大量的資料集並從中不斷學習，進而大幅提升診斷和預測的精確性。但這不代表它們將會取代人類：這些技術所提供的只是一份建議。這份建議或許能夠達到前所未有的準確率，但它仍需要一位精通專業知識、願意付出關懷且謹慎細心的醫師與醫療團隊，坐下來和眼前的病患一同討論，將這份建議量身打造成真正適合病患的治療方針。希波克拉底 (Hippocrates) 在 2000 年前就曾經說過：「了解是什麼樣的人生了病，比了解那個人生了什麼病還重要。」Robert Califf 和 Robert Rosati 在 1981 年一篇關於利用電腦來解讀運動壓力測試 (exercise stress testing) 後風險的社論中寫道：「由電腦產出的資料，仍與過去任何其他的資料來源無異，皆需要充滿智慧的醫師來進行適當的解讀與使用。」[2] 無論世界如何改變，只要我們關注的仍是人類，而非生產線上的零件，這就是一項永恆的原則。

最後回到令我們引以為傲的事實：我們是人類，我們都是擁有身體的存在，我們複雜難解的心靈座落在同樣複雜難解的身體當中。這兩者之間的相互作用，到目前仍然難以捉摸。但有一點是非常清楚的：當我們生病時，我們最根本的需求就是受到細心的照顧。疾病會使我們變得像個孩子，尤其是患了嚴重的疾病時。儘管我們希望享有最先進的技術、最精確的判斷、最好的療法，也希望醫生真正「了解」我們（而且與希波克拉底的時代不同，現在所說的了解還包括基因體、蛋白質體、代謝體、轉錄體以及由 AI 所驅動的預測等），但我們最深的願望，還是希望這一切都能由一位真正關心我們而且認真負責的醫師及醫療團隊來完成。我們希望醫師（一位有愛心的人而不是機器）能真正花時間在我們身上，能藉由專心地檢查我們的身體來辨識病灶所在，而非透過切片檢查、影像掃描或各式報告，我們希望醫師透過觸摸身體病痛之處，也能夠正視我們身為個體的存在、傾聽我們焦慮之下的怨言，這同時也將撫平我們的傷痛。正如 Peabody 在幾年前所說的：「照顧病患的秘訣就在於關心病患」。

我們多麼希望來照顧我們的人都能了解我們的內心，了解我們最深的恐懼、我們願意為何而活又願意為何而死。

這將永遠是我們最深切的渴望。

Abraham Verghese　醫學博士
任職於史丹佛大學醫學院

1
chapter

楔子
(INTRODUCTION TO DEEP MEDICINE)

藉由這些辦法，我們或許就能真正創造出一個美麗新世界*——不是那種完美至上的烏托邦國度——而是更謙遜、更讓人嚮往的目標：一個如假包換的人道社會。

— ALDOUS HUXLEY，1948

---

* 編註：Huxley（赫胥黎）的 1932 年反烏托邦小說《美麗新世界》(Brave New World) 講的便是未來人們沉溺於享樂主義及藥物，雖極度和諧，但實際上已人性淪喪的社會。

我親身體驗了現代醫學的冷漠

以下是真人真事。

我打從青少年時膝蓋就不好，因為我患了罕見的剝離性骨軟骨炎*。這種疾病成因至今依舊不明，但其影響困擾了我一輩子 —— 等到我二十歲進醫學院時，我兩邊膝蓋都切除過壞死的骨骼和做過修復手術。接下來 40 年，我的膝蓋痛到迫使我放棄越來越多的運動項目：跑步、打網球、健行和走滑步機。就算直接對膝蓋注射類固醇和關節液，走起路來也痛到像活受罪。

於是，我 62 歲那年決定加入超過 80 萬名美國病人的行列，動手術換掉左膝蓋 —— 膝蓋手術是美國骨科手術中最普遍的項目。我的骨科醫生說我是絕佳的手術候選人：夠年輕、不胖又體格健康。他說手術唯一的顯著不利條件是有 1% 到 2% 的感染機率，除此以外安全無虞。

但我很快就發現，其實還有另一個風險存在。

手術後第二天，我開始做標準復健 —— 就我所知天底下就只有這一套復健辦法。復健非常激烈，得用力彎曲和伸展膝蓋，免得關節形成疤痕組織。我沒辦法有效收縮膝蓋，只好調高腳踏車健身機的座位，結果就是每次踩輪子的頭幾下會痛不欲生、得用吼的才撐得過去。那種痛遠

---

* 編註：骨軟骨病 (Osteochondropathy) 指骨骼與軟骨的相關疾病。剝離性骨軟骨炎 (Osteochondritis dissecans) 即為軟骨以及相接的骨骼處發生碎裂。

遠超出了 oxycodone（鴉片類止痛劑）能壓過的程度。一個月後，我的膝蓋就發紫並整個腫起來、完全彎不下去。我痛到每天沒法一次睡超過一個半小時，還常哭個不停。

我回診時，我的骨科醫生看到我這副模樣，居然對我說：『你應該吃個抗憂鬱藥。』

我跟我太太面面相覷，瞪大眼睛不敢置信。畢竟，我看的是骨科醫生，可不是心理醫生呀！

我每回復健後都幾乎走不出診所，也沒辦法開車回家。恐怖的劇痛、腫脹和僵硬持續不斷，我也日益絕望地在尋找解脫之道，試過的辦法包括針灸、雷射針灸、低能量雷射、電流刺激裝置、外用藥物跟各種營養補充品，像是薑黃素和酸櫻桃等等…族繁不及備載。但我心裡也很清楚，這些坊間常見的療法都沒有半點論著證實過其療效。

▌…原來我罹患了膝蓋纖維化

幸運的是，在我手術後的這兩個月復健期間，我太太也跳下來幫忙，最後找到一本叫《關節纖維化》(Arthrofibrosis) 的書。我沒聽過什麼是關節纖維化，但後來發現這正是我所患的病。

我從書上得知，動膝關節置換手術的患者有 2% 到 3% 會產生『關節纖維化』併發症 —— 所以這種病算罕見，但風險仍然比我的骨科醫生警告我的感染風險 (1% 到 2%) 更高。該書第一頁似乎就完美描述了我的狀況：『關節纖維化是個災難』。更明確來說，膝蓋纖維化是置換膝蓋後的嚴重發炎反應，就像身體抗拒人工關節而產生了很深的疤痕。

手術兩個月後二度回診時，我問我的骨科醫師，我是否得了關節纖維化。他這才說**毫無疑問有**，但也表示他在手術後頭一年是無能為力的。他必須先等發炎『消掉』才能開刀移除結疤組織。

一想到得再忍受現狀一整年，還得再動一次手術，我就幾乎崩潰！

▋ 幸好後來我得救了

還好在一位朋友推薦下，我去看了另一名物理治療師。這位女物理治療師 40 年來看多了剝離性骨軟骨炎患者，很清楚例行復健對我這種病患而言只是場災難。她沒要求那種強烈、強迫性的標準復健，因為膝蓋的劇烈收縮與伸展反而會刺激更多疤痕生成。她改採溫和途徑，要我停止所有重訓跟運動，並使用消炎藥物。她親手寫下一頁指示，每隔兩天也會傳簡訊給我，問『我們的膝蓋』表現得如何？

我得救了，很快就踏上康復之路。只是多年過後，我仍然得天天穿護膝來應付康復不全的膝蓋。這麼多折騰本來是可以避免的！

我們將在這本書看到，換作人工智慧 (artificial intelligence，AI) 就有辦法預測我手術後會產生併發症。若有經驗的物理治療師們 —— 比如我最後找到的那位女治療師 —— 能將資訊分享出來，AI 只要完整分析這些醫療文獻，就會曉得我需要的是特殊、針對個人量身打造的復健。這不只能讓骨科醫師更了解病患面對的風險，其他領域的醫生也能受惠。要是我的智慧型手機或臥室裝有虛擬醫療助理，它就能警告我標準復健很可能會引發關節纖維化，甚至能告訴我該去哪邊尋求溫和復健，避開這種可怕的下場。

結果我那時毫無防備，而我的骨科醫生跟我討論手術風險時，也壓根沒把我的剝離性骨軟骨炎病史納入考量。他事後倒是坦承，我的剝離性骨軟骨炎病史對於我遭遇的悲慘災難扮演了關鍵性因素。

AI 是拯救糟糕醫學的契機嗎？

醫療照護體系的大部分問題，是不能靠先進科技、演算法或機器解決的。我的醫生對我的痛苦表現出冷冰冰的反應，這說明了醫療體系有多麼效率不彰。當然，膝蓋手術本身很專業，但手術只是體系中的技術元素而已。一名骨科醫生居然會建議我服用抗憂鬱藥，這點突顯當今醫學界有多麼缺乏人性連結和同理心。我當時確實非常沮喪，但憂鬱症並非問題所在：癥結點在於我劇痛難當，膝蓋還僵硬得像木頭，可是那位骨科醫生卻漠不關心，在手術過後那幾個月裡對我也不聞不問。相對的，另外那名女物理治療師不僅有足夠的醫療知識跟經驗能診斷出我的病情，還打從心底在乎我！

難怪美國會有太多人因服用鴉片類藥物而上癮*——醫生們覺得與其聆聽和理解病患，倒不如開麻醉劑給他們更快也更省事。

---

* 編註：美國疾管署統計，1999 至 2018 年全美有近 45 萬人死於藥物濫用，這些藥物分為處方鴉片、海洛因以及近年成長最快、非法製造的類鴉片藥物，主要為產自中國的芬太尼 (fentanyl)。

我想不少人都跟我一樣，曾在醫院受過這種『粗暴虐待』，這種現象實在太過普遍。我很幸運身為醫療體系的一員，但是如你所見，即使身為醫療同行也不見得就能保證得到良好的治療。單靠 AI 並不足以解決這個問題：我們需要人類也動起來。**等到機器變得更聰明、開始負擔合適的工作時，醫學界的人們說不定會更願意提升自己的人性關懷。**

▍AI 已被用來拯救性命

在醫學上運用 AI，不只是未來的願景而已：有人已經真的在用 AI 拯救性命。我的摯友 Stephen Kingsmore 醫師是醫學遺傳學家，在聖地牙哥的 Rady 兒童醫院主持一項前瞻計畫，最近就靠 AI 救了一名罹患罕見疾病的嬰兒。

這位喝母乳的健康新生兒在出生第三天後回家，第八天就被母親帶去 Rady 醫院的急診室。嬰兒不斷癲癇，即所謂的癲癇重積狀態 (status epilepticus)。醫生找不到感染跡象，大腦斷層掃描結果也很正常，腦波圖卻顯示出持續癲癇不止的電子訊號。各種強效藥物都沒法減緩癲癇，事實上還讓狀況惡化。醫生判斷此病的預後（對疾病未來發展的預測）—— 不管是對嬰兒的腦部損害或死亡的可能性 —— 都很不樂觀。

接著，嬰兒的血液樣本被送到 Rady 基因組學院，做快速全基因組定序。Kingsmore 和他的團隊僅用 19.5 小時就對這份樣本做完基因組完整定序及解讀，破了金氏世界紀錄 [1]。

▌ AI 的分析威力

基因組序列包含 125 GB 的資料，當中顯示這名嬰兒的基因組與大多數人的基因組有近 500 萬處差異。Rady 醫院使用稱為『自然語言處理』(Natural Language Processing，簡稱 NLP) 的 AI 技術，只花 20 秒就讀完男嬰的電子醫療檔案，找出 88 個表現型 (生物受基因影響的特有外觀)，幾乎比醫生用問題列表做出結論的速度快上 20 倍。接著，機器學習 (machine learning) 演算法很快檢視過那近 500 萬個突變基因，從中篩選出大約 70 萬個罕見突變基因。AI 透過既有文獻得知，當中的 962 個罕見突變基因會引發疾病。

AI 系統結合這些資訊和男嬰的表現型資料，鎖定一個叫 ALDH7A1 的基因最有可能是癲癇病因。這種基因突變極為罕見，只發生在不到 0.01% 的人身上，會導致新陳代謝缺陷並引發癲癇。幸好，只要拿維他命 B6 和精胺酸當飲食補充品，並限制第二種胺基酸 (離胺酸) 的服用量，就能壓制病情。男嬰的飲食做出這些調整後，癲癇突然停了，36 小時後就出院回家了！這名男嬰在後續追蹤中也完全健康，毫無腦部受損或發展遲緩的跡象。

男嬰的性命之所以能得救，關鍵就在於成功找出病因。現今很少醫院會對新生嬰兒做基因組定序，並動用 AI 把病患的一切背景資料跟他們的基因組整合起來。**經驗豐富的醫生說不定到頭來也能找到正確的治療方式，但機器在這方面做得比人類更快更好**。所以，即使現在 AI 醫療尚未普及，只要讓人類跟 AI 在才智與速度上聯手，就能創造出醫學上的勝利。

不過，在我們對 AI 的潛力變得太樂觀之前，先來看看我最近一位病患的經歷。

■ AI 的診斷就一定可信嗎？

我這位病患是個碧眼白髮的七旬老人，身兼數間公司的老闆。他患了一種罕見且嚴重的肺病『自發性肺纖維化』（自發性就是醫學上所謂的『病因不明』）。由於病情太嚴重，他和他的肺科醫生已經在考慮，要是狀況再惡化，就要去移植新肺。接著，他開始浮現過早疲勞的新症狀：他走不完一條街區，也沒辦法在泳池游上一圈。他看了肺科醫生，做過肺功能測試，但肺功能沒變化。這顯示病因不太可能來自於肺本身。

然後他和他太太來見我，憂心忡忡且沮喪不已。他走短短幾步路踏進檢驗室就氣喘吁吁，臉上的蒼白和無助感嚇著我了！他太太也對我證實，他的行動能力明顯下降，連逼自己動起來都有困難，更遑論是日常活動。

我讀過他的病史跟檢查報告，心想他說不定患有心臟病。他幾年前走路開始小腿會痛，因此對左腿動脈做了血管氣球擴張治療。他目前會患心臟病的唯一可能性就只是高齡跟慣性生活的劇烈運動，但這個稍早病史仍使我擔心，他說不定有膽固醇累積在冠狀動脈。所以我讓他做斷層掃描，並注射顯影劑來觀察動脈狀況。

結果顯示右冠狀動脈有 80% 堵塞，但另外兩條冠狀動脈毫無堵塞，這實在是講不通。右冠狀動脈對心臟肌肉沒施加什麼壓力，而且在我身為心臟科醫師的 30 年生涯裡（當中有 20 年做過冠狀動脈介入性心導管治療的經驗），我不記得有任何嚴重疲勞的病患只得了右冠狀動脈堵塞。

我對他跟他太太解釋，我實在找不出關聯。說不定右冠狀動脈堵塞跟疲勞毫無關係 —— 也就是醫學界俗稱的 true-true，unrelated（兩件事都成立，不代表就有關聯）。不過，他既有的嚴重肺病已經足以讓人相信血管堵塞是原因之一。很不幸，肺病也增加了做心導管治療的風險。我讓他自己做決定。

▌ 病人的直覺 vs. AI

這位老人考慮了幾天，最後打電話對我說：『我決定要做心導管治療。』

我有點訝異，因為他多年來一直很排斥做任何介入性治療，甚至不喜歡吃藥。神奇的是，治療一完成他就感覺精力充沛。由於擴張血管用的氣球是從右手腕動脈伸進去，他過幾小時後就能出院回家。那天傍晚，他已經走上幾條街區的路，而到了週末，他還在泳池游上幾圈。他對我說，他好幾年來從沒感覺這麼強壯和健康過。幾個月後，他在運動方面的進步依舊持續。

這則故事最特別之處在於，要是改用電腦演算法來做決策，就有可能弄錯病因。儘管人們極度著迷於運用 AI 改進醫學，要是拿 AI 來讀病患資料跟整個醫療文獻，它做出的結論必然是別做介入性治療，畢竟沒有文獻指出做右冠狀動脈心導管治療真能減緩疲勞，而 **AI 也只會根據既有資料來學習該怎麼做**。使用這種演算法作為參考的保險公司，一定也會拒絕給付治療費用。

可是我所做的心導管治療讓那位老人產生了神奇、持續的好轉。難道是安慰劑效應嗎？感覺不太可能 —— 我認識這人很多年，他對健康狀況的任何好壞變化都會輕描淡寫。他的人格有點像壓抑著熱情的喜劇演員 Larry David*，有點像個吝嗇鬼。他顯然最不可能是那種會誇大安慰劑效果的人。

AI 不是萬能

以事後之明來看，原因也許跟他的嚴重肺病有關。肺纖維化會導致肺動脈血壓升高，使血液更難以流向肺部以獲得氧氣。右心室負責將血液打入肺部，這代表著右心室需承受更多的壓力才能在肺動脈高壓下完成工作。一旦對通往右心室的右冠狀動脈做擴張治療，就舒緩了該心室的壓力。醫學文獻從來沒有記載過，一個人心臟的血液輸送跟罕見肺病竟會有如此複雜的互動。

這案例提醒了我們，**我們每個人都是獨一無二的精巧個體，永遠無法用醫學拆解成單純的零件。**此案例也突顯了人類在醫學扮演的重要角色：我們這些醫生早就曉得，病人其實很了解自己的身體，我們得傾聽他們的心聲。**演算法是冷冰冰、無人性的預測工具，永遠無法真正了解一個人。**

這位老先生到頭來認定，他的冠狀動脈阻塞就是症狀肇因，並且猜對了。我呢？我原本心存懷疑，也沒想到心導管治療會有如此大的影響。但我非常高興他好了起來。

---

* 編註：Larry David，美國喜劇演員。這裡拿他的 HBO 喜劇影集《壓抑你的熱情》（Curb Your Enthusiasm，一般譯『人生如戲』）當雙關語。

誕生自資料分析、快速崛起的 AI 工具

AI 早已悄悄深入我們的日常生活，無孔不入，從我們打字時的自動完成功能、根據 Google 搜尋關鍵字和你聽過的音樂所做的自動推薦（不想要也不行），到能自己回答問題、開關家中燈光的 Amazon Alexa 智慧助理比比皆是。就概念上來說，AI 的根源可追溯至超過 80 年前，『人工智慧』一詞則發明於 1950 年代。但它對醫學保健的潛在影響，直到最近才受到人們關注。

在醫學使用 AI 的好處，是能以多重、宏觀的角度審視個人病史，好增進決策速度，減少誤診跟不必要手術等等的失誤，協助對病人做適當的檢驗並解讀其結果，進而推薦治療方法。這一切底下的關鍵是資料：我們老早就踏進資料時代，這世界每年都能產出好幾『皆』位元組（zettabytes，10^{21} 位元組或 1 兆 GB）的資料，足以裝滿大約一兆隻智慧型手機。在醫學界，龐大的資料集（dataset）來自全基因序列和高解析度醫療影像，以及可穿戴裝置持續不斷收集到的訊息。

大量資料在我們周遭產生出來，但醫學界目前持有的只占其中一小部分。資料其實早就準備好了，只是目前無用武之地。AI 的進展將能馴服大數據這頭脫韁野馬，讓它產生效益。

▌機器學習的類型

AI 分析資料的方法 —— 也就是機器學習 —— 分成許多子類型。傳統來說，當中有邏輯斯迴歸（logistic regression）、貝氏網路（Bayesian network)、隨機森林 (Random Forest)、支持向量機 (support vector machines)、專家系統 (expert systems) 等等。舉例來說，貝氏網路是個能算出機率的模型：假如我知道某位病人有哪些症狀，這模型就能丟出一系列可能的診斷結果，每個結果各自有其發生的機率。

我們在 1990 年代做分類和迴歸樹、好讓我們收集的資料能在不帶人類偏見下自行分析和做決策時，我們沒有用『機器學習』這麼炫的詞。近年來這類技術突飛猛進，擴展到深度網路模型，比如**深度學習 (deep learning)** 和**強化式學習 (reinforcement learning)** —— 我們會在第 4 章更深入介紹。

AI 研究的爆炸性成長

2012 年，多倫多大學發表了一篇關於影像辨識的新論文，使深度學習的 AI 領域一飛衝天 —— 這篇論文如今也成了經典之作 [2]。

新的深度學習 AI 演算法和論文如雨後春筍般增加（圖 1.1），而透過龐大資料集做機器辨識的技術也呈指數般成長。此外，每天用於訓練 AI 的運算量（以每秒千兆次浮點運算速度 petaflop/s 跑一天的運算次數）成長了 30 萬倍，這全都反映了 2012 年以來的改變（圖 1.2）。

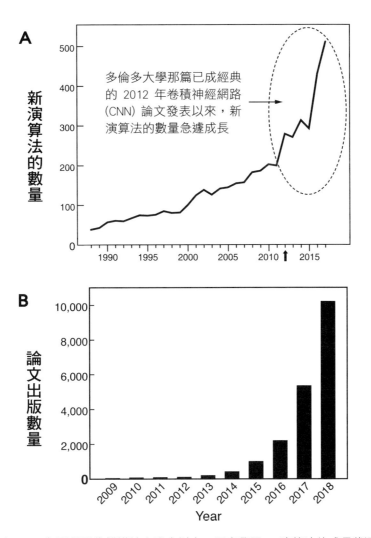

圖 1.1：自 2012 年那篇影像辨識論文發表以來，深度學習 AI 演算法的成長狀況。來源：
圖 1-1 A 取自 "To Understand Digital Advertising，Study Its Algorithms"，A. Mislove Economist
(2018)：www.economist.com/science-and-technology/2018/03/22/to-understand-digital-
advertising-study-its-algorithms。圖 1-1 B 取自 "Should Artificial Intelligence Copy the Human
Brain?" C. Mims，Wall Street Journal (2018)：www.wsj.com/articles/should-artificial-intelligence-
copy-the-human-brain-1533355265?mod=searchresults&page=1&pos=1。

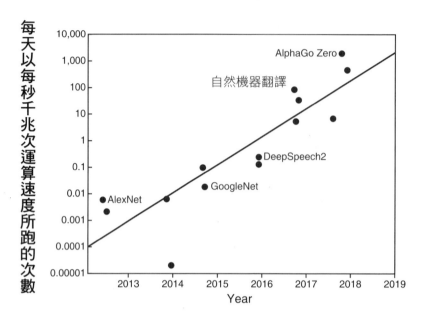

圖 1.2：最新的 AI 學習運算量已經成長了 30 萬倍。來源："AI and Compute"，D. Hernandez and D. Amodei，OpenAI (2018)：https://blog.openai.com/ai-and-compute*

模式辨認的醫療潛力

過去幾年來，有些 AI 研究參考的對象都是深度學習論文，而且還是刊登在頂尖、有同行審查的醫學期刊。深度學習的能耐令醫學界許多人深感訝異。AI 已有本事診斷出皮膚癌，其表現跟皮膚專科醫師一樣

---

* 編註：flops 為每秒浮點運算次數，用來衡量電腦的運算效能。不過 OpenAI 所提出的 petaflop/s-day 定義比較沒那麼精確：若一秒可進行 10^{15}（即 1 petaflops）次神經網路運算、不區分運算類型，可視為一天進行約 10^{20} 次運算。

好、甚至有過之。AI 能像心臟科醫生辨認出特定的心律不整，解讀 X 光片或病理切片的能力不輸資深、高素質的放射科醫師或病理學家，診斷各種眼疾的能力也與眼科醫師平起平坐。甚至，AI 預測自殺的成功率更超越了心理健康專家！

　　這當中牽涉到的技術都是模式辨認 (pattern recognition)，也就是機器靠著成千上萬（很快便增長到數百萬）個範例來學習。這類系統越來越強大，以文字、語言和影像為基礎的資料學習，其錯誤率已降到 5% 以下，低於人類門檻（圖 1.3）。機器學習當然有某種極限，但它們還沒走到那個地步，而且機器不像人類會累、不爽、情緒化、睡眠不足或者分心，它們可以不放假和全天候工作，當然也不會抱怨（雖然人和機器都會生病）。

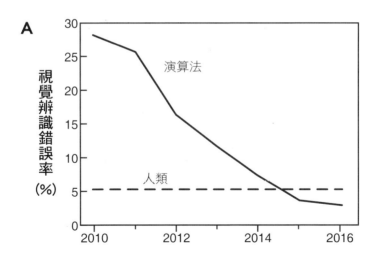

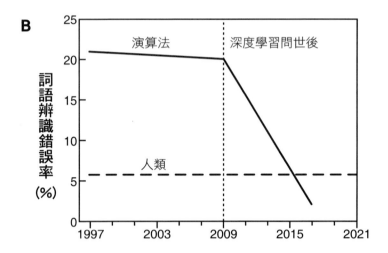

圖 1.3：機器 AI 在辨識影像（1.3 A）與詞語（1.3 B）的準確性增加了，如今兩者處理附有分類標籤（label）的資料集之表現都超越人類。來源：圖 1.3 A 取自 "Efficient Processing of Deep Neural Networks: A Tutorial and Survey"），V. Sze et al.，Proceedings of the IEEE (2017)：105 (12)：2295 - 2329。圖 1.3 B 取自 "Performance Trends in AI," Word Press Blog (2018)：https：//srconstantin.wordpress.com/2017/01/28/performance-trends-in-ai/。

　　可想而知，人們會開始納悶，醫生將來的角色會如何改變？AI 對看診又會帶來何種非預期的衝擊。我不相信深度學習 AI 能治好現代醫療的一切弊病，但表 1.1 讓我們看到，人們確實相信 AI 能套用在很廣泛的領域上，但其效果也有一些是被過度渲染的。當然，AI 遲早會把我們推向這些目標，但這會是一場永遠不會完賽的馬拉松長跑。

在所有工作都勝過醫師
診斷出不可能診斷的病
治好不可能治好的病
在 X 光片與切片看出人類看不到的東西
預測無法預測的事
對無法分類之物做分類
消除工作流程的效率不彰
消除住院與再度住院需求
消除不必要的冗餘職位
達成 100% 病人服藥服從性
零病人事故
治癒癌症

表 1.1：醫療照護體系對 AI 的古怪期望

醫學極需邁入 AI 時代

目前深度學習在醫療的應用範圍還很狹隘，比如憂鬱症預測器沒辦法用來判斷皮膚病。這些神經網路演算法仰賴的是模式辨認，對某些大量倚賴影像的醫生（我稱這些人為『模式醫生』）來說十分合適：比如，放射科醫生看 X 光片，病理科醫師會看切片。所有臨床醫生每天其實多少都有模式辨認的工作，數量較少但比例仍然可觀，而 AI 演算法就有潛力支援這些工作。

我們正處於 AI 醫學時代的初期，但 AI 醫學根本還沒成為例行醫療手段。有些人把 AI 醫療貶為『矽谷療』—— 這種不屑一顧的態度在醫學界太普遍，導致醫學界的改變寸步難行。結果就是世上大多領域早已踏入工業 4.0 (以運用 AI 為主)，醫學界卻仍卡在第三波工業革命的早期，也就是電腦與電子產品開始普遍的那個時代 (圖 1.4)。

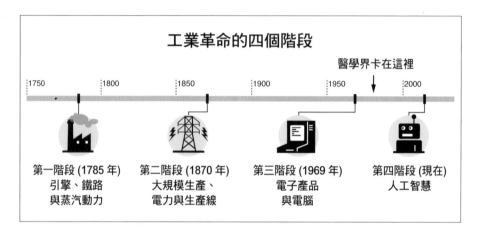

圖 1.4：四段工業革命。來源："CEOs: The Revolution Is Coming"，A. Murray，Fortune (2016)：http://fortune.com/2016/03/08/davos-new-industrial-revolution。

　　舉例來說，MP3 檔案格式能在各類電子產品上播放，可是通用、容易使用的電子醫療檔案遲遲未能問世，彰顯了醫學界的改變之路困難重重。

採納深度學習的醫學

　　我不是第一次提到醫學界在採納新科技時表現出的不情願，這也是我第三次撰寫關於醫學未來發展的書。我在《Creative Destruction of Medicine》書中詳述了感測器、基因定序、放射成像、遠距視訊醫療跟許多其他新科技如何讓我們能把人類數位化，並實現醫學的數位轉變。至於在《The Patient Will See You Now》一書，我充分舉證醫學能如何民主化 —— 醫學的專制主義會消褪，因為消費者不再單純替醫學產生資料，而是『擁有』這些資料。使用者對自己的醫療資料將有更大的存取權，到頭來也能對自己的醫療取得更多掌控權。

而這本書將向讀者介紹數位化 (**D**igitizing) 和民主化 (**D**emocratizing) 之後的下一個『**D**』，也是影響最深遠的一個：深度學習 (**D**eep learning)。不管你是否喜歡我對新科技的關注，我的夢想一直是希望醫療看診中的關鍵人類元素能夠振作起來。有了深度學習這個第三個 **D**，我們就有個架構能回頭培育醫學的根源：人與人的連結。

儘管我們尚未達到醫學的數位化或民主化，它們仍在慢慢推動中，我也相信**若我們一併把 AI 帶進醫學核心，我們就不只能夠實現這些目標，而是會做到比這多更多**。這個進展的頂點，便是我所謂的**深度醫療 (Deep medicine)**。為了實現深度醫療，當中需要三個『深度』成分 (圖 1.5)。

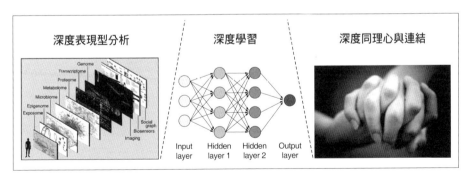

圖 1.5：深度學習醫學的三個主要成分。來源：˝Individualized Medicine from Prewomb to Tomb˝，E. Topol，Cell (2014)：157，241 - 253.

▊ 深度表現型分析：收集一個人的完整醫療資料

　　首先，我們得有能力完整定義每一個人，也就是將一個人的醫療本質數位化，辦法是用上此人的所有相關資料。這也許包括此人所有的醫療、社會、行為、家族歷史資料，以及生理資料：解剖學、生理學跟生長環境。我們的生理包含好幾層內容 —— 基因組、核糖核酸、蛋白質、新陳代謝、免疫組、微生物群、表觀基因組等等。在生物醫療研究圈子中，這種分析有個常用的名稱叫**深度表現型分析 (deep phenotyping)**。前面那個患有癲癇重積狀態的嬰兒在做診斷時，就用了這種分析途徑。

　　深度表現型分析同時顧及深度與廣度，你想得到的資料類型都會盡可能納進來，竭力涵蓋我們人生的每一點，因為許多值得注意的度量項目是動態的、會隨時間持續變化。我幾年前在一篇評論裡寫道，我們需要納入『自生到死』(from pre-womb to tomb) [3] 的醫療資料。我的一位前導師告訴我，我應該把這段期間稱為『由始至終』(from lust to dust)。不過不管怎麼形容，你應該都能理解，深度表現型分析為何需要夠深和和夠漫長的資料。

▊ 深度學習：讓機器幫忙做出更精確的診斷

　　再來是**深度學習**，這會在醫學的未來扮演關鍵角色。這不只牽涉到醫生將來診斷時使用的模式辨認跟機器學習，也包括廣泛的應用，比如打造虛擬醫療指導員，引導大眾更適當地管理自己的健康跟醫療狀況。深度學習也會改善醫院的環境設置效率、增進病患的看診安全和品質，最終則推動遠距居家監控，好減少人們對醫院病房的需求。

儘管深度學習對醫學的產能有極大的潛力，過去幾年來也在加速，我們其實才剛起步。將近 50 年前，William Schwartz 就在《新英格蘭醫學雜誌》登出一篇文章〈醫學與電腦〉(Medicine and Computer)[4]，推測未來的醫生與電腦會『持續進行對話，電腦會不斷審視病史、生理檢查結果、實驗室資料等等，將可能性最高的診斷通報給醫生，並提出最安全的合適措施』。

　　我們對這個 50 年前的預測能端出什麼成果呢？令人訝異，幾乎繳了白卷。坊間當然流傳著軼事，說某位醫生靠 Google 搜尋成功診斷出困難的病症，可是上網查詢單純症狀畢竟比不上精準的專業診斷 —— 這麼做反而還很常促成焦慮跟上網自我診斷症 (cyberchondria)*。

　　你們可以預見到，AI 將會把醫學從這一切病症中解救出來，包括誤診和效率不彰的工作流程（比如報帳或寫報表這類乏味的工作），只是這些現在都還沒能實現。

▌深度同理心：尋回遺落的人情味

　　深度醫學第三個也是最重要的成分是**深度同理心**，以及**病患與臨床醫生之間的連結**。打從我進醫學院後的 40 多年來，我就目睹醫學界的人類角色日益墮落，我將之列在表 1.2 內。

---

*　編註：上網自我診斷症 (cyberchondria)，即缺乏醫學知識的人（不斷）上網查詢病症，結果引發無根據的焦慮，沒病變有病。

度量項目	1975 年	現在
醫療照護工作數量	4 百萬	1 千 6 百萬 (美國經濟體系內最多的產業)
每人在醫療照護花費	一年 550 美元	一年 11,000 美元起
病人分配到的看診	新病患 60 分鐘，回診 30 分鐘	新病患 12 分鐘，回診 7 分鐘
醫療照護占美國國內生產總值 (GDP) 比例	少於 8%	18%
醫院日間病房平均收費	約 100 美元	4,600 美元
雜項	無	相對價值單位 (RVUs)，電子健康紀錄 (EHRs)，藥品福利管理 (PBMs)，『健保體系』

表 1.2：美國醫療照護部分度量項目四十多年來的變化

　　醫療照護產業在 40 年後不僅變得龐大無比，還在 2017 年底成為龍頭，它如今是全美最大雇主，遠遠凌駕於零售業。不論在哪個度量項目，人們花在醫療照護上的錢都暴增。然而儘管這行業有這麼多雇員、病患醫療花費也水漲船高，醫生與病人之間的相處時間（不管是看診或待在醫院的時間）卻持續縮減。醫生變得太忙，你住院一天被收取將近五千美元的高昂費用，說不定只能讓你的醫生過來探視幾分鐘，而這說不定還得額外收費。

　　事實是，醫生的時間被病人照護工作吞噬，於是變得被動。同時，醫療照護業也發生改變，包括採用電子健康紀錄、管理式照護、保健組和『相對價值單位』(Relative Value Units，RVUs)*。如今過勞和患有憂鬱症的醫生與護士比例創新高，因為他們無力對病人提供真正的照護，而提供照護正是他們追求醫學生涯的初衷。

現今醫療照護的問題，就在於它已經喪失『關心』(care，字面同『照護』一詞)。一般醫生不夠在乎病患，病人也感覺受到漠視。如同 Francis Peabody 在 1927 年寫道：『照顧病人的祕訣就在於關心病人』[5]。AI 能提供的最大良機，其實並非減少看診失誤和減輕工作負擔、甚至是治好癌症，而是有機會恢復病人與醫生之間寶貴、歷史悠久的連結與信任 —— 人情味。

有了 AI 協助，醫生與病人不僅能有更多時間相處，能促成更深的對話與情誼，醫學界挑選並訓練醫生的方式也能產生改變。

我們數十載以來都把『優秀的』醫生視為珍寶，但機器智慧的崛起，將會讓所有臨床醫師的診斷技巧跟醫療知識大幅躍進。到頭來醫生們都會採納 AI 演算法，把它們當成工作夥伴，而既然所有醫生都變得『優秀』，優秀醫生的定義就有了新衡量標準：醫學界會轉而得尋找並訓練擁有最高情緒商數 (EQ) 的醫生，或者『最人道』的醫生，而不是培養最專業的醫生。我的朋友兼同事 Abraham Verghese —— 我認為他是世上最偉大的醫學人道主義者之一 —— 在本書前言便強調了這些重點。我希望大家花點時間仔細讀一讀前言，這便是深度醫學要帶給人們的好處。

---

* 編註：美國醫療照護體系使用 RVUs 來衡量醫師投入之人力與時間的價值，並以此決定醫師薪資。

本書內容架構

▋ 醫學與 AI 的現況

為了探討深度醫學，我在本書首先會從現今的醫學看診方式說起（第 2 章），還有我們為何迫切需要新辦法來解決誤診、犯錯、糟糕治療跟成本失控（第 3 章）。這有一部分和當今醫療診斷的方式息息相關。

接著，為了理解 AI 的潛在優勢與風險，我們會討論現有的 AI 應用 —— 從電玩應用到無人自駕車在內的各種 AI 成果（第 4 章）。另一個同樣重要的則是 AI 帶來的麻煩，例如人類偏見、有可能令原有的不平等處境更加惡化、具有黑箱作業本質以及人們的隱私跟安全可能遭侵犯的疑慮（第 5 章）。有個活生生的例子是，數千萬人的 Facebook 個資被非法轉給劍橋分析公司（Cambridge Analytica），這間公司利用 AI 來針對個人打廣告。

▋ 利用 AI 改進醫學

然後，我們就能開始討論結合 AI 的新醫學。我們會評估 AI 辨識技術將如何影響放射科、病理科和皮膚科醫生（所謂的模式醫生）的執業方式（第 6 章）。不過，AI 其實也能打通所有醫學學科的疑難雜症，連『較少依賴模式的臨床醫生』與外科醫生亦然（第 7 章）。

其中一個極需 AI 新技術的領域就是心理健康（第 8 章），這領域充斥著大量症狀極為懸殊的病症（比如憂鬱症），然而訓練有素、有能力協助管理或阻止心理疾病的專家人數卻很有限。AI 很有機會證明，它能在心理健康科學的進展中扮演起關鍵角色。

▌ AI 對健康管理及飲食的影響

但 AI，特別是深度學習，不只會改變醫療看診。以互補角度來說，它也會改變生物醫學，例如促進新藥物的發現。它能審視複雜的資料集，比如對數百萬個完整基因組序列、人類大腦或多重生理感測器的複雜數據，做出即時的整合分析（第 9 章），並找出製作新藥的關鍵（第 10 章）。這些努力會對基本科學與藥物的發展帶來進步，並對醫學帶來重大影響。

AI 也能對日常飲食推動進步（第 11 章）。到目前為止，機器學習帶來了個出乎意料但實用的成就 —— 對個人飲食提供更可信的科學基礎。過去人們普遍遵循的飲食方式，比如經典飲食金字塔，或是阿特金斯（Atkins）與邁阿密（South Beach）之類的減肥飲食法，沒一個具有可靠的事實根據。但若使用 AI，就能分析哪種特定食物最適合特定個人，這可想而知是很令人興奮的進展。我們在書中也會加以探討，『智慧營養』(smart nutrition) 將來可能會用上大批資料跟預測，以便提供個人化的飲食建議。

這些家居進展有許多會被整合於『虛擬醫療指導員』（第 12 章），而它們最有可能是透過聲控操作，如 Siri、Alexa 和 Google Home，但或許不再會維持圓柱體造型，也不會是螢幕上潦草難辨的醫生字跡。我猜它們更有可能變成虛擬人物或全像投影（若使用者想要的話，用單純的簡訊或電郵形式也行）。虛擬醫療指導員是使用者資料的深度學習成果，它會無縫收集、連續不斷更新和整合所有生物醫療知識，並提供回饋跟指導。這類系統一開始會針對特定病症，比如糖尿病或高血壓，但最終會被當成全面的使用者健康平台，好協助阻止或更適當地管理疾病。

▌將 AI 運用於醫學的潛在危機

不過，要是你的資料被人誤用，這一切潛力就會付諸流水。這不僅包含我們已經看多的犯罪行為，如網路竊盜、敲詐（醫院的資料被拿去勒索）跟駭客入侵，也包括拿你的資料大規模盜賣、惡意運用。有個令人憂心和難以接受的潛在新問題，是保險公司或雇主掌握你的一切資料 —— 外加對你做深度學習後學到的結論 —— 然後出手干涉你的健康保險、津貼和工作決策。想避開這些可怕處境，人們勢必得付出謹慎又辛苦的努力。

▌用 AI 找回醫療的人性

到頭來，這本書的重點是如何替病人、醫師與機器取得正確的平衡（第 13 章）。若我們能做到這點，利用機器的獨特優勢來促進人跟人之間更好的連結，我們就能替今日醫療的重症找到至關重要的治療方案。

我希望說服你們，深度醫療是既可行、也是非常值得達成的。只要結合人與機器的力量，讓人類智慧與人工智慧聯手，就能將醫學推向前所未有的境界。路上會有許多阻礙，走來不易、終點也很遙遠，但只要倚著合適的扶手，醫學就一定能走到目標。

醫院的工作效率與工作流程改良後，確實有可能令臨床醫師被進一步壓榨，但也有可能將騰出來的寶貴時間回饋給病人 —— 以未來換取昔日。後者這個目標需要人類採取行動，特別是在臨床醫生之間，他們必得挺身捍衛病人的最佳權益。誠如佛羅里達帕克蘭高中學生在校園槍擊案後上街遊行、抗議槍械暴力，醫療專家們必須像過去許多人已經做過的那樣，準備好抓住機會站出來力挺『病患照護優先』、對抗一些強大的既得利益者。

機器的崛起，務必伴隨著加強的人道主義。醫生必須增加與病人的相聚時間，視病人如親友並抱持著同理心，方能使真正的醫療照護化為實際，就這麼簡單。

讓我們開始吧！

2

淺度醫學
(SHALLOW MEDICINE)

糟糕的診斷體驗

我有個病患 Robert 是名 56 歲的店經理,一直很健康,直到幾年前心臟病發。幸好他及時做了冠狀動脈血管支架置入術,心臟也幾乎沒受到傷害。他從那時起就大幅地改善生活習慣,規律地運動,並減掉超過 12 公斤的體重。可想而知,當他某天下午發現視力莫名衰退、臉也開始麻痺,對他不啻是晴天霹靂!

他到附近醫院做緊急頭部電腦斷層、驗血、胸部 X 光和心電圖。奇怪的是,那天下來他沒做半點治療,視力就自己逐漸恢復正常,麻痺感也退了。醫生們跟他說他「只是」小中風,或是暫時性腦缺血,他應該保持自從心臟病發以來的習慣:每天吃顆阿斯匹靈。

但 Robert 心想,既然沒有任何治療對策、也沒有開新的藥,要是這病再發作一次就完了!所以他去看了神經內科,希望能找到問題根源。神經內科醫師做了些額外檢測,包括大腦核磁共振和頸動脈超音波檢查,但找不到原因能解釋暫時性腦缺血。

於是 Robert 被轉介給一位心臟科醫生。這名醫生做了心臟超音波檢查,結果發現 Robert 的心臟有個開放性卵圓孔 (Patent Foramen Ovale,簡稱 PFO),也就是心臟兩個心房之間的壁上有個小洞。這個洞在胎兒身上都有,能在嬰兒自主呼吸之前阻止血液流進肺部,而且通常在我們出生後呼吸第一口氣時就會關閉起來。不過,有一成五到兩成的人這個小洞不會關閉。

「啊哈！」心臟科醫生樂得對 Robert 喊：「超音波檢查抓到病因了！」

這位心臟科醫生認為，一定是有團血塊從右心房透過這個洞跑到左心房最後進入腦部，造成了小中風。醫生說，為避免將來再次中風，Robert 得動手術補起那個洞。手術安排在 10 天後進行。

▌病因真是這樣嗎？

但 Robert 沒被這個解釋說服，也不完全相信有必要動手術。他跟我的一個朋友談過，很快就來請我提供第二意見。他第一次跟我見面時說：「他（那位心臟科醫師）跟我說，我得動手術把心臟的洞補起來。」

我聽了很擔憂，開放性卵圓孔實在太常見，不能這樣草草評估後就一口咬定是中風肇因。醫生得先排除所有其他可能性，才能把中風歸咎於那個洞。很多心臟有這種洞的人確實得過中風，但並不表示中風都是因為洞而引起的，兩者並沒有因果關係。否則擁有開放性卵圓孔的兩成人口都會中風了！

甚至，已經有人針對不明原因而發生的「隱源性腦中風」的治療方式做過多次隨機對照試驗 (randomized controlled trial)，這些試驗顯示，為治療中風病患而進行植入填充物或者其他手術等卻引起了太多不必要的併發症，儘管病患後來的中風次數的確持續減少，然而併發症卻也帶給病患更多痛苦。

而且就 Robert 感覺，這個診斷結果更加可疑，因為他沒有完全中風，醫生給他的評估也不夠完整，要說服他說這是原因不明的中風而不積極找出病因，可是令他十分不放心。

　　於是我和 Robert 改變方向尋找小中風的其他病因。小中風其中一個非常常見的病因是心律不整，或稱心房震顫 (atrial fibrillation)。為了調查是否有這種可能，我要 Robert 連續 10 到 14 天在胸前貼上一個不引人注目、貌似 OK 繃的裝置 Zio (由 iRhythm 公司製造)。穿戴這裝置時，繃帶上的晶片會記錄患者的心電圖。Robert 戴了 12 天，幾週後我便收到結果。

　　果然，Robert 在這段期間曾經有過幾次心房震顫，而且其中有些還是在他睡著時發生的！不過雖然 Robert 有心房震顫，但心跳沒有太快，所以他並沒有特別感受到心房震顫相關的不舒服症狀。也由於此，以至於這個病因不容易被察覺到 *。然而，心房震顫遠比心臟裡的洞更可能造成那次小中風！我和 Robert 決定使用血液稀釋劑來預防中風，但沒必要補起心臟的洞。該藥物確實有少許出血風險，但這種風險小到值得我們一試。

　　我們討論診斷結果、治療方法和預後時，Robert 大大鬆了一口氣。

　　我之所以在此提起 Robert 的故事，不是因為我們成功找到可能病因，而是因為這是個警世教訓。他的故事雖以皆大歡喜收場，但這代表了今日醫學界浮現的問題。他糟糕的經驗 —— 從送進急診室到第一次造訪心臟科醫生 —— 就是我所謂的**淺度醫學 (shallow medicine)**。

---

* 審稿註：心房震顫對於中風帶來的風險大得多，所以須優先預防心房震顫造成的中風。

淺度醫學造成崩潰的醫生與病人

所謂淺度醫學，就是**病人和醫師之間沒有建立起情感連結，反而只有情緒崩潰！**失望的病人經常跟疲憊不堪的醫生產生隔閡。事實上，病人與醫生不佳的關係和誤診息息相關：醫生對病人只有粗淺表面的接觸，加深了不正確的診斷，此外醫生也會下意識要求病人做不必要或毫無根據的檢測或治療，**不僅造成金錢浪費，還有可能傷害病人！！**

綜合三份大型研究的結論會發現，美國一年有 1200 萬起重大誤診，誤診率高得嚇人 [1]！這些誤診源自許多因素，包括未能讓病人做適當的檢測、錯誤解讀檢測結果，以及未能發現異常之處。Robert 的案例顯然是好幾種錯誤的組合：不夠嚴謹的鑑別診斷（沒調查可能的心房震顫），未能做正確檢測（沒監控心律），以及錯誤解讀超音波圖（把病因歸咎於開放性卵圓孔）。堪稱三重打擊。

但比這更糟的狀況是，因為誤診而導致的錯誤治療。美國有多達三分之一的手術事後證明是沒必要的。比如，Robert 本來被安排動刀裝一個永久植入體堵住心臟的洞，然而這種手術在過去幾年已被很多論述提及是非必要的。

▌揪出沒必要的手術，嘗試改革

有兩項大型提案試圖改變這個現象，第一個是始於 2012 年的「明智選擇運動」(Choosing Wisely)。美國內科醫學基金會 (American Board of Internal Medicine，簡稱 ABIM) 跟 9 個專業醫療機構合作出版一份清單，標題為〈醫師與病人應質疑的 5 件事〉(Five Things Physicians and Patients Should Question)，提到 5 種最常濫用或沒必要進行的檢測與手術 [2]。

起初各大醫療機構都不太願意參與，不過這運動在接下來的幾年壯大聲勢，最後有超過 50 個醫療協會加入，合作找出數百個在考量到所伴隨的成本或風險下、對病患其實效益不大的手術與檢測。到目前為止，最常被濫用的檢測是針對相對無害的症狀（比如後腰痛或頭痛）做醫療影像掃描。

我們不妨以數據來看會更清楚：美國每一百名 65 歲以上的病患中，每年就做了超過 50 次電腦斷層、50 次超音波、15 次核磁共振和 10 次正子造影。據估計美國 8000 萬次電腦斷層中，有三到五成是沒必要的 [3]。

雖然讓醫療協會坦承自己最常濫用哪五大（甚至經常還是十大）手術，堪稱是一記妙招，但這些努力到頭來沒收到什麼成效。一份全國抽樣調查顯示，清單上的前七大低價值手術仍然經常被醫生拿來揮霍在小病上。

▋ 在錯的人身上做對的事情：被浪費的手術

這個失敗似乎源自兩個因素，第一是賓州大學的 David Casarett 博士所提出、並已獲得證實的心理現象「治療幻覺」(therapeutic illusion)，也就是醫生一般會高估自己看診的效益 [4]。醫生們通常會陷入「確認偏誤」── 他們早就相信自己要動的手術和檢測能帶來預期中的好處，所以在手術結束後仍舊這麼相信，即使沒有客觀證據能佐證也一樣。

第二是沒有任何機制能改變醫生的行為。儘管「明智選擇運動」和《消費者報告》(Consumer Reports) 雜誌合作、透過印刷品和網路來宣傳那份清單，不過仍然沒什麼人曉得有那一長串建議，所以不會有來自病人和民間團體的壓力要求得到更好、更聰明的醫療檢測。此外，美國內科醫學基金會也無權追蹤哪個醫生做了哪種手術，以及為何而做，因此沒辦法獎勵減少不必要手術的醫師、也沒辦法懲罰濫用手術的醫生。

2017 年，由波士頓羅恩學院 (Lown Institute) 主導的國際計畫「適當照護聯盟」(RightCare Alliance) 嘗試二度改革，在頂尖醫療期刊《The Lancet》上發表一系列重要論文，統計了幾個國家的非必要手術數量 [5]。美國的情況最嚴重，竟然高達六成，而替背痛之類的小病做醫療影像掃描再次登上榜首。此外，「適當照護聯盟」也檢視了一些該做、適合做而未做的手術，雖然這跟手術濫用的問題比起來是小巫見大巫。就像「明智選擇運動」旨在改變醫生的行為一樣，「適當照護聯盟」也希望讓這份廣泛的研究分析能被納入未來的醫學看診考量中，減少不必要的手術數量，只是沒證據顯示真有人這麼做。

因此，我們仍困在原本的處境裡 —— 醫生常常未能替病患明智選擇適當的照護。非營利新聞調查組織 ProPublica 的 David Epstein 在 2017 年為此寫了篇精彩的文章〈證據說不，但醫生說對〉(When Evidence Says No，But Doctors Say Yes)[6]。文中舉的一個例子是對特定心臟病患者置入冠狀動脈支架。「對病情穩定的患者置入冠狀動脈支架，沒法用來阻止心臟病發，也壓根不會延長壽命。」此外，誠如 Epstein 對置入冠狀動脈支架與許多其他手術做出的結論：「**這些研究**

並不是證實手術無用，而是手術被浪費在許多不可能從中得到任何好處的人身上！」

只看指標抑或真心關懷病患！？

上述狀況的一部分問題就像前面說的，動手術的理由完全不符合醫療證據，但另一部分問題在於醫生拿來做治療決策的醫療證據不夠可靠。在醫學中，我們經常倚賴所謂的「替代終點」*1 (surrogate endpoints) 的變化，而不是那些真正重要的「終點」*2 的變化。於是，我們只會根據血壓變化來治療心臟疾病，因為我們沒有證據來證明治療是否確實會改變心臟病、中風或死亡的機率。或者，我們只能透過觀察糖化血色素 (A1c) 的變化而無法直接以「預期壽命是否增長」和「生活品質是否改善」來評估糖尿病的治療情形。

治病時拿方便的替代終點來取代臨床終點，似乎是很合理的做法，但它們大多禁不起嚴格檢驗！儘管如此，醫生們仍然聽信那些薄弱證據，在行醫時只參考替代指標，於是養成了濫用檢測、手術與藥物的後患。

---

*1　編註：「臨床終點」(clinical endpoints)，是指實際發生的疾病、症狀等，例如：中風、神經病變、視網膜病變、心血管疾病與死亡等。而替代終點 (surrogate endpoints) 則是被用來代替觀察前述臨床終點 (clinical endpoint) 的生理指標，例如：血糖、血壓、血脂……等。因為礙於臨床試驗上的限制，醫師不可能做到長期觀察追蹤直到病患死亡，或每次都等到病發才處理，因此常以觀察替代的生理指標來取代觀察臨床終點。

*2　編註：這裡即是指「臨床終點」(clinical endpoints)。

淺薄的醫學證據（一是來自對 Robert 這類病患的不充足檢驗，二是源自醫療文獻）造成淺度醫療看診，並充斥著誤診與多此一舉的手術，這可不是區區小問題！例如，美國心臟協會和美國心臟病學院在 2017 年修訂了高血壓的定義，結果讓超過 3000 萬名美國人被診斷出高血壓。問題在於，並沒有任何可靠證據能支持高血壓新定義的合理性 [7]。這可謂是瘟疫規模的大誤診！

▌醫生好忙！

但就算沒有中央帶頭，一對一的看診本身就是誤診的溫床。在美國，回診病患的平均看診時間為 7 分鐘，新病人則是 12 分鐘。這種荒謬的時間匱乏現象也不僅限於美國。我幾年前造訪南韓的三星醫療院時，接待我的人告訴我醫生探視的平均時間只有 2 分鐘。既然時間少成這樣，有這麼多誤診還有什麼好驚訝的？

病人跟醫生都認定醫生很忙。伯明罕阿拉巴馬大學的醫學中心最近請病人用兩個詞來形容該中心的醫生 [8]，根據回應結果而繪製的文字雲（圖 2.1）就將這種認知描述得一覽無遺。

問題不只在於診視時間太少。電子健康紀錄也分散了醫生的注意力，剝奪他們跟病人的眼神接觸時間。哈佛醫生 Russell Phillips 說：「電子健康紀錄把醫生變成了資料輸入技師。」[9]

醫生得花時間專注在鍵盤而非病人身上，外界普遍認為這點導致醫療專業人士有很高比例得到憂鬱症和過勞。如今在美國執業的醫師中有半數產生過勞症狀，最近一個針對 47 項研究（受訪者為 42,000 名醫

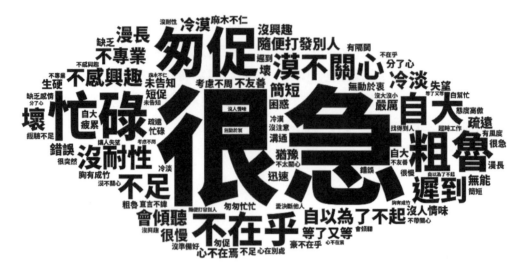

圖 2.1：用來描述醫生的文字雲。來源：〈Patient Perceptions about Their Physician in 2 Words: The Good，the Bad，and the Ugly〉，B. Singletary 等人，JAMA Surg (2017)：152(12)，1169－1170。

生）的綜合分析指出，醫師過勞和病人的安全事故風險加倍有關聯，而這也形成惡性循環、造成更多疲勞與憂鬱症[10]。Abraham Verghese 在本書前言精準掌握到這點，他提到「介入者」（電腦螢幕）及其對醫生心理健康的衝擊，這也連帶影響到臨床醫師帶給病患的照護品質。

█ 真正重要的東西，只用眼睛是看不見的！

使用電子健康紀錄也帶來其他問題。這些檔案通常很難使用，包含的資訊極度不完整且不準確，而且大多數內容 —— 平均達八成 —— 都只是從前一份檔案複製貼上而已[11]，某次看診留下的錯誤很可能會蔓延到下一次看診。此外，想從其他醫生跟醫療體系取得檔案難如登天，一部分是出於專利問題：軟體公司會用競爭者軟體無法使用的檔案格式，醫療體系也利用專利檔案格式的特點來獨占病人。正如我的放射科醫生朋友 Saurabh Jha 在推特上的貼切形容：「你的提款卡能在遙遠的外蒙古使用，但你的電子健康紀錄卻沒辦法用在對街的另一家醫院。[12]」

檔案的不完整性，還因一次性的醫療行為更加惡化。我所謂「一次性」不只是指看診時醫生與病人的短促互動，或是互動發生次數極少，而是基於我們尚未能取得病患在日常生活裡（不管是在路上、在工作中或入睡時）的醫療數據。醫生們只會從不生活化的醫療環境中取得病患資料，時間也侷限在看診期間，而會穿戴感測器的病患 —— 像我要求 Robert 做的那樣 —— 實在少之又少。

在大部分情況下，我們根本不曉得任何病患真實的日常生活醫療數據，比如血壓和心律，或是情緒與焦慮程度。事實上，就算我們真的知道某人的這些資料，我們也沒法做有效比較，因為我們甚至不曉得全球人口在這些方面的統計數值。

令事情雪上加霜的是，醫生們在診所之外仍在用過時的方式與病患溝通（或者根本沒溝通）。身在醫療環境外的人們已經學會用電子郵件、簡訊跟視訊和家人、朋友維持更親密的關係，即使各自身處於世界的遙遠角落也一樣，但仍有超過三分之二的醫師並沒有運用數位通訊來加強他們跟病患的關係。醫生們之所以不願寫電郵或發簡訊，原因普遍被歸咎於時間不夠、缺乏補助以及法律顧慮，但我認為這再度證明了醫生和病人的關係太過薄弱。

這便是我們當今的處境：**病人們身處在一個資料不充分、時間不夠、看診環境有限、醫生感同身受的能力也常不足的世界**。或者應該說，一個淺度醫學的世界。

寧可錯殺一萬，不可放過一人？！

淺度醫學的自然茁壯，既造成浪費也帶來傷害。拿當今的醫學篩檢為例：在美國，我們建議 50 到 60 歲的女性每年做乳房攝影，但光是每年的乳癌篩檢成本就燒掉超過 100 億美元。更糟的是，考量到每 10,000 名 50 多歲女性連續 10 年做乳房攝影，當中只有 5 人 (0.05%) 能真的逃過死於乳癌的命運，相對的超過 6,000 人 (60%) 會驗出至少一次偽陽性反應 [13]，沒病但誤診為罹癌。後者將會造成額外的傷害與支出（活體組織切片、手術、放射線治療或化療），最起碼會引發可觀的恐懼與焦慮。

一個和乳房攝影極相似的例子，是用攝護腺特異性抗原 (PSA) 來篩檢男性攝護腺（亦稱為前列腺）癌。儘管美國泌尿外科學會在 2013 年建議不要做 PSA 例行篩檢，但這種檢查仍在美國各地廣泛進行。每年約有 3,000 萬名美國男性接受篩檢，其中有 600 萬人 PSA 過高，當中又有 100 萬人做了前列腺活體組織切片。確實診斷出前列腺癌的大約有 18 萬人 (18%)，但是有同樣數量的罹癌男性沒被診斷出來 [14]。

在這現象之上還有個已知、但常被忽略的事實，就是大多數前列腺癌是慢性癌，無症狀甚至不會致命的。可是好幾份研究已經找出前列腺癌的某些遺傳基因標誌，具這些基因的腫瘤是有侵略性與擴散傾向的，但這種資訊卻仍然沒被整合進臨床醫務內[15]。

結果就是平均每一千名接受篩檢的男性裡，有一人能躲過死於前列腺癌[16]。要是你過度樂觀，你可以說這種篩檢的效果比乳房攝影好一倍（乳房攝影每千人只能拯救 0.5 人）！但換個方式看資料，一名男性與其逃過一劫，更有 120 到 240 倍的機率因為 PSA 異常而被誤診，並有 40 至 80 倍的機率做了不必要的放射線治療或手術。

確診率提高的假象

癌症篩檢的例子幾乎反映出淺度醫學的每一種問題。早在 1999 年，南韓就在全國推行多種癌症篩檢，這些手續不收費，不然就是由薪資高於平均的人共同負擔，這意味著做篩檢的人非常多。其中一項篩檢是甲狀腺超音波檢查，在短短 10 年間，南韓診斷出甲狀腺癌的比率就增加 15 倍，人數超過四萬，使之成為南韓最常見的癌症。

這聽來也許像是醫學上的勝利，但這種診斷沒有意義 —— 儘管檢查出癌症的機率更普遍，然而南韓國內跟甲狀腺癌相關的死亡率並沒有產生變化[17]。

甲狀腺癌篩檢的故事同樣在美國上演。十年前有個廣告說「檢查你的頸部」，還有一行標語「甲狀腺癌不管多健康的人，誰都有可能遇到，包括你在內，這就是為什麼它是全美成長最快速的癌症」[18]。結果這是個「心想事成」的預言：癌症發生率果然如它所說的暴增（如圖 2.2 所示）。超過八成診斷出甲狀腺癌的人，都做了甲狀腺切除手術，必須服用藥物來補充甲狀腺荷爾蒙，近半數人還做了頸部放射線治療。如同南韓的例子，這種積極的診斷和治療完全沒有降低甲狀腺癌的死亡人數，反而還得讓病患承受非必要的放射線治療風險。

達特茅斯學院的研究者顯示，乳癌的過度診斷率和甲狀腺癌非常相似（圖 2.2）[19]。同樣在 1975 至 2010 年間，新推出的例行乳房攝影使得診斷出乳癌的機率增加三成，可是這段期間的轉移性（後期）乳癌率並未因早期診斷的增加而減少。

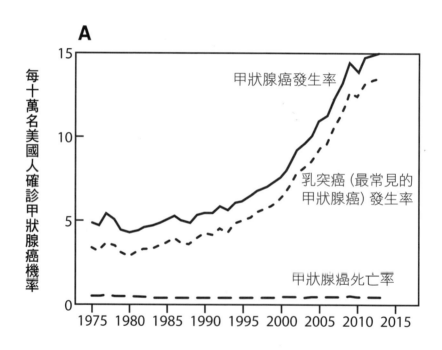

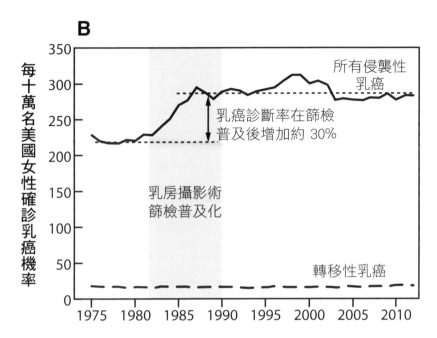

B

每十萬名美國女性確診乳癌機率

所有侵襲性乳癌

乳癌診斷率在篩檢普及後增加約 30%

乳房攝影術篩檢普及化

轉移性乳癌

圖 2.2：大規模篩檢如何增加對實際結果無影響的確診量。來源：圖 A 取自〈癌症篩檢、過度診斷與監管俘虜*現象〉("Cancer Screening，Overdiagnosis，and Regulatory Capture")，H. Welch，JAMA Intern Med (2017)：177(7)，915-916。圖 B 取自〈乳癌腫瘤大小、過度診斷與乳房攝影術有效性〉("Breast-Cancer Tumor Size，Overdiagnosis，and Mammography Screening Effectiveness")，H. Welch 等人，N Engl J Med (2016)：375(15)，1438-1447。

以乳癌來說，致死原因幾乎都來自腫瘤的轉移，而不是腫瘤本身。好幾十年以來，醫學院一直教導我們，癌症得花很多年、甚至幾十年才能讓腫瘤細胞分裂加倍成一大群，然後再度過一段漫長時期，才會轉為

---

* 編註：監管俘虜指的是主管機關制定出的某種公共政策或法案，在損害公眾利益的狀況下，讓特定利益團體受益的行為，使得社會全體蒙受損失。

侵襲性並擴散到身體其他部位。但近期一些研究狠狠挑戰這個信條，顯示某些病人身上的腫瘤在早期發展時就能轉移擴散[20]。過去人們相信早早診斷出癌症就能改寫自然定律、阻止壞下場發生，但此一真言的地位已經受到動搖。

這個讓人不願面對的真相不僅破壞了篩檢的用意，也就是及早診斷能改善病情。甚至更進一步突顯了在癌症這類主要造成死亡的病因上，我們的醫學預測能力實在大有問題！

▋ 沒有必要的治療傷財又傷身

要是醫生真的花時間確認病人是否有得某種病的風險，上述大多問題都可以避免，檢測與手術也能更明智地進行。有個已經在醫學界廣為人知、但仍常被忽視的重要工具就是「貝氏定理」——它告訴我們「對於事件發生條件的證據愈充足，事件發生的機率就愈高」。所以就算我們知道百分之十二的女性在有生之年會得乳癌 *1，但這並不代表每一位女性都有百分之十二的機率罹患乳癌 *2。例如我們知道有某些 BRCA

---

*1　編註：終生罹病風險 (lifetime risk)，是用來衡量某個人一生中在不死於其他病疾且能活到預期年齡的條件下，發生某疾病的機率。或許 12% 的乳癌機率相當驚人！其實它是把每 10 歲人口的發生率，從 20～30 歲 0.07%、30～40 歲 0.5%、……一直累加到 80～90 歲 3% 而得到的，但一個人並不會同時活在 70～80 歲和 80～90 歲，如果妳現在 80 歲，那未來 10 年罹患乳癌的機率只有 3%，至於 12% 當中的另 9 %，妳已「活」過去了！參考網站：https://www.breastcancer.org/。

*2　編註：12% 的女性會得乳癌，其中 BRCA 基因突變和家族遺傳的佔比較大，因此不具這些因素的人得乳癌的機率就變小了。

基因突變的人以及家族乳癌病史的人罹患乳癌的風險很高，因此若一概篩檢所有女性，而不管她們詳細的家族史（此乃另一個沒空理會病患所養成的後患），或者沒有篩檢前述與乳癌相關的特定基因變異，想當然會驗出偽陽性結果。

出於相同的原因，全身掃描或核磁共振找到了多得嚇人的「偶然發現」，或像 Isaac Kohane 暱稱的「偶見瘤」(incidentalomas)[21]。此外，毫無症狀的健康人士做心臟壓力檢測時，一樣有很高機率會測到不正常數據，導致這些人做了沒必要的血管攝影。

全美許多醫療機構刻意迎合有錢健康人士的恐懼、並且從中牟利，對他們灌輸「及早診斷出症狀就能救命」的真言。許多有名診所替大公司主管做篩檢，通常包括一系列毫無必要的檢測，收費 3,000 至 10,000 美元不等，問題是不必要、毫無根據的檢測做多了，驗出偽陽性的機率就倍增。

諷刺的是，診斷出偽陽性和偶然的意外發現而必須做的後續追蹤檢查，反而有可能危害病患性命。例如，美國四成聯邦醫療保險受益人在投保的頭五年會做腹部電腦斷層。H・Welch 與同事記錄了這種掃描的非預期風險，這些人被診斷出腎臟癌、並得動刀切除腎臟的機率會增加。下面這番話聽來也許荒謬，可是百分之 4 的病患在手術後 90 天內會喪命。即使是手術後活下來的人，其整體存活率也壓根沒有提升[22]。

因此，任何檢測都不該亂無章法、為了某個微不足道的理由就做，而是得考量檢測的適當性，亦即個人是否有患病風險，以及適不適合接受檢測。

▋ 昂貴藥物的浪費

　　美國人如今每年花費超過 3.5 兆美元在醫療照護上。如表 2.1 顯示，2015 年時最大醫療支出項目是醫院，占了總額近三分之一 [23]。歸責於醫師的支出比例幾十年來都大致不變，約占五分之一。

分類	支出 (美元)
醫院照護	1 兆
醫生和臨床服務	6350 億
處方藥	3250 億
醫療保險淨成本	2100 億
養老院與持續照護	1570 億
牙醫服務	1180 億
建築與設備	1080 億
家庭健康照護	890 億
其他專業服務	880 億
政府與公共衛生活動	810 億
其他耐用醫療產品	590 億
研究	470 億
政府管理	430 億

表 2.1：美國 2015 年的醫療照護支出

處方藥則一路飆漲，在 2015 年已經超越 3200 億美元，預測 2021 年會突破 6,000 億美元[24]。治療癌症或罕見疾病的新特種藥物，一年治療費用通常從 10 萬美元起跳，最高可達近 100 萬美元。

之所以會有這種支出成長，部分是因為病人和醫生都堅信藥物（特別是奇貴無比的藥物）療效絕佳。醫師不管開任何藥物，都會有認知偏誤，相信藥物一定有效，而病患也會抱持相同看法。在大規模隨機臨床試驗中，分到安慰劑的對照組病患得到的療效總會高過預期。

幾年前，曾和我在斯克里普斯研究所 (Scripps Research) 一起任教過的尼可拉斯・薛爾克 (Nicholas Schork) 對銷售總額前十大的藥物整理了它們的藥物反應，也就是預期臨床效果[25]。你可以在圖 2.3 看到，對這些藥物沒產生反應的人數比例遠高過大眾認知。就拿安立復 (Abilify) 為例，每 5 位病患只有 1 人能實際得到藥物的臨床益處。

整體看來，有七成五病患服用這些銷售名列前茅的藥物後，都得不到想要或預期的好處。既然名單上有些藥一年能賣出超過百億美元，比如復邁 (Humira)、恩博 (Enbrel) 和類克 (Remicade)，你馬上就能理解這造成了多麼龐大的浪費。

這些研究資料並不是單純指出藥物沒用或者這是場吸金大騙局。相反的，這些藥之所以在大多數情況下無效，是因為醫生沒有磨練出預測能力，無法判斷哪種治療會對病患產生效果，不然就是對病患了解不足，不曉得病人能否對藥物產生正面反應。

於是，**醫生的判斷能力缺陷加深了惡性循環 —— 從愚蠢的診斷到治療，在在都增加了無所不在的醫療錯誤，包括不必要的介入以及困擾當今臨床醫務的藥物與治療濫用問題。**

1. ABILIFY (aripiprazole)
治療：思覺失調症

2. NEXIUM (esomeprazole)
治療：胃灼熱

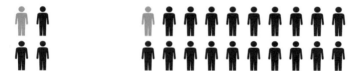

3. HUMIRA (adalimumab)
治療：關節炎

4. CRESTOR (rosuvastatin)
治療：高膽固醇

5. CYMBALTA (duloxetine)
治療：憂鬱症

6. ADVAIR DISKUS (fluticasone propionate)
治療：哮喘

7. ENBREL (etanercept)
治療：乾癬

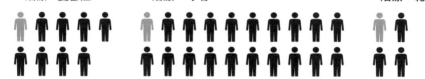

8. REMICADE (infliximab)
治療：克隆氏症

9. COPAXONE (Glatiramer acetate)
治療：多發性硬化

10. NEULASTA (pegfilgrastim)
治療：嗜中性白血球減少症

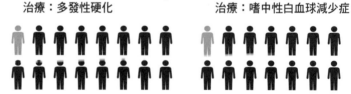

圖 2.3：此概要圖顯示 2014 年銷售總額前十大之藥物在多少病患身上能產生臨床反應性。灰色小人代表有臨床反應，黑色小人則無。來源：〈Personalized Medicine：Time for One-Person Trials〉，N. Schork，Nature (2015)：520 (7549)，609 - 611。

淺度醫學帶來的最終衝擊：錢花越多，人民卻越短命！！

現在我們找出了所有不必要檢測、治療、誤診與（可能造成傷害的）偶然發現結果後，或許就能來看看醫療照護體系的三個最重要衡量指標：壽命、嬰兒／孩童死亡率和孕婦死亡率。這三個指標在美國看來都很糟，而且跟經濟合作暨發展組織 (OECD) 的另外 18 個會員國、甚至是其他非會員國相比明顯更糟糕（圖 2.4 和 2.5）。

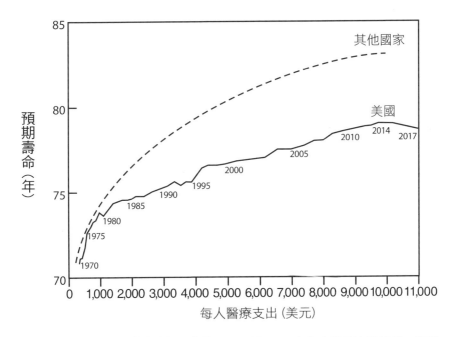

圖 2.4：美國與 24 國的壽命比較，依據 1970 至 2017 年每人醫療支出繪製。來源：〈Link Between Health Spending and Life Expectancy: US Is an Outlier〉，M. Roser，Our World in Data (2017)：https://ourworldindata.org/the-link-between-life-expectancy-and-health-spending-us-focus

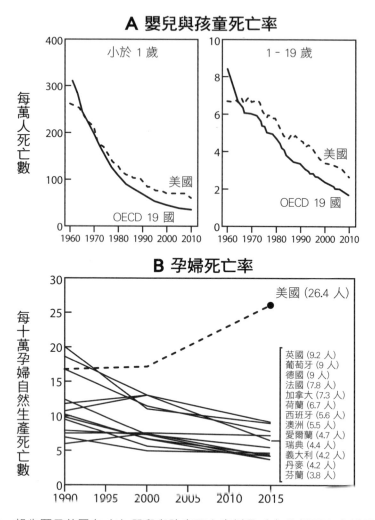

圖 2.5：報告顯示美國在（A）嬰兒與孩童死亡率以及（B）孕婦死亡率都不正常。
來源：圖 A 取自〈Child Mortality in the US and 19 OECD Comparator Nations: A 50-
Year Time-Trend Analysis〉，Thakrar 等人，Health Affairs (2018)：37 (1)，140 - 149。
圖 B 取自〈Global，Regional，and National Levels of Maternal Mortality，1990 - 2015：A
Systematic Analysis for the Global Burden of Disease Study 2015〉，GBD Maternal Mortality
Collaborators，Lancet (2016)：388 (10053)。

這種異常現象當然有其他解釋，例如黑人孕婦死亡率高得嚇人且不成比例 [26]，這可歸咎於美國日益加深的社會經濟不平等現象。我並不是在說其他國家已經在實施深度醫學，而是美國人過度沉溺於淺度醫學。儘管社會經濟地位低的人連接觸基本醫療都有困難，美國醫療體系被濫用的證據仍然非常顯著，這也是我們共同造成的。

美國的醫療支出持續增長，全世界卻唯獨美國人的平均壽命正在下降，這一點令人相當擔憂。

多年以來，醫療照護經濟學家一直說要「改變統計曲線」，也就是減少成本來達成相同或更好的結果。然而美國人過去幾年醫療支出持續急遽攀升，壽命卻減少，我們確實是改寫了曲線，只不過方向反了！

我希望我已經說服了你，**我們今日實行的淺度醫學正在造成驚人的浪費、不理想的結果和不必要的傷害**。淺度醫學是笨醫學，我們應當在資訊時代（一個我們能替任何個人收集、產生並處理看似無窮資料的時代）認清這一點，並朝深度醫學發展，拿我們的健康資料做既深且廣的發展。

龐大的資料集合 —— 每個人身上的「大數據」(Big Data) —— 有潛力提升診斷與治療的準確性。我們尚未好好運用大數據，因為這樣龐大的資料已遠遠超出任何人類、任何醫生能應付的地步。因此，我們得先改變我們做醫療診斷的方式，並且修正臨床醫生的基礎決策過程。我們接下來就要探討這個議題。

醫學診斷
(MEDICAL DIAGNOSIS)

要成為一位優秀的診斷者，醫師必須要熟知大量的疾病關聯組合，每個組合都要包含疾病名稱、症狀、遠因、近因、可能的病況發展、後續影響以及能夠治癒或緩解病情的可能處置辦法。

— DANIEL KAHNEMAN

資訊科學日益強化，逐漸擴張其應用的範圍，在某些情況下，甚至可能取代醫師的判斷能力。

— WILLIAM B. SCHWARTZ，1970

醫學院訓練缺乏對診斷技能的重視

『醫師在診斷病人時，他必須仔細考量相關資訊的每一個環節，無論是症狀 (symptom)、病徵 (sign) 或是檢驗報告，並迅速聯想到最符合該情況的病因。』

— Auther Moss

　　我在醫學院三年級的時候，在紐約州羅徹斯特 (Rochester) 斯特朗紀念醫院剛接觸臨床實習 (clinical medicine clerkship) 這門課，每當我們要開始巡房前，總要先在會議室進行熱身會議，如同職棒開幕戰的第一局上半一樣令人既期待又緊張。指導我們十名學生的是心臟科權威 Auther Moss 博士，他同時也是羅徹斯特大學的教授。

　　還記得那天早上，他指導我們如何看診……。在 1977 年那時還沒有白板，Moss 走到黑板前開始寫起病人的特徵。他寫道，「66 歲的男性被送到急診室。」接著轉身問我們：「病患的鑑別診斷 (differential diagnosis)* 病因有哪些？」

　　在幾乎沒有什麼線索的情況下，我們這些菜鳥準醫師給出的答案不外乎是心臟病、癌症、中風以及意外事故等這類最常見於六十多歲患者的急性病因。這時，Moss 增加了另一個病徵：「胸痛」。我們一群人交頭接耳後得出結論：「他一定是心臟病發作！」Moss 博士看著我們，一邊搖頭一邊苦笑的提示我們必須思考造成這類病患胸痛的其他原因。

---

* 　編註：鑑別診斷 (differential diagnosis) 是一種系統化的診斷方法，將某個特定疾病從類似症狀的各種疾病中辨識出來。

我們只好再用力埋頭思考其他的可能性，包含主動脈剝離、食道痙攣、胸膜炎、心包炎以及心臟挫傷。

Moss 在黑板上寫道，「病患的胸痛擴散至頸部與背部，已經暈了過去。」我們就像在跟時間賽跑一樣，眼看著病患的症狀越來越嚴重……我們抓緊時間從聚焦在心臟病發作與主動脈剝離的討論，最終診斷為後者。Moss 這才終於滿意的笑著說：「正確答案。」他提醒我們看到胸痛的病患時，千萬別忘了要考量到主動脈剝離的可能性，因為主動脈剝離經常被忽略，而判斷錯誤往往會造成不可挽救的致命傷害！

接下來進入了更困難的案例挑戰！Moss 擦了黑板後，寫道，「33 歲的女性被送到醫院。」除了乳癌、懷孕的併發症以及意外事故等答案之外，我們沒有其他頭緒。Moss 接著寫下另一個提示：「有皮疹現象」。我們腦中冒出了幾項鑑別診斷的答案，一口氣全說出來：「細菌或病毒感染、服用藥物產生的不良反應、被昆蟲或動物咬傷與毒藤 (poison ivy) 接觸引發的皮膚潰爛。」

Moss 又再度提示，他說：「皮疹出現在臉上」。經過一陣沉默後，我們仍然卡關，無法提出新的鑑別診斷。Moss 說出最後一項特徵：「該病患為非裔美國人。」此時，我們其中有一個人小聲地說：「狼瘡 (lupus)？」她小心翼翼地分析說：「狼瘡在非裔年輕女性中尤其常見，狼瘡患者其中一個特點就是蝴蝶狀的面部紅斑皮疹現象。」賓果！我們總算順利結束這一回合！

▌ 看似嚴謹的訓練其實是以直覺看診

這就是我們學習如何進行醫學診斷的方式，我們會立即對一些症狀的描述做出反應，並迅速提出一系列的假設、猜測以及初步的結論，這是一個由上而下 (top-down)、基於貝氏定理 (Bayes' theorem)*1 統計概念的策略。在這個過程中會無形灌輸我們「常見的疾病經常發生」("common things occur commonly") 的觀念。在當時我們被訓練的是能夠運用直覺的能力，而非分析的技巧。然而，像我們這樣缺乏經驗的醫學院學生，即使讀過再多的書，看過的病人卻非常少，我們在面對實際案例時能找到的線索也不多。因此，這種方法比較適用於行醫已久、閱病無數、經驗老道的醫師。

▌ 第一系統與第二系統思考

醫學院訓練的診斷方法，正是 Danny Kahneman 所謂的第一系統思考 (System 1 thinking)，我稱之為「快速醫學」[1]，這種思考講求的是使用自動化、直覺快速不費力的捷思法 (heuristics) 或經驗法則，反射性地繞過任何分析過程，得以快速達成解決問題的目標。確實在四十多年前，第一系統思考被證實是最容易得出正確診斷的初步準則。每一位醫師都接受過這種講求快速、反射性的假設生成 (hypothesis generation) 訓練方法。如果醫師在看到病人的五分鐘內做出診斷，正確率將高達 98%。但假如沒有在五分鐘內下診斷，最終的正確率則僅有 25%*2。[2]

---

*1 編註：貝氏定理 (Bayes' theorem) 是指利用已知事件的發生機率來推測未知事件的機率。

*2 編註：出自 Michael Lewis 著作《橡皮擦計畫：兩位天才心理學家，一段改變世界的情誼 The Undoing Project：A Friendship That Changed Our Minds》。

相對於第一系統思考的是第二系統思考 (System 2 thinking)，一個緩慢而仰賴分析的深思過程，這種思考發生在大腦的另一塊區域，需要耗費更多腦力。你可能會認為經驗老道的醫師診斷都採取第二系統思考的策略，但其實不然。多數研究都指出，他們高超的診斷技巧，乃是結合直覺、經驗與知識的捷思法。尤其在急診室這種極具挑戰性的醫療環境下，醫師必須迅速評估每位病患的狀況，判斷要安排他們住院治療或是回家服藥即可。

▌ 醫師的誤診機率相當高

然而，錯誤的診斷可能會導致病患在離開醫院後很快就不幸往生，在美國每年就有將近 20%[＊] 的人去過急診室，因此診斷錯誤將影響許多人的生命。一項關於美國急診室的研究指出，每年有超過 10000 名病患在離開醫院後一週內死亡，而他們在過去不見得有被診斷出重大疾病或有致死可能的重症 [3]。這不單純是急診室才有的問題！平均每年光是在美國就有超過 1200 萬起嚴重的錯誤診斷 [4]，美國國家科學院在 2015 年發布的一項重量級報告也指出，**大部分的人一生當中都遇過至少一次誤診的經驗** [5]！

＊ 編註：根據台灣衛生福利部統計處 107 年度全民健保醫療統計年報 https://dep.mohw. gov.tw/DOS/cp-4648-50670-113.html，當年度急診人數總計為 4,221,490人，佔台灣總人口數約 18%，以人次計則為 11,823,931。根據 104~106 年度統計資料計算，台灣平均每年急診人數佔總人口數也約為 18%。康健雜誌曾報導分析造成此現象之原因：〈世界第一的急診，為何出現四大亂象？〉
https://www.commonhealth.com.tw/article/article.action?nid=75618

這些資料在在顯示了醫生診斷方式的問題。第一系統思考顯然出了很大的問題，有許多我們習以為常的診斷方式仍有待改進。Kahneman 認為第二系統的診斷可以輔助解決：「原則上，要防止第一系統所產生的問題，方法很簡單，就是去找出位在認知地雷區的鑑別病徵 (sign)，也就是容易被忽略、不容易被聯想到、或其他可能發生的錯誤判斷，並放慢思考，以第二系統思維來強化醫生的診斷。[6]」不過截至目前的相關研究卻顯示我們仍欠缺以第二系統強化第一系統的有效方式：當醫師開始進入分析的思維模式並放慢速度思考時，診斷的正確率也未明顯提高 [7]。這表示第一系統與第二系統的思維並非唯二有相關的影響變數，仍有其他問題隱含其中。

▍醫師缺乏回饋管道提供省思

原因之一是醫學院的教育並不著重診斷的技能，在美國內科醫學會 " 畢業後醫學教育評鑑委員會 " 的 22 件里程碑計畫中，竟只有兩件與診斷技能有關 [8]！而醫師一旦經過漫長的醫學院教育訓練後，在行醫生涯中進行診斷的模式也已大致定型。**更令人驚訝的是，醫師們也沒有一個管道能夠知道病人對他們診斷技能的回饋**（編註：例如不再來看診的病人可能是已經痊癒了，但也可能是不滿意看診結果所以換個醫生而不來看診，然而醫師無從得知是哪種情況）。Philip Tetlock 在《超級預測》(Superforecasting) 一書中提出了看法，「如果你都沒有獲得意見回饋，你的信心會凌駕於準確率之上。[9]」再者，在醫學院診斷教學的課程裡也沒有討論到認知偏見，出自於根深蒂固的認知偏見，一旦醫師沒有自我察覺，也可能導致診斷錯誤。

認知偏見可能導致誤診

　　普遍來說，人類的判斷會受到諸多偏見的干擾－維基百科(Wikipedia)就列了 185 條－而在此我只特別強調那些會影響診斷的偏見，在此必須強調的是，認知偏見 (cognitive bias) 是人類的天性，並非只存在於醫師下診斷或提供治療建議的時候。只不過因為醫療決策的影響重大，甚至會決定一個人的生死，因此才需要嚴格避免。

▍代表性捷思 Representativeness Heuristic

　　Michael Lewis 在《橡皮擦計畫：兩位天才心理學家，一段改變世界的情誼》(The Undoing Project：A Friendship That Changed Our Minds) 中談到了一位加拿大內科醫師 Donald Redelmeier，他在青少年時期受到了 Amos Tversky 與 Danny Kahneman 的文章啟發 [10]。在 Sunnybrook 醫院創傷中心，他時常提醒他的醫師同僚們冷靜思考，將第一系統思維放慢一點，盡量避免判斷錯誤。**「當你腦中立即浮現一個看似簡單直觀又能完美解釋一切的鑑別診斷，這時就要格外小心了！你必須停下腳步，重新檢驗你的思路！」**[11]

　　如果病患有甲狀腺亢進問題，醫師就誤認為病患的心律不整原因是甲狀腺亢進，到頭來卻發現其實是肋骨骨折與氣胸所造成的，這就是依賴過去經驗導致結論下得太快的問題，(編註：「甲狀腺亢進『會』導致心律不整沒錯，但卻『不常』導致心律不整，因此必須去找出更有可能造成病患心律不整的其他原因。」) Redelmeier 將這樣的醫療失誤案例稱為典型的代表性捷思 (representativeness heuristic)*1。像代表性捷思這樣的思維模式就是醫師們普遍存在的認知偏見案例。

▌可得性偏見 Availability Bias

造成醫師誤診的其中一種偏見為可得性偏見 (availability bias)*2，即醫師在做診斷時，只會考慮到他們當下最容易聯想到的可能。畢竟人類的疾病有上萬種，但沒有醫師能夠記住大部分的疾病，如果醫師在做診斷時沒有想到其他可能的情況，就很可能會導致誤診。

可得性偏見的另一個原因是因為醫師一次只能對一個病人做出診斷。1990 年，Redelmeier 與 Tversky 在《新英格蘭醫學雜誌》發表的研究指出，由於每位醫師相對於整個群體來說看診的病患數量有限[12]，然而作為一名醫師，他們更相信自己的親身經驗而不是大量群體的剛性資料 (hard data)*3。個別病患（尤其是近期看過的病患）也會使醫師的醫療判斷定型。

---

*1 編註：代表性捷思 (representativeness heuristic) 一詞由 Tversky 與 Kahneman 率先提出，也稱常例直觀推論法，意指根據已知某類事件中最具代表性的例子（即最能代表母群體的常態分配者），用以推斷同類事件中產生某種結果的可能性。

*2 編註：可得性偏見 (availability bias)，也稱經驗性直觀推論法，意指人們只根據個人經驗中對於某事件已有的訊息，包含記憶的難易程度或數量多寡，來確定該事件發生的可能性，而容易被知覺到或最易聯想到的相關情境或現象被認為更容易出現。

*3 編註：剛性資料 (hard data) 是指有明確數值的資料，例如產出、質量、成本和時間等。

如果醫師剛剛看過某個患有罕見疾病的病患有某種症狀，緊接在後的病患若有類似症狀時，此時醫師就極有可能直覺聯想到病人是否罹患了同一種罕見疾病。就好比假如醫師看過一名中風病患的心瓣膜上長了罕見的心臟乳突纖維彈性瘤 (papillary fibroelastoma)，那麼醫師在後續來看診的許多病患身上，都會忍不住聯想到這個罕見的腫瘤。Redelmeier 的研究已經證實這個問題的嚴重性在於：有八成的醫師不會客觀考慮到剛性資料所顯示的疾病發生機率，而可能會把新近的經驗套用到病患身上。

醫師往往會因為自身臨床經驗相對不足，且未能系統性地看待客觀證據，因而產生認知偏見。以下是我的親身經歷，我跟同事在 1990 年代發表了一系列有關「(支架放置) 術中心肌梗塞」(periprocedural myocardial infarction) 的文章，內容談及在病患身上植入冠狀動脈血管支架時，會有微小的可能性導致心臟病發作。這種心臟病發作不太會伴隨其他症狀，但透過抽血檢驗心肌酵素 (blood test enzymes) 可以診斷出心肌細胞已經受到損害。結果，大多數心臟病專家都認為我們研究有誤且過度渲染，然而，他們每年執行的手術次數只有數百次甚至少於百次，而且也沒有進行例行性的驗血以確認有無心臟損傷的跡象。可是每個醫師都受偏見影響而相信自己醫術高超，不可能誘發病患的心臟病發作。

按規則思考的刻板印象

按規則判斷的思維模式也有可能產生刻板印象的偏見。如圖 3.1 所示，心臟科醫師在急診室評估病患心臟病的狀況時，只有在年滿 40 歲的病患身上，醫師才考慮心臟病發作的可能性，這種按規則思考的偏見容易導致心臟病誤診。Stephen Coussens 發表了一篇標題非常漂亮的文章－〈不連續的斷層表現：急診室中的捷思法思維〉(Behaving Discretely：Heuristic Thinking in the Emergency Department)，文中清楚呈現出此偏見產生的情形：在圖 3.1A 中，我們可以看到以病患年齡來劃分，接受心臟病檢查的病患出現年齡上的斷層，顯然，醫師認為年輕病患不太可能罹患心臟病，因此年輕病患心臟病發作的可能性被過度低估。然而圖 3.1B 卻顯示出，40 歲病患罹患致命心臟病的風險並沒有比 39 歲病患高上許多 (編註：這區間的曲線是連續平順的，並沒有陡升)。此外，Coussens 從病患的九十天觀察資料中也發現，許多因為被認為太過年輕不可能罹患心臟病的病患，後來證實是心臟病發作了 [13]。

A 急診室病患中接受心臟病檢查的比例

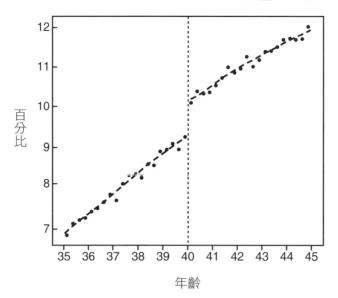

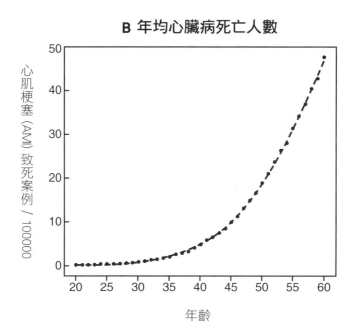

圖 3.1：捷思法思維導致在急診室中出現心臟病誤診的情形。資料來源：改編自 S. Coussens，〈Behaving Discretely：Heuristic Thinking in the Emergency Department〉，哈佛學者 (2017)：http://scholar.harvard.edu/files/coussens/files/stephen_coussens_JMP.pdf

▌個性自負造成的偏見

　　醫師普遍存在著過度自負 (overconfidence) 的特質，Lewis 曾感嘆：「醫學界的運作似乎都在塑造醫師無以撼動的地位，好像醫師所有的決策都充滿智慧、正確無比。[14]」Kahneman 以過去的研究提出佐證，該研究透過屍體解剖死因報告與醫師在病患死亡前的診斷，來評定醫師的自信程度。在病患臨終前，臨床醫師自認「百分百確定」的診斷決策，事後經證實有 40%***1** 是錯的。1974 年，Tversky 與 Kahneman 在《科學》雜誌上發表過一篇經典文章，該文除了提到這種自以為正確的判斷[15]，並指出人類在醫學領域充滿不確定性的情況下，也會採取捷思法思維，加上話語權又都被專家掌控，正如所謂的「名氣醫學」(eminence-based medicine)***2** 般缺乏客觀性[16]。

▌心理學解釋與實驗設計佐證人類思考存在偏誤

在心理學上也有兩種現象可以用來佐證人類會有過度自負的情形，其一是確認偏誤 (confirmation bias)***3**，即人們會傾向於尋找能夠支持自己想法的證據，並忽略不能支持自己主張的證據[17]。這種選擇性擷取資訊的現象，會不斷使人強化自己的論點，從而產生確認偏誤。其二是解釋性深度錯覺 (illusion of explanatory depth)***4**，也就是人們自認為自己所知的往往多過於他們實際上知道的。一般人以為自己了解事物的原理，實際上卻僅有淺薄的認識。

---

*1 編註：出自 Amos Tversky 和 Daniel Kahneman 於 1974 年的論文研究 "Judgment Under Uncertainty"。

*2 編註：名氣醫學 (eminence-based medicine) 是指僅憑個人之直覺或經驗，或甚至純依身分地位而取得醫療決策之話語權。詳細可參考《The Creative Destruction of Medicine》一書。

*3 編註：確認偏誤 (confirmation bias)，又可稱我方偏見 (myside bias)。

*4 編註：解釋性深度錯覺 (illusion of explanatory depth) 可參考《知識的假象：為什麼我們從未獨立思考？ The Knowledge Illusion：Why We Never Think Alone》一書。

Tversky 設計了一個經典實驗來證實人類（包括醫師）的確會受心理因素影響而做出偏離理性的決策。他針對史丹佛 (Stanford) 醫學院的癌症醫師做調查，請他們為癌症末期病患選擇一種手術。其中當選項被描述為「有 90% 的存活率」時，有 82% 的醫師會選擇它，但如果我們將描述改為「有 10% 的致死率」的時候，只有 54% 的醫師會選擇該選項。僅僅轉換「存活」與「致死」百分比的敘述方式，就能夠讓醫師產生截然不同的選擇！

集結大量的醫療資料庫來輔助判斷

現在，我們對於誤診的所知並不少，我們知道每年大約有多少誤診的案例，也明白其中很大一部分是認知偏見所造成的。第一系統思維 (System 1 thinking) 會導致醫師沒有在第一時間採取正確的診斷，這也是圖 3.2 中 583 例醫師誤診案例中最主要的問題 [18]。醫師未進行適當診斷或延誤診斷，在 2017 年占了美國訴訟案件的 31%，是美國瀆職訴訟中最大宗的原因 [19]。當我們訪問那些受牽連的醫師假如能重來一次會怎麼做，他們最常見的回答就是：要有更好的圖表文件記錄。而這也再次反映出醫師在診斷與記錄病況的速度上通常會發生的衝突：需要完善的記錄但又必須迅速而正確的診斷。當然，更關鍵的還是在於必須有效減少誤診發生！即便這是一個永遠不可能會降到零的困難挑戰。

▌收集醫師資料庫為系統化解決方案之一

前面我們所提及的淺層或快速醫學本身都是個很大的問題，我們必須要特別提高警覺！即使一個醫師對病患了解深刻並能掌握其全面的資訊，人類思維與經驗的受限仍然使醫療判斷存在諸多不足之處，更何況正常來講醫師對病患都不會有全面透徹的了解。每位醫師在其行醫生涯中總共會見到的病患數量累計約上千個 *，這些經驗培養出醫師的第一系統思維 (System 1 thinking)。然而，誠如前述，並沒有能夠針對醫師診斷好壞給予定期回饋的管道，每位醫師都需要幾十年的時間來累積經驗，然而，即使有醫師能在其行醫生涯中診療數萬名病患，其數量與經驗，仍然不足以構成有用的資料庫。我們必須集結大批醫師所累積的經驗與資料，例如收集目前執業醫師的資料庫，在美國有七十多萬名醫師，而在世界各地約有數百萬名醫師。我們接著會談到如何以電腦輔助收集醫療資料庫，提高醫師診斷準確性、減少誤診產生。

利用電腦協助收集醫療資料庫

▋ 線上症狀檢核工具

醫師若借助 Google 搜尋的方式協助診斷高難度的病症肯定會被大作文章，單單只是搜尋症狀，也不會被認為是有效的醫學診斷方法。然

---

* 編註：醫師看診人數在不同科別的差異很大，比如說病理科醫師就不直接看診，外科醫師做罕見手術的（例如移植手術）看診病人也會很少，但是每個病人的狀況都很嚴重。而耳鼻喉科和皮膚科等一般人常就診的疾病科別，醫師的看診總數就可能遠遠超過萬人之多。並且由於美國的「醫療可近性」較台灣低得多，美國醫療費用高，醫院距離較遠，因此美國每位醫師的看診病人總數會比台灣少很多。另外，一位病人可能看很多次診，如果今年看 5 次診也只會被計算成一位人數而已。

究竟是哪裡出錯了

583 例醫師誤診之主要原因

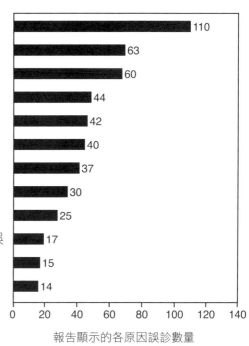

原因	數量
診斷未進行／延遲	110
必要檢驗未進行／延遲	63
檢驗或放射照相之數據讀取錯誤	60
過分偏重其他診斷	44
檢驗後續治療未進行／延遲	42
病歷資料調閱相關問題	40
體檢資料調閱相關問題	37
檢測結果報告有誤／延遲	30
臨床醫師解讀檢測結果有誤	25
處理樣本／檢測結果之技術性錯誤	17
病歷資料解讀不準確	15
體檢報告解讀不準確	14

報告顯示的各原因誤診數量

圖 3.2：五百多名醫師誤診之可歸因原因。資料來源：改編自 L. Landro，〈The Key to Reducing Doctors' Misdiagnoses〉，《華爾街日報》(2017)：www.wsj.com/articles/the-key-to-reducing-doctors-misdiagnoses-1505226691，其主要參考 G. Schiff 等人，〈Diagnostic Error in Medicine：Analysis of 583 Physician-Reported Errors〉，Arch Intern Med (2019)：169 (20)：頁 1881-1887。

而，線上工具在某種程度上還是能夠協助醫師。伊莎貝爾線上診斷查核系統 (Isabel Symptom Checker) 收錄了六千多種疾病，是最早被醫師使用的症狀檢核工具，現在病患也可用此系統來做自我檢核。當我們輸入「有咳嗽與發燒症狀、54 至 64 歲男性、位於北美洲」，系統跳出的診斷有：流行性感冒、肺癌、急性闌尾炎、肺膿瘍 (lung abscess)、回歸熱 (relapsing fever)、非典型肺炎 (atypical pneumonia) 以及肺栓塞。其中大部分的診斷結果都可以利用刪去法來排除其可能性，只剩下流行性感冒與非典型肺炎還需要進一步確認，因為流行性感冒跟非典型肺炎與咳嗽發燒之症狀有關的可能性較高。

早在 2015 年，《英國醫學期刊》就曾評鑑過 23 種症狀檢核工具，結果顯示，只靠輸入症狀資訊，檢核工具最終正確的診斷率只有 34%[20]。儘管表現不甚理想，近年來手機上的症狀檢核 App 仍然不斷推出，如 Ada、Your.MD 與 Babylon 等。就算我們不應該將人類醫師的診斷結果視作金科玉律而全盤照收，這些結合人工智慧技術的應用程式，則是連人類醫師診斷的準確度也都還搆不上邊。不過，開發這些工具的新創公司也不是省油的燈，除了輸入症狀之外，已經開始結合症狀以外的資訊來判斷，使用者需要回答一系列的問題（如病史），以便限縮診斷結果的範圍來提高準確性。像是 Buoy Health 的資訊來源就囊括了超過 18000 筆臨床醫學相關研究、1700 種醫療狀況的描述以及超過 500 萬名病患的資料。

然而，症狀是一種主觀感受，這使得前述所提的診斷應用問題更加複雜化。當我們聽取病患的感受時，會發現症狀之間的差異經常是充滿了細節，就好像塗鴉顏料一樣，顏色並不是非此即彼，而是可以彼此交疊，不像電腦的 0 或 1 二分法，不能過分簡化。因此，我們無法單就症狀描述就推論出一個絕對正確的診斷。例如，主動脈剝離病患可能不會描述自己有「胸痛」的感受，有別於疼痛的壓迫感，他們感受到更多的是灼熱感，表現方式可能是緊握拳頭 (這個動作又稱為萊文氏症候群 (Levine's sign))。因此，病患如何透過口語描述、臉部表情與肢體語言來表達感受，對於診斷結果的影響至關重大，這恐怕不是三言兩語就能夠說明清楚的。

▌ 遠距第二意見診斷

為提升正確診斷的可能性，電腦也有給予第二意見的輔助功能。Mayo 醫學中心的一項研究連續觀察了近 300 名的轉診病患，其中第二意見診斷與轉診醫師診斷相符的情況竟然只有 12%[21]！但在現實中糟糕的是，我們經常沒有履行第二意見診斷，其中原因包含費用昂貴、約診困難，甚至是找不到專業的醫師來接手。這時候只能依賴遠距醫療，遠距醫療確實讓接收重大診斷的管道變得更加容易。西元 2000 年，我正在 Cleveland 醫學中心上班，當時我們開拓了一項名為 MyConsult 的線上服務，如今已累積提供了上萬例的第二意見診斷，其結果經常會跟最初診斷的結果有所分歧，提供醫師另一種觀點。

▌ 醫界的群眾外包：醫療眾包

醫師若希望提高診斷準確性，也可以透過群眾外包 (crowdsource) 的方式，與其他醫師們共享資料與經驗，彼此尋求診斷上的幫助，這種醫界的群眾外包，我們稱為**醫療眾包**。近年來醫療上的手機應用程式如雨後春筍般不斷推陳出新，如 Figure One、Health Tap 與 DocCHIRP。舉例來說，Figure One 是醫師同行間互相分享醫學影像的熱門平台。我在 Scripps 的研究團隊近期也透過當前火熱的 Medscape Consult 醫療分享平台發布了資料 [22]。該應用程式在推出的兩年內，用戶穩定成長，包含來自兩百多個國家的 37000 名醫師與醫學專家，在平台上尋求協助往往能很快得到答案。讓人意外的是，用戶的平均年齡超過 60 歲。

另一個高知名度的醫療診斷平台－人類診斷計畫 (Human Diagnosis Project)，又名 Human Dx，目前已經有超過六千名醫師與實習醫師使用 [23]。有研究設計了一個待診案例，讓兩百多名醫師與電腦演算模型 (algorithm) 分別下診斷，結果顯示，醫師的診斷準確率為 84%，而演算模型只有 51%。顯然這個結果並不相當令人稱許，不過該計畫主持人暨內科醫師 Shantanu Nundy 博士、美國醫學會等組織的贊助人乃至其他頂尖的醫務委員會有個共同目標，希望能夠集結醫師與機器學習 (machine learning) 的智慧，以提升診斷準確率 [24]。

以下是發生在 Shantanu Nundy 博士身上的真實故事。當時，他正在為一位三十多歲的女病患看病，病患身體僵硬、手部關節疼痛。他不確定是否為類風濕性關節炎，因此他把這個案例發布在 HumanDx 並上傳病患手部發炎的照片，內容寫道「35 歲女性，左／右手關節疼痛六個月，疑為類風濕性關節炎」。數小時內，多名風濕病專家回覆確實為類風濕性關節炎。從這則故事來看，HumanDx 前景十分樂觀，也一直朝著集結醫師與機器學習的目標前進。HumanDx 預計在 2022 年以前招募到十萬名醫師，並擴大使用自然語言處理 (natural language processing，簡稱 NLP) 演算法的技術，將 AI 工具應用在醫療眾包上，讓用戶上傳的資料得以自動分配給適合的專家判斷。

▌ 加入醫界以外的群體智慧

另一種透過醫療眾包來提升診斷準確率的方式，則運用了公眾科學 (citizen science)* 的學問集結群眾的智慧。CrowdMed 建立了一套醫師與非醫療專業人士間的金錢獎賞與積分排名機制，來解決艱難的個案。讓非醫療人士參與診斷，這想法十分前衛新穎，而產生的結果更令人意想不到！該公司的創辦人兼總經理 Jared Heyman 指出，非專業人士的診斷準確率高於參與該平台的醫師們。雖然我在 Scripps 的研究團隊沒能有機會檢視他們最終的診斷準確率，但如果這是真的，我們或許可以解讀為，非專業人士的優勢在於比醫師更有時間深入研究這些病例，以慢工出細活與盡職調查的態度，在艱難的病例中找出最佳解決之道。

IBM Watson 超級電腦計畫失敗的啟示

醫學研究每一天都有大量的產出，令醫界專業人士也無法隨時跟上腳步，但這些新知識都值得我們善加運用，其中 IBM 為提升醫療診斷的水準，發表了一項整合 Watson 超級電腦與 AI 技術的重大計畫（如圖 3.3），自 2013 年起使用病患資料、病史、醫學影像以及生醫研究文

---

* 編註：公眾科學 (citizen science) 是指公眾參與的科學研究，包括非職業的科學家、科學愛好者和志願者參與的科學研究活動。

獻等資料來訓練 Watson，斥資數十億資金 [25]。到了 2015 年，IBM 聲稱 Watson 已經讀過 1500 萬頁的醫學文章、超過兩百本醫學教科書以及三百份醫學期刊 [26]。

2016 年，美國新聞節目《六十分鐘》大篇幅報導了北卡羅萊納大學 (UNC) 萊恩柏格綜合癌症研究中心光是利用 IBM Watson 分析經同行評審的癌症研究文獻，就能夠找出一千位癌症病患的所有可能治療選項之中 30% 的治療方法 [27]。儘管提供治療建議與改善診斷方法是兩碼子事，但 Watson 有辦法自行消化每年超過 16 萬篇的癌症研究文章，也許有機會帶給病患一線生機。該研究在北卡羅萊納大學的第一篇經同行評審的發表文章中，有 1000 多名患者被辨識出合適的臨床試驗，而這之中有 300 多人最初是被腫瘤科醫師給遺漏的 [28]。

然而，讀過這些文章未必等同於能夠理解，或將這些內容作正確的應用！IBM Watson 與美國最具主導地位的癌症研究中心之一：安德森研究中心 (MD Anderson) 令各界震驚的失敗合作經驗就是一個最佳例證。負責測試 Watson 的安德森研究中心計畫主持人 Lynda Chin 博士：「**教導機器讀病歷的難度，是任何人都難以想像的** [29]。」測試結果顯示，要讓機器理解非結構化資料、首字母縮寫詞、速記短語、不同的寫作風格以及人為錯誤，並不是一件容易的事情。除了低估資料整合的難度之外，加上臨床資料不完整與醫學文獻中證據的不足，使得該計畫在耗資 6200 萬後，最終以失敗收場 [30]。哈佛醫學院生物醫學資訊系系主任 Isaac Kohane 這樣說道：「安德森研究中心最值得關注的一點，是研究人員使用 Watson 創造了一個白血病診斷的平台，有超過 150 種潛在方案。可惜它從未派上用場，也就等於是不存在 [31]！」

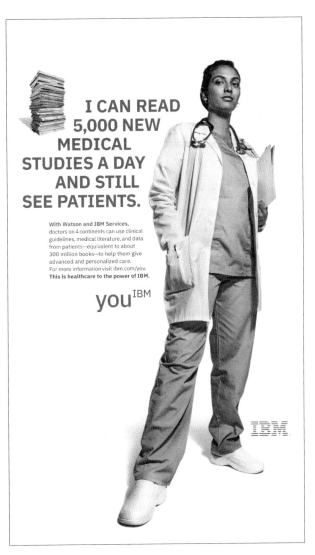

圖 3.3：IBM 的醫療服務計畫：「每天閱讀 5000 篇醫療研究文章，還能夠看病！有了得力助手 Watson 與 IBM 服務，各位醫師們能夠給予病患專業且個人化的照顧。其中包含臨床指南、醫學文獻以及病患資料，相當於三百萬本書籍之集大成！目前四大洲的醫師皆能享有這項功能強大的 IBM 醫療服務。更多資訊請查看 ibm.com/you。」

IBM Watson 雖然在癌症診療上遇到了不少問題，但這也代表 IBM 在改善醫療診斷上所做的努力。我們確實是需要機器來協助診斷，電腦計算也具有一定的潛力，每個個體都有著龐大且不斷擴充的資料與訊息，醫學領域的研究發表也持續推陳出新，我們必須將資料科學導入到醫療診斷上，才能迎接這些未來的挑戰。然而到目前為止，具有前瞻性的臨床試驗仍然相當有限，我們期望的美好願景好像還有點遠呢！

專用型人工智慧：速度與細節兼顧的診斷

在此之前，我們的討論重心一直在病人整體性的診斷，並沒有深入較微觀的層面，像是醫學影像的解讀、病理切片、心電圖或是聲音與語音等。然而，在這些微觀的層面上，機器正在取得大幅度的進步。

▍專用型人工智慧於醫療方面的應用

接下來我將簡單介紹一些專用型人工智慧 (narrow AI) 診斷的進展。在腦科方面，我們發現機器在中風病患的掃描影像解讀上已有較高的準確性，細微的大腦圖像也能夠作為後續阿茲海默症的追蹤指標。在心臟科研究方面，已經能準確解釋心律異常現象的心電圖，也能夠準確解讀心臟超音波圖像。

關於癌症的部分，機器在皮膚病變診斷與病理學資料的解讀上都有不錯的表現。我們做了許多努力，現在也能夠從視網膜圖像準確診斷出各種眼疾。音訊的處理－即聲音與語音的分析，也有助於診斷出創傷後壓力症候群與創傷性腦損傷 (traumatic brain injury)。甚至咳嗽聲的波形也被用以協助診斷氣喘、肺結核、肺炎與其他肺部疾病 ***1**。

協助診斷罕見遺傳疾病的應用程式

　　美國 FDNA 公司所開發的 Face2Gene App 也同樣值得關注，它可以協助診斷超過四千種遺傳疾病，其中有許多是難以準確診斷的疾病。例如一個患有罕見的 Coffin-Siris 症候群 ***2** 的孩童，這個應用程式只需要幾秒鐘的時間，就能夠辨別出該症狀獨特的面部特徵，而某些家庭則需要付出長達十六年的光陰，和昂貴的醫療費做廣泛的評估檢驗，才能得到相同的診斷結果。Face2Gene 的開發者們透過對病患個體的醫療影像進行深度學習 (deep learning)，使其能夠識別出此疾病罕見卻獨特的細微臉部特徵，從而達到診斷的目標。目前已經有 60% 的醫學遺傳學專家與遺傳諮詢師使用 Face2Gene。經由大家的廣泛使用，更有利於 Face2Gene 不斷拓展其知識資源，使其更能準確診斷出愈來愈多的罕見疾病。專用型人工智慧在提升醫療診斷水準上有其驚人

---

*1 編註：麻省理工學院目前已研發出一個可以靠分析咳嗽聲，透過聲帶強度、情緒、肺部和呼吸反應，以及因為新冠肺炎 (Covid-19) 的肌肉降解 4 項生物標記，找出新冠肺炎患者的 AI 模型。只要整合手機程式或智慧揚聲器，就能進行測試。該 AI 模型在辨認新冠肺炎確診者的咳嗽聲時，準確度為 98.5%，而無症狀咳嗽者的準確度是 100%。資料來源：https://news.mit.edu/2020/covid-19-cough-cellphone-detection-1029

*2 編註：Coffin-Siris 症候群 (Coffin-Siris syndrome) 是一種罕見的先天性疾病，常見症狀為小拇指、腳趾甲發育不全、很長的睫毛、寬大的嘴巴、厚唇以及智力不足、發育遲緩。此症發生率小於百萬分之一，且通常女性罹患比例高於男性。

成就，它不只是注重細節，更擁有極為迅速且低成本的機器處理過程。在醫療影像處理的應用上，機器在 24 小時內估計能夠讀取超過 2.5 億張掃描影像，成本卻只需大約 1000 美元 [32]。

　　以上種種，說來好聽，也看似前景亮眼，但我們目前所談的內容還非常表面。要真正理解機器在醫療方面的潛在發展與未來可能面臨的艱難處境，我們必須更深入探究 AI 科技。例如，在本章節中，我談到了許多人為的偏見。既然人工智慧也是由人類所製造，那麼這些偏見也很可能會隱含在 AI 工具上。由於 AI 在醫學上的應用仍遠遠落後於其他領域，像是無人駕駛汽車、臉部辨識與遊戲等，我們可以借重這些領域的經驗，以避免發生類似的錯誤。因此在接下來的兩章中，我將先從這些領域開始介紹，再回到醫學領域中以幫助讀者更透徹理解 AI 在醫學上將面臨哪些無可避免的挑戰及其必然的走向。以醫師與病患的角度而言，與其盲目地接受演算醫學 (algorithmic medicine) 的熱潮，不如用心去了解其背後的發展歷程，知己知彼，才能坦然的面對這股浪潮。接下來就讓我們一起踏上演算世界的奇幻旅程吧！

深度學習的真相
(THE SKINNY ON DEEP LEARNING)

人工智慧的演進，具有工業革命的規模－規模或許更大，步伐肯定更快！

－李開復

人工智慧或許是人類有史以來最重要的一件事。比起用電與用火……人工智慧的影響更為深遠！

－SUNDAR PICHAI

只要利用智慧手錶上的心電圖，就能避免悲劇發生？！

　　2016 年 2 月，一家名為 AliveCor 的小型新創公司聘請了兩位來自 Google 的 AI 專家 Frank Petterson 與 Simon Prakash，來為他們的智慧型手機心電圖 (ECG) 事業做改造。經過諸多努力，公司研發出了第一款單導程心電圖*（編註：單導程心電圖僅需一對電極的訊號輸出即可記錄心律變化！）的應用程式。其實早在 2015 年，他們就已成功讓這個心電圖 App 在 Apple Watch 上亮相，這雖然足以讓大眾的眼睛為之一亮，但似乎沒有什麼實際用途。儘管背後有著科思拉風險投資公司 (Khosla Ventures) 等創業基金支持，但 AliveCor 仍面臨著生存威脅。

　　除了 Petterson、Prakash 外，AliveCor 的團隊中只有三位 AI 專家，但 AliveCor 的團隊企圖心相當強。他們訂定了兩個重大目標：第一，他們希望研發出能夠自動偵測心律不整的演算法 (algorithm)。第二，他們想要透過 Apple Watch 心電圖來推估使用者的血鉀濃度（編註：「不需抽血」就可從心電圖推估血鉀濃度，是另一項革命性技術，靠的是用 AI 做資料分析）。對於 AliveCor 而言，這些應該是可實現

---

*　編註：心電圖（Electrocardiography、ECG 或 EKG）是一種記錄心臟在單位時間內的電生理活動，透過捕捉每次心跳時皮膚表面的電極變化並將訊號放大而繪製記錄下來的技術，可用來測量與診斷心臟跳動節律異常情形。在肢體上放置 2 個以上的電極，兩兩組成一對進行測量。每組成對電極的輸出信號稱為一組導程。因此「導程」可說是從不同的位置、角度去看心臟電流的變化。心電圖種類以導程來區分，有 3 導程、5 導程與 12 導程心電圖等，而 12 導程心電圖是臨床最常見的一種。

的任務，因為他們請到的 Petterson 具備頂尖的專業實力。Petterson 在 Google 任職期間主導過 Youtube Live、Gaming 以及 Hangouts 的研發過程，也曾投入諸多電影的軟體設計與開發，包含變形金剛、星際爭霸戰、哈利波特及阿凡達等，而獲得奧斯卡金像獎等獎項。而身為產品設計部副總裁的 Prakash 則有過 20 年漫長的 Google 產品開發歲月，歷經 Google 眼鏡的研發設計，此外，他甚至還在 Apple 任職過 9 年，親身投入第一款 iPhone 與 iPad 的研發過程。

但與此同時，鄰近 AliveCor 的 Apple 公司早已由 20 多名的工程師與電腦科學家組成研究團隊，致力研發能從 Apple Watch 檢測出心房震顫 (atrial fibrillation, AF) 的技術。負責 Apple Watch 研發與銷售的營運長 Jeff Williams 對於未來醫療器材的發展有著強烈的願景，並全力支持該計畫。當我以顧問的身分視察 Apple 的研究進展時，我無從否認這個計畫深具重要性，也預期他們的目標應能穩穩達陣。

從手錶就能檢測血液中的血鉀濃度，你可能不認為這會成功！因此相較之下，Apple 想從手錶測出心房震顫的目標乍看之下似乎較容易達成（編註：因為一般我們都認為血鉀濃度需要抽血檢驗，而心房震顫則可能用 Apple Watch 做出檢測）。然而，在深度學習 (deep learning) 發展迅速的時代裡，不斷推陳出新的產品功能，早已超乎我們一般人的想像！

▋ 機器能測出人類所感覺不到的細微變化！

AliveCor 並非最早提出以心電圖評估血鉀的想法，Mayo Clinic（梅奧醫學中心）的學者 Paul Friedman 與他的同事們也致力於研究心電圖中的 T 波 (T waves) 與血鉀濃度的關係。據其數十年來的醫學研究結果，高聳 T 波可能意味著高血鉀濃度 (high potassium level)，一般來說，血鉀濃度高於 5.0 毫當量／公升就有健康上的隱憂，像腎臟病患者就屬於這類高血鉀濃度的潛在風險群。一旦濃度超出 5 毫當量／公升愈多，因心律不整而猝死的風險就愈高！尤以洗腎病人或腎臟病末期患者為超高危險群。

Friedman 與其研究團隊觀察了僅僅 12 位腎臟疾病患者在洗腎前、中、後的心電圖與血鉀濃度間的關聯性，於 2015 年將其研究成果發表在一篇心臟電流生理學 (heart electrophysiology) 期刊中，文章的副標題為〈新型「免抽血」式血液檢測之驗證〉("Proof of Concept for a Novel 'Blood-Less' Blood Test")[1]，該研究指出**「在正常範圍的血鉀濃度 (3.5-5.0) 內，心電圖機器都能夠偵測出小到 0.2 毫當量／公升這種人類無法感知到的血鉀濃度改變所造成的心電圖變化***」！

Friedman 與他的研究團隊熱衷於以心電圖為工具做創新應用，像是透過智慧型手機或智慧手錶，並結合 AI 技術。他們並沒有找像美敦力 (Medtronic) 或蘋果 (Apple) 這樣的大公司進行合作，反而是與 AliveCor 的執行長 Vic Gundotra 合作。而這個合作的時間點是在 2016 年 2 月，當時 Petterson 與 Prakash 皆尚未加入 AliveCor。Vic Gundotra 也曾在 Google 擔任過工程師，他在受訪時也說，他當時就看見心電圖的發展前景 [2]，因此決定加入 AliveCor 團隊。2016 年底，Mayo 醫學中心與 AliveCor 正式宣布攜手合作。

---

* 審稿註：心電圖機器是偵測血鉀濃度改變造成的心電圖變化，不是直接測量血鉀的變化。

▌與資料奮戰的絕望撞牆期

　　Mayo 醫學中心 20 多年來數量龐大的病患樣本，足足提供 AliveCor 超過 130 萬份 12 導程心電圖 (twelve-lead ECGs)，以及在心電圖量測後 1 至 3 小時內即馬上測得的對應血鉀濃度，作為演算法開發的訓練集 (training set) *。然而，如此龐大資料跑出來的分析結果，卻是一團混亂 (圖 4.1)。

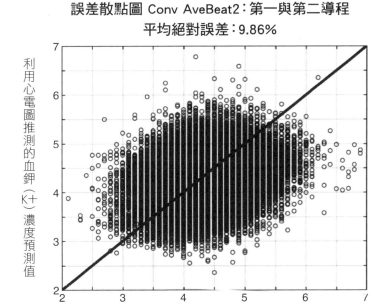

圖 4.1：Mayo 醫學中心 (Mayo Clinic) (利用心電圖) 推估的血鉀濃度值與實驗室測量值的關係。資料來源：AliveCor。

---

*　編註：訓練集 (training set) 指用來訓練機器模型讓機器學習的資料集 (data set)。

在這張圖裡面，x 軸數值表示實際的血鉀濃度 (potassium (K+) blood level)，稱之為**「實際值」**(ground truth)，而 y 軸數值表示演算法所得的預測值。結果顯示，資料點竟散布圖中各處！實際偵測結果接近 7 的血鉀 (K+) 濃度值，演算預測結果為 4.5，這樣的誤差率是難以被接受的。AliveCor 團隊曾多次前往明尼蘇達州羅徹斯特 (Rochester) 與相關研究人員合作收集各大公司的資料集，然而多數的資料都不堪用，研究團隊試著去釐清究竟是哪個環節出錯了，Gundotra 形容這段與數據奮鬥的時光為「絕望的三個月」。

起初，Petterson、Prakash 與其團隊認為這簡直是沒救了！後來乾脆死馬當活馬醫，還真的讓他們找到一個似乎能夠導正數據的辦法！他們仔細分析了這些資料後發現，Mayo 醫學中心其實已對這個龐大的資料庫事先做了篩選，因此提供的資料只有門診病患的資料。此舉讓整體樣本的資料只剩下相對健康的病患。Mayo 醫學中心會這麼做，就好比在街上走動的路人中隨便抓幾個，應該沒多少人有血鉀濃度過高的情況吧！因此，**這樣的刻意篩選已經造成整體資料的失真了！**唯有把住院病患全部加回去，資料中高血鉀的病人比例才可以提高，資料偏斜的情形也才會改善 *。

▌推翻原有的人為假設

研究團隊也認為，先前 Friedman 團隊所提出的 T 波，或許無法

---

* 審稿註：住院病患的心電圖跟抽血（驗血鉀）的時間差距，通常比門診病患來得接近。比如說門診病患可能今天上午做心電圖，下午才抽血；而住院病患可能同時間做完。

反映出全部的關鍵資訊。既然如此，那為何不去分析看看整體的心電圖訊號，而不要侷限於「所有的有效資訊都涵蓋在 T 波內」這樣的人為假設呢？於是，他們請 Mayo 醫學中心提供更完整初始、未經篩選的資料集，而 Mayo 醫學中心隨後也完成了這個重大任務。有別於過去只能對 428 萬張標註有血鉀濃度的心電圖之 T 波進行測試，他們現在的演算法已經能對 280 萬份完整的心電圖組*完成機器學習中的建模與測試，在此的每份心電圖組皆完整包含所有波段，而不只是 T 波。接下來會發生什麼變化呢？在答案揭曉前，我們先來介紹一下接收者操作特性曲線 (receiver-operating-characteristic curve, ROC curve，以下均簡稱為 ROC 曲線)。

▊ ROC 曲線：評估機器預測準確度的方法

ROC 曲線是機器預測準不準確、可不可信賴的一種評估方法。ROC 曲線表示真陽性率 (true positive rate) 與偽陽性率 (false positive rate) 兩者間的關係 (圖 4.2)。

我們可依曲線下的面積大小來判斷機器預測的準確度，面積為 1 表示預測準確度「最佳」。一般而言，面積 0.8 ~ 0.9 即為「良好」，0.7 ~ 0.8 則為「尚可」，再低就是「不佳」的程度。而面積為 0.5 時的 ROC 曲線剛好為對角線，表示「無預測價值」，就如同用丟銅板做決策一樣。

---

* 編註：完整的心電圖上包含一系列波段：P 波、QRS 波群以及 T 波。因此此處數量雖然變少，但所含資訊卻更多了。

在 Mayo 醫學中心重提數據後⋯⋯誤差率終於降到了 1%！ROC 曲線亦從 0.63 的「不佳」結果（由圖 4.1 的散點圖得知）提升到了 0.86。而 AliveCor 團隊進一步以 40 位洗腎患者的心電圖組與血鉀濃度圖為樣本，來驗證他們的演算法。有了數據資料與演算法，AliveCor 隨即向美國食品藥物管理局 (FDA) 申請許可，以便合法銷售智慧手錶的偵測高血鉀濃度 App。

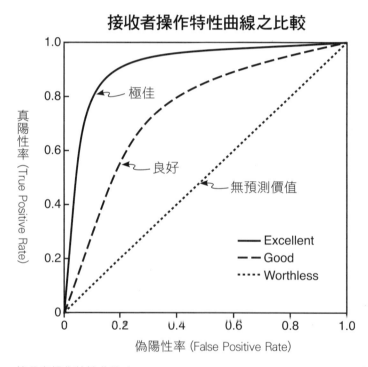

圖 4.2：接收者操作特性曲線 (receiver-operating-characteristic curve, ROC curve) 中真陽性率 (true positive rate) 與偽陽性率 (false positive rate) 間的關係，包含「無預測價值」、「良好」與「極佳」的曲線。資料來源：改編自維基百科 (2018)，接收者操作特性曲線 (Receiver Operating Characteristic)，網址：https://en.wikipedia.org/wiki/Receiver_operating_characteristic。

過早篩選資料的教訓……醫療資料的弔詭特性！

AliveCor 的經驗可作為未來 AI 醫學的前車之鑑。Petterson 在分享這段過程時做了這番表示：「**千萬不要太早篩選資料……！**我之前在 Google 有過類似的經驗，Vic、Simon 之前在 Google 也犯過這樣的錯，雖然我們都記取過教訓，但有的時候你必須經歷很多次教訓才學得乖！**只有當你提供夠充足的資料以及盡可能最原始的資料，機器學習才能達到最好的效果**」[3]！

Petterson 侃侃而談：「不像 Google 等網路搜尋引擎，在短短一分鐘內就能跳出上億筆資料，遠遠超過醫學資料庫的數量百萬倍之多。在醫學上，往往都有資料不足的情況！如果你有一個包含一百萬筆項目的資料庫，那已經龐大至極了！但 Google 等級的資料量卻不只千倍，而是百萬倍！」對這麼大量的資料進行人工標註，絕對是相當可怕的工程，雖然大多從事 AI 醫學的人都還沒意識到這點，但 Petterson 斷言：「我認為為因應所需，在這個產業中勢必會出現巨變」[4]。

▌找出無效的人為假設至關重要！！

深度學習演算法開發的基本原則，就是不能允許標籤 (labeling) 或真實值有任何出錯。將正確的輸入值 (input) 餵給機器，才有機會造就具價值的演算輸出值 (output)。若血鉀濃度值之測得時間離心電圖量測時間太遠，則準確預測的可能性就大幅降低。如果因門診病患看似能代表血鉀濃度異常的群體，就將病患樣本限縮至門診病患，那可謂扼殺了整個研究計畫！同樣地，無視整體的心電圖訊號，而堅持跟血鉀濃度相關的重要資訊僅存在於 T 波之中，也是個毀滅性的人為假設。

▍深度學習是輸入值與輸出值之間的 mapping（映射）

AI 中的深度學習其實就是有關輸入值與演算輸出值的對應，正如 AI 首席科學家吳恩達 (Andrew Ng) 教授所述，「**輸入值到輸出值的映射 (mapping) 是新一代的超級領域。**」演算法很吃資料，愈多資料愈好，然而更重要的是這些輸入值需要包含愈多整體的資訊，才能產出更全面而準確的輸出值。這讓我想起在加護病房照顧病患時，有組非常重要、每天都要記錄的輸入值與輸出值，就是病患攝取的流質營養量與尿量。這是非常關鍵的評估指標！如果沒有精確記錄，可能會使醫護人員在治療病患上出差錯，像是動輒提高靜脈注射量或是誤開利尿劑。這兩種情況都顯示出，不當的演算輸入值與演算輸出值有導致病患死亡的危險性！

以深度學習提前偵測心律不整、通知異常並及時治療

在進行智慧型手錶血鉀濃度計畫的同時，AliveCor 也在尋求能夠檢測心房震顫的技術。心房震顫是心律不整的一種，患者會有中風的風險。人的一生當中患有心房震顫的機會超過 30%，而心房震顫的患者每年約有 3% 的中風風險。因此，這項技術相當重要，尤其是讓短暫發

作心房震顫卻沒有症狀的病人得到診斷，就可以有機會投予預防性「抗凝血劑」及「抗血小板製劑」降低中風風險 *。早在 2015 年，心臟病學專家兼 AliveCor 的創辦人 David Albert 就已經在一次科學會議上提出這個想法，即以深度學習來推測人類的預期心跳率，包含在休息與活動期間的情況，以推算該個體心跳率的可能安全範圍。假使你平常的心跳為每分鐘 60 次，有一天突然上升至每分鐘 90 次，而此時智慧型手錶的加速計又測得你是坐著而非在活動狀態，則該演算法會發出異常通知，提醒你去進行心電圖量測，而量測方式很簡單，只要將拇指放在錶帶上即可完成量測！

第一款合法的 AI 演算法：演算法與智慧型手錶相輔相成

Prakash、Petterson 以及 AliveCor 的其他三位 AI 研究團隊的成員研發了一套深度學習演算法，他們將其取名為 SmartRhythm。這個演算法是一種神經網路 (neural network)，以人類最近 5 分鐘的活動產生之生理數據來運算。這個演算法在實際運用上必須與能夠連續量測心跳率的智慧型手錶或其他穿戴裝置搭配使用。Apple 在 2015 年推出的第一款智慧型手錶能連續記錄心跳率的時間僅有 5 個小時，直到 Apple Watch 第三代的電池續航力更強，能夠支撐連續 24 小時的心跳率量測－而這正是 SmartRhythm 所需的。對於無症狀患者，至少這是首個能夠在他們清醒時偵測出「無症狀」的心房震顫，降低中風風險之工具。

---

* 審稿註：blood thinner 一般包含「抗凝血劑」及「抗血小板製劑」。

在 Petterson 與 Prakash 加入公司後不到一年半的這一天－2017年 11 月 30 日，美國食品藥物管理局 (FDA) 批准了 AliveCor 推出的Kardia 腕帶，該腕帶能夠裝配在 Apple Watch 上，幫助使用者檢測心房震顫，並於異常時發出預警。這是首款獲得 FDA 批准的 AI 演算法，能夠幫助消費者做自我醫療診斷。

▌ 大鯨魚這回輸給了小蝦米

而 Apple 也很關注 AliveCor 宣布推出 Kardia 腕帶的日子，並在當天宣布與史丹佛大學研究團隊合作展開一項大型臨床試驗，稱為「蘋果心臟學研究計畫」(Apple Heart Study)，乃利用 Apple 自己推出的心率感測器來偵測心房震顫 [5]。當偵測出心率不正常時，Apple 會啟動來自 American Well 的遠程醫療服務。接著病患會收到一個像 OK 蹦的貼布，並且必須連續穿戴至少一週以記錄心電圖。不過，用這種方式來檢測心房震顫簡直太大費周章了，完全比不上一根拇指壓在上就能跑出數據的 Kardia 來得方便！Apple 堂堂大企業這回輸給了 AliveCor這間小公司。

過了至少九個月，Apple Watch 第四代系列在 2018 年 9 月正式發行。Apple 在其年度發表會中大張旗鼓地宣布，他們在新一代的智慧型手錶推出的心房震顫 檢測演算法，已經獲得 FDA 的核准。Apple宣稱這是「第一款適合消費者使用的非處方心電圖量測裝置」與「終極健康守護神器」。不過現在你知道了，這兩種說法都不完全正確 [6]。

▊ 從此開展醫學 AI 實用價值的一頁新篇章

AliveCor 的兩項研究計畫－血鉀濃度與心房震顫偵測，表明了 AI 有其獨特的能力，能偵測出人類無法觀察到的事情、打破人類的偏見以及做到真正個別化的監測。心律與血鉀濃度的演算看似只是小小的成就，但我們有機會將它們轉變為具有實用價值的各種應用。畢竟，已有超過 3500 萬人口配戴 Apple Watch。AliveCor 的成功經驗也顯示出，在醫學領域的 AI，大衛肯定仍能打敗歌利亞！

站在巨人的肩膀上

在這個章節裡，我想討論的是這些 AI 的進展將如何運作，接下來我們也將陸續介紹更多 AI 的成就。在此我並不打算探究深度學習所牽涉的許多技術面，在本書的定位上，我的想法則是多探討 AI 技術在醫學上最密切相關的層面，避免闡述太多學理。然而，目前 AI 在醫學領域的應用遠不及其他領域，我們必須先仰賴這些醫學領域外的概念，畢竟如果沒有這些前輩的貢獻與堅持不懈，我們今天也無從將 AI 應用在醫學領域上。因此，我將先回顧這些重要的前人貢獻，介紹一些專業術語以及理論發展的時間軸。

▊ 無所不在的演算法，不僅僅只是電腦指令

我將在本書當中廣泛使用表 4.1 與圖 4.3 的專業詞彙。其中必須要特別強調的是「演算法」，一方面因為它的概念相當重要，一方面

並非每個人都能確切了解它的涵義。我在敘述 AliveCor 的研究計畫時多次使用「演算法」這個詞，但它到底指的是什麼概念？從化約論 (reductionist)* 的觀點出發，它的意思就是「如果這樣，就會那樣」("if this, then that")。但這本書基本上都在探討演算醫學與其影響，因此我們必須得詳細說明這個概念。我的好友－華盛頓大學資工系 Pedro Domingos 教授寫了《大演算》(The Master Algorithm) 這本書，他將演算法定義為「一連串告訴電腦要做什麼的指令 (instruction)」，他明確指出：「每一個演算法都有一個演算輸入值與一個演算輸出值」[7]。這樣的說法雖然簡單卻流於空泛，就好像只是對計算機輸入一個數字讓它去執行一樣。但他話還沒說完：「如果突然間每一個演算法都沒辦法跑了，那將是眾所周知的世界末日！」很顯然地，演算法不僅止於「如果這樣，就會那樣」！

加州大學柏克萊分校教授 Massimo Mazzotti 進一步闡述演算法的涵義，他的說明傳達了當前許多 AI 功能的意象：

> 已經沒有人在使用過於簡短的定義了，我們幾乎不會用「演算法」這個詞來單指一組指令。相反地，這個詞現在通常表示運行在一個實體機器上的程式，及其對其他系統所產生的影響。「演算法」儼然已成為我們的「代理人」，這就是為什麼這個詞有多重涵義的原因。演算法能夠幫人類做事，能夠為現實社會做下關鍵決定，能夠創造全新的社會模式以及人際關係，能夠作為數十億人口的依歸，能夠為我們

---

* 編註：化約論 (reductionist) 是一種哲學思想，認為複雜的系統與現象可以透過將其拆解、簡化為各部分之組合的方法，來加以理解。

省去處理無數垃圾資料的時間，能夠開車，能夠製造產品，能夠判別一個客戶是否信譽良好，能夠買賣股票從而塑造了無所不能的金融市場。演算法甚至也可以充滿創造力，工程師兼作家 Christopher Steiner 已經證實，演算法已經創作了許多交響曲，且「曲曲都像貝多芬的作品般美麗動人」[8]。

▋ 生命體也是演算法，人類更是高度精密的演算法

Yuval Noah Harari 在他的著作《人類大命運》(Homo Deus) 中賦予了演算法一個非常獨特的定位。他認為**生命體 (organism) 與人類本身都是演算法**。這或許是我看過最廣泛而生動的定義了：(編註：從「演算法是用最少的指令去做運算」此一觀點來看，人類與生物均具備這種特質，我們的大腦十分精細，甚至還有超越大腦意識控制的自律神經系統，包含心臟跳動、呼吸、消化和新陳代謝等，毋須經由大腦意識控制便能運作自如而維持生命，因此可視為非常高端的演算法！)

在當今的教條裡，所有的生命體都是演算法，都能夠以數學公式來表示。……「演算法」大概是我們身處的世界裡一個最重要的概念！如果我們想要了解我們的生命與未來，我們應該要盡最大的努力去了解演算法是什麼，以及演算法如何與情感連結在一起……。情感這個化學上的演算法是所有哺乳類動物生存與繁衍的關鍵。……我們所做的決定中有99% －包含配偶、職涯與居住環境等生活中最重大的抉擇－都是由一般所稱的感受、情緒與慾望等高度精細複雜的演算法所操控的[9]。

Yuval Noah Harari 把這種高度仰賴演算法的信念稱作「數據主義」(dataism)，而他對於未來抱持著悲觀的看法，甚至說出「智人(Homo sapiens) 是一種該被淘汰的過時演算法」* 這樣的話 [10]。

單從這三份文獻，我們就看到了演算法的整體樣貌。(在表 4.1 中，針對每一個專業術語，我只會保留其中一種定義。) 整體而言，我認為這些文獻都將演算法概念的廣度、本質與重要性描述地非常生動。此外，我們可以設想一個從完全人為操控到完全機器操控的連續光譜，演算法就貫穿在這個連續光譜上，這個想法對於理解演算法非常有效。而深度學習就位在完全機器操控的遙遠彼端 [11]。

人工智慧 (Artificial Intelligence)
透過一系列技術以創造如同人類般的智能機器之科學與工程。

人工神經網路 (Neural Network)
不倚賴人類指導、以模擬人類大腦神經元 (neuron) 之運作模式所建構的軟體結構。

深度學習 (Deep Learning)
指利用多層的神經網路，從大量資料中進行學習、自我訓練、完成任務的演算法技術，為機器學習 (machine learning) 中的一個子領域。(編註：深度學習的「深度」是指架構型式上有「很多層」，而不是指它在心智上可以學得很深入、或學到很有深度的知識。)

---

*　編註：Yuval Noah Harari 在《人類大命運》中提及數據主義指稱「智人就是個該淘汰的演算法」。以人類贏過雞的理由是由於「資訊流通模式較為複雜」來舉例，表示人類因為比雞能夠吸收並處理更多資訊而勝出。然而，若有朝一日創造出一個比人類更能吸收資料數據的演算法，那麼這個演算法是不是就能贏過人類，像人類贏過雞那樣？

機器學習 (Machine Learning)

電腦無需經過明確的程式編寫即可自主學習、找出完成任務的規則。機器學習利用電腦演算法從輸入大量的訓練資料以及對應的標準答案中學習找出規則，而非預先將明確定義的規則寫到程式當中。機器學習包含很多方法，例如隨機森林 (random forest)、貝式網路 (Bayesian network) 與支援向量機 (support vector machine) 等。

監督式學習 (Supervised Learning)

所給的訓練樣本資料都有相對應的標籤，以標籤資料 (labeled data) 進行嘗試錯誤 (trial-and-error) 的一種學習過程，在訓練的過程中，演算法會不斷比較所預測的輸出值與標籤值是否相吻合。

非監督式學習 (Unsupervised Learning)

所給的訓練樣本並未事先註記標籤，其演算法僅用以尋找模式 (pattern)。(編註：也就是沒有標籤即自動找出其中有意義的表示法，對輸入的資料進行分類或分群。)

卷積神經網路 (Convolutional Neural Network)

運用數學上的卷積 (convolution) 運算原理，即透過兩個函數 (function) 來產生第三個函數。因此，它不會一次讀取整個資料集 (data set)，而是將資料拆解為重疊的局部圖塊，形成小型神經網路與最大池化層 (max-pooling)，卷積神經網路普遍運用於圖片辨識上。(編註：卷積神經網路會去比較兩張圖片裡的各個局部特徵，藉由比對在相似位置上的特徵是否一致，來分辨兩張圖片是否相同。)

自然語言處理 (Natural Language Processing)

試圖讓機器像人類一樣「理解」人類口語與文字語言的過程。

對抗式生成網路 (Generative Adversarial Networks)

為一起進行訓練的一對神經網路，一個為生成器 (generative) 網路，另一個為鑑別器 (discriminative) 網路，前者會產生假資料讓後者的誤判率增加，而後者會反過來調整參數抓出前者的偽裝。透過相互競爭，兩者的表現都會不斷改善 (例如評估真與假的能力)，可參考旗標出版的《GAN 對抗式生成網路》專書。

強化式學習 (Reinforcement Learning)

可將重點轉移到抽象目標或決策上的一種機器學習的類型，強調如何在現實世界中基於環境刺激而選擇最大化獎勵的行動，可參考旗標出版的 " 深層強化式學習 " 專書。

循環學習 (Recurrent Learning)

是一種可以處理有時間順序之資料的神經網路，適合處理語音 (speech) 或語言 (language) 等內容。

反向傳播演算法 (Backpropagation)

一種用於指出機器應該如何改變其內部參數 (internal parameter) 的一種演算法。反向傳播演算法會計算估計值與實際值之間的誤差，透過神經網路將該誤差由後向前 (輸出層→隱藏層→輸入層) 傳播。在反向傳播的過程中，根據誤差調整並優化每一層的權重參數，直至收斂。

特徵學習 (Representation Learning)

一套將原始資料 (raw data) 自動轉換為能夠被機器學習來有效開發的方法，機器能自動發現檢測或分類所需要的特徵。(編註：機器學習使用特徵的同時，也學習如何提取特徵。)

遷移學習 (Transfer Learning)

AI 能夠從不同任務中學習，並將其學到的知識應用在全新的任務上。

通用人工智慧 (General Artificial Intelligence)

無需經過明確的程式編寫，即可執行各種任務，包含任何人類智能可完成的任務。

表 4.1：詞彙表。資料來源：S. Panel 編，《Artificial Intelligence and Life in 2030》(史丹佛大學，2016)。J. Bär，〈Artificial Intelligence: Driving the Next Technology Cycle〉，收錄於《New Generation》(寶盛集團 (Julius Baer Group)，2017)。Chollet, F.，《Deep Learning with Pyhon》(紐約 Shelter Island：Manning，2017)。T. L. Fonseca，〈What's Happening Inside the Convolutional Neural Network? The Answer Is Convolution〉，buZZrobot，2017。A. Geitgey，〈Machine Learning Is Fun! Part 3: Deep Learning and Convolutional Neural Networks〉，Medium，2016。Y. LeCun、Y. Bengio 與 G. Hinton，〈Deep Learning〉，Nature (2015)：521 (7553)：頁 436-444。Raicea, R.，〈Want to Know How Deep Learning Works? Here's a Quick Guide for Everyone〉，Medium，2017。P. Voosen，〈The AI Detectives〉，Science (2017)：357 (6346)：頁 22-27。

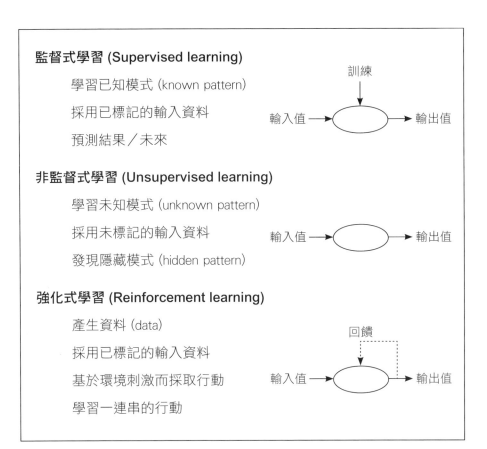

圖 4.3：三種深度學習 (deep learning) 類型的示意圖。資料來源：改編自 G. Choy。Current Applications and Future Impact of Machine Learning in Radiology。Radiology (2018)：288 (2)：頁 318-328。

AI 簡史：AI 發展的起起落落

　　AI 已然是當今產業的當紅炸子雞。很多人可能會認為 AI 是一個新發明的概念。其實不然，AI 可以追溯到至少 80 年以前。1936 年，Alan Turing 發表了一篇文章，標題為〈論可計算數及其在判定性問題上的應用〉("On Computable Numbers, with an Application to the Entscheidungsproblem")[12]，內容談及一個功能強大、自動化、理解力強的智能系統－萬能計算機 (universal computer)。我必須同意他的一個論述，「我們現在有能力證明，『判定性問題』(Entscheidungsproblem)＊是無法解決的」。而 Turing 後續在 1950 年發表的文章更是 AI 領域的經典之作 [13]。

▌從電路發想而來的神經元、神經網路、人工智慧與機器學習

　　1943 年，在兩位電子工程師 Warren McCullogh 與 Walter Pitts 發表了第一篇描述「邏輯單元」(logic unit) 並將其稱作「人工神經元」(artificial neuron) 的文章，這就是大家耳熟能詳的神經網路基本模型。正因為神經元與邏輯電路 (logic circuit) 間有著驚人的相似之處，這些電子工程師前輩們才會想到用這樣的方法，來模仿人類大腦的學習方式。1955 年，John McCarthy 首次使用了「人工智慧」(artificial intelligence) 這個詞。不久後，Frank Rosenblatt 發明了感

＊　編註：『判定性問題』（Entscheidungsproblem, 為德語）是指一個能夠回答是或否的問題，例如：「給兩個數字 x 與 y，x 是否可以整除 y？」

知器 (Perceptron)，從現代角度來看，我們可以稱之為單層神經網路 (one-layer neural network)。1958 年，《紐約時報》做了相關報導，稱感知器 (Perceptron) 為「電子計算機的前身」，甚至預測「未來它將能走路、談話、觀看、書寫、自我複製，甚至能意識到自身的存在。」這篇報導在當時炒得沸沸揚揚。就在隔年，Arthur Samuel 首次使用了「機器學習」(machine learning) 這個詞。詳細請見表 4.2：AI 編年史，詳列了諸多 AI 發展的重大事件。

1936 —	Alan Turing 提出革命性的圖靈機計算模型 (Turing Machine)
1943 —	人工神經網路 (artificial neural network) 概念建立 (Warren McCullogh, Walter Pitts)
1955 —	「人工智慧」("artificial intelligence") 一詞首次使用 (John McCarthy)
1957 —	學者預測十年後 AI 將能在西洋棋比賽中打敗人類 (Herbert Simon)
1958 —	感知器 (Perceptron)（單層神經網路）研發成功 (Frank Rosenblatt)
1959 —	機器學習 (machine learning) 概念首度出現 (Arthur Samuel)
1964 —	ELIZA（首個聊天機器人）研發成功
1964 —	「我們知道的，比我們所能表達的多。」("We know more than we can tell")（波蘭尼悖論 (Michael Polany's paradox)）
1969 —	AI 可行性遭到質疑 (Marvin Minsky)
1986 —	多層神經網路 (multilayer NN) 概念首度出現 (Geoffrey Hinton)
1989 —	卷積神經網路 (Convolutional NN) 概念首度出現 (Yann LeCun)
1991 —	自然語言處理神經網路 (Natural Language Processing NN) 概念首度出現 (Sepp Hochreiter, Jurgen Schmidhuber)

1997 —	Deep Blue（深藍）超級電腦在西洋棋比賽中獲勝 (Garry Kasparov)
2004 —	自動駕駛汽車勇闖莫哈韋沙漠 (Mojave Desert)(DARPA Challenge 自動駕駛挑戰賽)
2007 —	ImageNet（視覺網專案）正式創建
2011 —	IBM 人工智慧程式挑戰綜藝智力節目「Jeopardy！（危險邊緣）」的人類冠軍
2011 —	語音辨識神經網路 (Speech recognition NN) 研發成功 (Microsoft)
2012 —	多倫多大學 (University of Toronto) 團隊製作 ImageNet（視覺網專案）的分類系統，以及 Google Brain 等團隊成功辨識影片中的貓 (Google Brain, Andrew Ng, Jeff Dean)
2014 —	DeepFace 人臉識別 (DeepFace facial recognition) (Facebook)
2015 —	DeepMind 挑戰 Atari 遊戲 (David Silver, Demis Hassabis)
2015 —	人工智慧風險國際研討會 (AI risk conference) 首次舉辦 (Max Tegmark)
2016 —	AlphaGo 挑戰圍棋競賽 (Silver, Demis Hassabis)
2017 —	AlphaGo Zero 挑戰圍棋競賽 (Silver, Demis Hassabis)
2017 —	Libratus 挑戰撲克牌競賽 (Noam Brown, Tuomas Sandholm)
2017 —	人工智慧研究機構 AI Now Institute 正式成立
2017 —	AlphaZero 挑戰圍棋競賽 (Silver, Demis Hassabis)

表 4.2：AI 編年史

走入萎靡長達 20 年的「人工智慧寒冬」，才又轉而欣欣復甦

然而，如今熱門的技術，在 AI 概念萌芽的最初幾十年中並非主流。當時的資訊科學家普遍持有悲觀的態度，認為這些技術是行不通的，而研究焦點就迅速轉移到以規則做推論 (rule-based) 的專家系統 (expert system)*。悲觀氣氛的蔓延，加上研究產出與資金贊助二者均大幅減少，造就了大家熟知的「人工智慧寒冬」(AI winter)，並長達二十年之久。直到 1986 年，Rina Dechter 開始提出「深度學習」的概念，AI 的研究才逐漸走出瓶頸，隨後在 Geoffrey Hinton、Yann LeCun 與 Yoshua Bengio 的努力下，「深度學習」逐漸普及化。在 1980 年代末期，具有多層 (multilayered) 結構的神經網路 (以下稱作深度神經網路 deep neural network, DNN)，引起廣泛的興趣，終於又打響了 AI 領域。1986 年，Geoffrey Hinton 與他的兩位同事在 Nature 期刊發表了反向傳播演算法 (backpropagation)，使神經網路得以自動調整參數降低預測錯誤，重燃了學界對於 AI 的研究熱潮 [14]。該研究明確點出深度學習的核心精神，即調整先前各層神經元的權重，設法達到輸出的最大準確度。曾擔任 Hinton 博士後研究員的 Yann LeCun 下了這樣的結論：「基本上，他的論文就是第二次神經網路革命的根基 [15]。」數年後，Yann LeCun 成為了大家所尊敬的卷積神經網路 (convolutional neural network) 之父，而卷積神經網路至今仍被廣泛應用在圖像深度學習的領域上。

---

* 編註：專家系統 (expert system) 為早期人工智慧的一個重要分支，將專家知識儲存起來，並加入控制策略 (Control strategy)，使電腦能像專家一樣，利用這些知識和經驗法則來解決問題。也就是説，專家系統是一個知識庫 (Knowledge-base) 程式，可用來解決某領域 (Specific domain) 的問題，提供像人類專家一樣「專業水準」的解答。

▌ 擊敗世界頂尖棋手的人工智慧，對大眾投下了一記震撼彈！

　　1997 年的一場西洋棋比賽，大幅提升大眾對於人工智慧發展的關注程度。IBM 所研發的 Deep Blue（深藍）超級電腦，成功擊敗了世界頂尖西洋棋棋手 Garry Kasparov。Newsweek 雜誌封面以「大腦的最後防線」("The Brain's Last Stand") 來形容這場比賽。IBM 將超級電腦取名為 "Deep Blue" 可能會讓人覺得它使用了深度神經網路 (DNN)，不過它其實只是一個基於規則與經驗法則的演算法。即便 AI 只是首次在競賽中贏過人類世界冠軍，不過已經讓各界開始想像未來可能出現 AI 機器與人類的戰爭，2017 年《the New Yorker》雜誌就有一篇文章標題為〈人工智慧 vs. 醫學博士〉("A.I. versus M.D")[16]。人類與人類技術之間的戰爭似乎又再度上演，不禁讓人想起了蒸汽機 (steam engine) 與第一次工業革命 (Industrial Revolution) 的故事。

　　在 AI 發展轉捩點－Deep Blue 獲勝後二十年，西洋棋棋手 Kasparov 的大作《深度思考》(Deep Thinking) 終於問世，他在書中提出深刻的個人見解。回到比賽結束後的一個月，他在《Time》雜誌上發表文章，談到他當時感受到的是一種「隔著賽桌的新型智慧」("a new kind of intelligence across the table")。他一邊回憶一邊感嘆：「電腦不會被賽桌周圍爭相拍攝的攝影師們干擾到，也不曾被對手緊盯雙眼猜測情緒，也不會因雙手游移不定、頻看手錶而顯示出自己缺乏自信。我始終相信，西洋棋不只是智力戰，同時也是心理戰，跟完全沒有心靈的計算怪物較量，從比賽開始就一直讓我感到惶恐不安。」Kasparov 對於這場歷史性比賽的心得，有兩點讓我感到驚訝：第一點，**他承認**

自己當時「完全沒有任何比賽的心情」。第二點，**他說「至少 Deep Blue 並不會以打敗我為樂」**[17]。Kasparov 的感觸是我們接下來在討論 AI 能（與不能）為醫學做什麼時的重要課題！

即使 Deep Blue 與深度學習沒有任何關係，深度學習的時代也已悄然到來。2007 年李飛飛 (Fei-Fei Li) 創立的 ImageNet（視覺網專案）尤其獨具歷史意義，其龐大的資料庫裡包含多達 1500 萬張的圖像，使深度神經網路一躍而起成為電腦視覺 (computer vision) 的主流技術。同時，Microsoft 與 Google 也以深度神經網路為基礎發展用於語音辨識 (speech recognition) 的自然語言處理 (natural language processing) 技術，同樣一個令人印象深刻卻與深度學習擦不上邊的例子，是 2011 年 IBM Watson 在綜藝智力節目「Jeopardy！（危險邊緣）」中擊敗了人類冠軍。Watson 使用的是相對古早的 AI 技術，並相當倚賴維基百科 (Wikipedia) 的內容存取，但 IBM 還是巧妙地消費了這場比賽，將其歸功為 AI 的勝利。

▌深度學習突發猛進、一飛沖天！

在隨後的十年中，機器的表現都相當出色。2012 年，多倫多大學教授 Hinton 與同事們發表了一項研究成果，顯示出深度學習在處理大規模的圖像識別 (image recognition) 有顯著的進步[18]，這項研究讓深度學習領域發展獲得爆炸性的成長。同年，無標籤圖像的辨識技術也有所突破，由吳恩達與 Jeff Dean 領導的 Google Brain 團隊研發了一套系統，以 100 台電腦與 1000 萬張圖像為基礎，能夠辨識出 YouTube 影片中的貓。2014 年，Facebook 的 DeepFace 人臉辨識系統宣稱其人臉辨識準確度高達 97%。回到醫學領域，2017 年 Nature 上的一篇文章討論到使用深度神經網路來診斷皮膚癌，結果準確到與皮膚科醫師的判斷幾乎雷同，更具里程碑意義[19]！表示 AI 已經逐步在醫學上發揮影響力，這點讓我們十分期待！

AI 成長的四大要素

AI 對人類科技造成的爆炸性影響，其劇烈程度，就好比 5 億年前寒武紀大爆發 (Cambrian explosion) 所帶來極其壯觀的生命演化史，而這有很大一部分的原因要歸功於深度神經網路的成功！深度神經網路時代的誕生，則來自於以下四項重大突破，缺一不可：第一項是具備極其龐大的資料集 (data set)，能供給機器訓練使用，例如 ImageNet 有 120 萬筆標註過特徵的圖像、Youtube 平均每分鐘就有 300 小時的新影片產生、Tesla（特斯拉）平均每小時就收集了 100 萬英里的行車資料、航空公司平均每一個航班都會增加 500Gb 的飛行資料、抑或是 Facebook，每天就有數十億的圖片與 45 億筆語言翻譯資料產生[20]。第二項為圖形處理器 (graphic processing units, GPUs)，起源於電子遊戲產業，具有專門執行大量平行架構 (parallel architecture)、計算強度高的功能。2018 年一篇期刊文章提出光學繞射深度神經網路 (diffractive deep neural network, D2NN)，讓 Pedro Domingos 不禁讚嘆：「在圖形處理器的推波助瀾下，我們現在能以光速實現深度學習了[21]」！第三項為雲端運算 (cloud computing)，能夠有效率地儲存大量的資料。第四項為開源 (open source) 的演算開發模組 (module)，像是 Google 開發的 TensorFlow、Microsoft 開發的 Cognitive Kit、加州大學柏克萊分校的 Caffe、Facebook 的 PyTorch 以及百度的 Paddle 等，AI 的開發者隨時都能夠自由取用這些模組。

深度神經網路 (DEEP NEURAL NETWORK)

一個深度神經網路（如圖 4.4）的結構就像是從側面剖視的總匯三明治，而且它並不是單純靜態的，而是有資料在其中一層又一層的傳遞，從

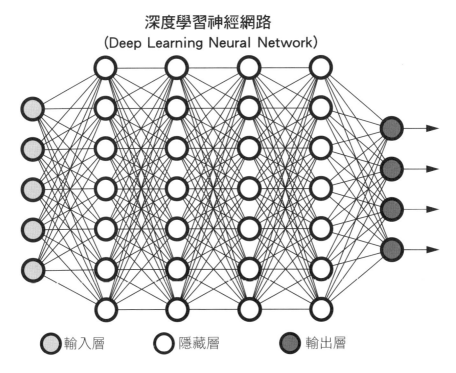

圖 4.4：深度神經網路 (deep neural network) 的示意圖，包含輸入層 (input layer)、多個隱藏層 (hidden layer) 與輸出層 (output layer)。

原始感知資料 (sensory data) 分層提取出高階特徵 (high-level feature)，這一連串計算過程非常可觀。這些層級 (layer) 不會被使用者看到。當深度神經網路在處理資料時，會透過 Geoff Hinton 所發明的反向傳播演算法 (back propagation)* 進行層級的權重調整。以訓練機器判讀 X 光片為例來說明。首先，我們提供數以千計的胸部 X 光片給機器學習，這些資料都是由放射科醫師經手過的，所以都具有客觀真值 (ground truth) (圖 4.5)。機器經過訓練後，其神經網路就能夠接收新的、未經標註的胸部 X 光片，而圖像資料會經過 5 至 1000 層不等數量的隱藏神經層 (hidden layer)，每一層都會分別學習辨識 X 光片中的不同特徵，像是形狀或邊緣。隨著圖像進入更高的層級，其特徵與結構就會愈來愈複雜。**深度愈深的網路結構，具有愈多的層數可辨識愈複雜的輸入圖像特徵**。到了最頂層，網路中的神經元已辨別出所有的特徵，準備要進行最後的輸出－即根據先前訓練的結果，預測胸部 X 光片所具有的資訊 [22]。

---

* 編註：反向傳播演算法是 Siri、圖像辨識等 AI 技術的核心。透過神經網路由後向前傳播誤差，並優化每一個神經節點之間的權重。

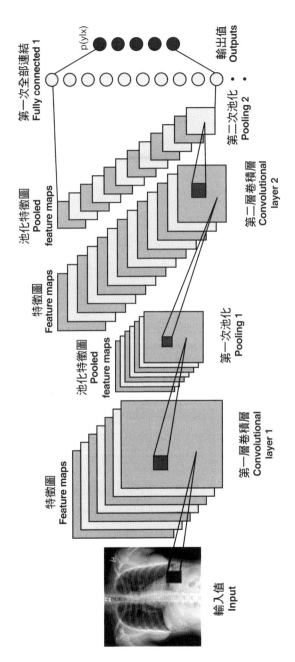

圖 4.5：用於胸部 X 光判讀的卷積神經網路 (convolutional neural network)，包含一連串的卷積層 (convolutional layer)，功用分為特徵映射 (feature mapping)、池化 (pooling) 與預測 (prediction)。

具備反向傳播演算法的深度神經網路可以被視為一項通用工具，具備多種用途，就像是蒸汽機與電力一樣[23]，能夠被廣泛應用於各種領域之中。這些深度神經網路在醫學上的應用尚未純熟之前，主要被應用在遊戲、聲音及語音、圖像以及無人駕駛汽車 (driverless cars) 這四大領域中。因此在我們討論深度學習如何應用在醫學時，可以先借鏡這四大領域的經驗。

遊戲 (GAMES) 領域的 AI 應用

早在 1997 年 Deep Blue 對上知名棋手 Kasparov 的世紀大賽之前，許多比賽遊戲中都已出現 AI 戰勝人類職業玩家的案例，像是黑白棋 (Othello)、西洋跳棋 (checkers) (有近 5×10^{20} 種可能的棋局) 以及拼字遊戲 (Scrabble)[24]，那時候的 AI 採取由開發者手動建立規則的演算法，其演算方式有時也被稱作「出色的老式人工智慧 ("good old-fashioned AI", GOFAI)」*。傳統 AI 到了 2015 年 DeepMind 挑戰 Atari 的經典電子遊戲 Breakout 時，出現了重大轉變。一篇 Nature 的文章開門見山就談及 AI 深度神經網路的重要開展方向：**「我們在 AI 的發展上有個中心目標，就是創建一個單一的演算法，讓該演算法能廣泛勝任各式各樣的任務，而這在過去是難以企及的。」** DeepMind 總裁 Demis Hassabis 表示，**「沒有任何人知道 DeepMind 在玩遊戲時所學習到的策略，大家因此將其解讀為 AI 的表現不僅能超越人類電玩**

---

* 編註：1985 年 John Haugeland 在他的《Artificial Intelligence: The Very Idea》一書中將「符號式 AI」(Symbolic AI) 命名為 GOFAI (Good Old-Fashioned Artificial Intelligence)。

高手，更能超越創造它的人！」從此之後，許多電玩遊戲也開始使用這個 AI 技術，包含 49 款不同的 Atari 遊戲 [25]。

AI 在圍棋遊戲中青出於藍更勝於藍！

2016 年，從 AlphaGo 程式在一場圍棋比賽中擊敗了圍棋世界冠軍李世乭 (Lee Sodol) 起，AI 領域的深度神經網路開始直接與人類互動。AlphaGo 在深度學習準備階段時，就使用了大量的資料集作初始訓練，包含出現在 160,000 場真實棋局裡的 3000 萬種不同的棋盤組合（棋步）。西洋棋宗師 Edward Lasker 說過一段話：「圍棋的規則是如此優雅、有組織且邏輯嚴謹，如果宇宙中還有其他具有高度智慧的生命存在，他們肯定會喜歡下圍棋 [26]。」圍棋就是如此迷人，難怪會有超過 2.8 億的人口觀看賽事直播，然而這個數字仍然被圍棋棋局總排列組合數 − 2.081681994 × 10170 −遠遠地甩在後頭。**圍棋棋局組合甚至遠超過宇宙中所有原子的數量，因此比起西洋跳棋或是西洋棋 (chess)，圍棋比賽可說是更有趣且更具挑戰性** [27]！圍棋遊戲有至少 3000 年的歷史，專家曾在 2015 年預測，AI 若想獲勝，恐怕還需要 10 年的時間。而 AlphaGo 將深度神經網路（監督式學習 (supervised learning) 與強化式學習）與傳統的「符號式 AI」作結合，後者的部分採用了蒙特卡羅樹搜尋 (Monte Carlo tree search) 的方式 [28]。AlphaGo 關鍵性的一手（第 37 步）在專家的眼中創意十足。這雖然只是一台機器下的一個決定，卻反映出一個重要訊息−這一步棋已經超脫了人類的智慧！ [29]

■ AI 不斷自己超越自己！

在面對這個古老卻極其複雜的遊戲，AlphaGo 能夠有這樣的表現，無疑是 AI 的一項巨大成就。然而，AlphaGo 的這項成就不久就被超越了。2017 年秋天，AlphaGo 的新一代版本 AlphaGo Zero 強勢登場，再次席捲了圍棋界 [30]。AlphaGo Zero 與 AlphaGo 進行過數百萬場比賽，Nature 的文章〈制霸圍棋毋須仰賴人類知識〉(Mastering the Game of Go Without Human Knowledge) 下了這樣的結論：「只要沒有超越基本規則以外的領域知識，演算法有可能在沒有人類示範或指導的情況下，訓練到超乎人類的水準。」同時，AlphaGo Zero 事半功倍的高效率也相當令人驚豔：相較於 AlphaGo，AlphaGo Zero 只花 3 天訓練、歷經不到 500 萬場的自我對弈，遠少於 AlphaGo 數個月的訓練期及 3000 萬次人類對弈棋譜的訓練資料。此外，AlphaGo Zero 只有單一神經網路，而 AlphaGo 則有兩個分開的神經網路。AlphaGo Zero 僅使用一個張量處理器 (tensor processing unit, TPU)*，而 AlphaGo 則用了 48 個張量處理器外加多台機器 [31]。

幾個月後，在 Nature 發行的預印本中，又見同樣是 AlphaGo Zero 演算法的討論。文章談到，開發者只提供一些基本規則作為演算輸入值，沒有提供圍棋的相關知識，但機器在自我訓練 4 個小時之後，便達到了人類冠軍的水準 [32]。在 Tegmark 眼裡，這大概又是另一個「天殺的尷尬」時刻。他在推特上寫道：「AlphaGo Zero 與 AlphaGo 相

---

* 編註：張量處理器 (tensor processing unit, TPU) 是 Google 為機器學習全客製化的人工智慧專用積體電路，專為 Google 的深度學習框架 TensorFlow 而設計。

比起來，令人震驚的並非它輕鬆就完勝人類玩家，而是那些鑽研了數十年後才由 AI 開發者一手打造起來的絕佳圍棋 AI 軟體，在一夕之間就被 AlphaGo Zero 輕輕鬆鬆粉碎了！[33]」

> **小編補充** 在推出「AlphaGo Zero」的短短 48 天之後，2017 年 12 月 DeepMind 又發表了「AlphaZero」，「AlphaZero」除了圍棋，還能自學西洋棋與將棋，並擊敗了當時分別是圍棋、西洋棋與將棋遊戲 AI 世界冠軍的「AlphaGo Zero」、「StockFish」與「Elmo」。它捨棄了圍棋特有的訓練方法，改以通用式的訓練方法，並增列平手為遊戲結果。至此，不需使用人類專家資料即可學習任意任務的「通用式 AI 演算法」便就此誕生。

▌AI 的智慧在各種遊戲類別開枝散葉！

AI 的飛躍進展與超越人類智慧的出色表現，在熱門的德州撲克 (Texas hold'em) 遊戲中也可以看得見。前面所談到的圍棋、Atari 電玩遊戲、西洋棋與綜藝智力節目「Jeopardy！」皆屬於完全資訊競賽 (perfect information game)，亦即賽局中所有的玩家都能看得到相同、對等的資訊，這樣的情況也被稱做資訊對稱 (information symmetry)。然而撲克牌遊戲是完全相反的型態，它是一個不完全資訊競賽 (imperfect information game)，所有玩家都無法掌握賽局的全部資訊，玩家拿到的牌只有自己才看得到，甚至還可以做吹牛 (bluff) 的動作來虛張聲勢、欺騙其他玩家。

Science 期刊有三篇文章就在討論撲克牌遊戲。第一篇是阿爾伯塔大學 (University of Alberta) 資訊科學團隊在 2015 年 1 月發表的文章，他們使用了兩個失誤最小化演算法 (regret-minimizing algorithm) 結束了牌局，證明這個遊戲對於發牌者而言是相當具有贏面的賽局 [34]。第二篇也是阿爾伯塔大學與其合作夥伴於 2017 年 2 月發表的文章，內容探討他們開發出來的 DeepStack。誠如其名，它運用深度神經網路技術，成功擊敗了撲克牌職業玩家 [35]。上述的 AI 程式並沒有發揮太大的主宰優勢，因此很快就被新一代的技術超前，正如第三篇 Science 期刊文章內容所述的一樣。兩位卡內基梅隆大學 (Carnegie Mellon University) 的資訊科學家於 2017 年 12 月在 Science 期刊發表了他們開發出來的演算法－ Libratus。他們號稱 Libratus 具有超乎人類智慧的水準，能戰勝眾多職業級玩家！

▌然而，遊戲是一回事，醫護人類又是另一回事！

就像 AlphaZero 一樣，Libratus 程式並非只能用在一個特定的遊戲中，而是適用於隱藏訊息的不完全資訊競賽。與撲克牌智慧機器始祖 DeepStack 及 AlphaZero 不同的是，Libratus 並沒有使用深度神經網路 [36]。在如此複雜的撲克牌遊戲裡，Libratus 竟然還能夠判斷世界頂尖玩家在哪一局吹牛並且在比賽中獲勝，實屬不易！神經網路在競賽遊戲裡接二連三的成功案例，相當程度地激發了人們對 AI 醫學領域發展的野心。然而，人類健康的重要性與遊戲相去甚遠！機器在遊戲中擊敗人類是一回事，而使用機器來照護一個人的健康狀況又是另一回事，必須考量到一切的風險！這也是我不願意看到用「遊戲規則改寫者」("game changer") 一詞來輕描淡寫 AI 在醫學領域進展的原因之一。

圖像 (IMAGES) 領域的 AI 應用

　　「人類水準級的 AI (human-level artificial intelligence) 最大的限制因素可能是資料集而非演算法本身。」這句話的最佳例證，非 ImageNet 莫屬了！[37]

▍圖像分析有別於一般的大數據分析

　　一般傳統認為，演算法在理想上必須經過大數據 (big data) 訓練，但史丹佛大學資訊科學家暨 Google 計畫學者李飛飛持有不同的看法。她認為，圖像分析要的並不只是大數據，而是「具有廣泛標註的大數據」。她在 2007 年創立了 ImageNet，就以尋求圖像深度詮釋為目標。數年前她曾說過，「我覺得圖片與影片裡面的像素 (pixel) 數據，就是網際網路中的暗物質。[38]」ImageNet 在過去每年舉辦年度圖像識別大賽，使用過許多不同的卷積神經網路 (convolutional DNNs) (如 AlexNet、GoogleNet、VGG Net 與 ResNet) 進行圖像分類並選出表現最好的團隊。圖像辨識的錯誤率 (error rate) 也逐年下降，如圖 4.6 所示。ImageNet 在 2017 年落幕，圖像識別的能力也在最後階段進步到明顯優於人類，其錯誤率從 2010 年的 30% 下降至 2016 年的 4%。李飛飛在 2015 年 TED 演講「我們如何教導電腦看懂圖像」("How We're Teaching Computers to Understand Pictures") 的觀看次數已經超過 200 萬次，這也是我最喜愛的演講之一！[39]

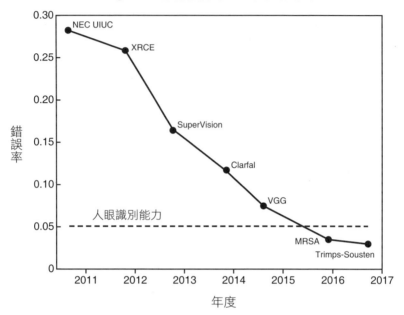

圖 4.6：隨著時間的推移，深度學習 AI 的圖像識別能力已經超越人類。資料來源：改編自 Y. Shoham 等，〈Artificial Intelligence Index 2017 Annual Report〉。CDN 人工智慧指數 (CDN AI Index) (2017)：http://cdn.aiindex.org/2017-report.pdf

　　ImageNet 有著龐大且經仔細標註的圖像資料，對於開源 (open-source) 的一貫堅持，是機器圖像解釋能力得以逐年提升的重要基礎。2016 年，Google 也跟上腳步，創建了屬於自己的 Open Images 資料庫，包含 900 萬張圖像，總共 6000 種類別的標註，且全為開源 (open source) 資源。

█ 臉部辨識圖像分析的隱憂與爭議

影像識別絕非只是在影片中尋找貓這樣的雕蟲小技,真正受各界關切的是人臉辨識技術。在臉部辨識的準確度邊升至超過 94% 的同時,各種爭議也隨之而來,其所引發的潛在問題,包含了侵犯隱私與加深種族歧視等 [40]。2017 年 Apple 正式推出 iPhone X,其中 Face ID 的功能就使用了臉部辨識技術,作為用以解鎖手機的生物識別密碼 (biometric password),Samsung 在過去也採用過這項技術。該技術使用了前置的感測器,掃描鏡頭中 3000 個點並建立使用者的 3D 立體臉部模型 [41]。這項技術引起了隱私方面的擔憂,截至 2018 年,在美國有一半的成年人臉部圖像資料,已經儲存在警方的資料庫當中,有些公司也有民眾的臉部圖像資料,像 Karios 就宣稱他們已儲存 2.5 億個臉部圖像 [42]。甚至有專家聲稱 DNA 序列標誌能夠準確預測人的臉部特質,進而確認身分,這引發了各界對於臉部辨識技術應用的強烈譴責 [43]。不過換個角度來看,有一款稱為 Face2Gene 的手機 AI 應用程式 [44],仰賴臉部特徵資料庫的幫助,則能夠診斷出罕見的先天性疾病。其他研究也指出廣泛的臉部辨識能讓醫療診斷更加便利 [45]。

█ 臉部辨識在醫學上的用途以及其他可用辨識圖像

個人辨別並不侷限於臉部。AliveCor 開發了一套 4 層的深度神經網路可以辨識個人的心電圖,如果使用者將心電感測器拿給別人使用,它會發出「這看起來不像您」的通知。儘管每個人的心電圖都可能動態變化,使我對於它的準確性抱持懷疑。但由於它具有強烈的個人獨特性,因此仍然足以作為一個非常好的生物識別指標!

同樣地，臉部圖像不僅僅可以確認個人身分。早在 2014 年，加州大學聖地牙哥分校 (UCSD) 的學者就已經透過機器學習觀察人臉來診斷疼痛的程度，而且被證實其結果比人類的感知更為準確！[46] 除了可以量化疼痛的感覺之外，這個技術在壓力與情緒方面的檢測應用上也有相當大的潛力，我們將在第 8 章作更深入的介紹。

聲音 (VOICE)、語音 (SPEECH)、文字辨識 (TEXT RECOGNITION) 與翻譯 (TRANSLATION) 領域的 AI 應用

處理文字與處理像素 (pixels) 有所不同，圖片是一次到位，而文字 (無論是語音還是文本) 則有先後順序。因此，深度神經網路也發展出全新的領域－自然語言處理。2017 年，機器在通話音檔中的語音辨識準確性，已經跟人類平起平坐了 (如圖 4.7) [47]。Microsoft 證實 AI 在記錄語言文字 (transcription) 上的能力比專業打字員來得更好。於是，市面上也出現了各種語音智能助理，像是 Amazon Alexa，還有一些語音平台廣泛應用在醫療照護服務，我深切希望它們能夠應用在虛擬醫療助理 (virtual medical coach) 上，這個系統的設計與功能會在第 12 章中說明。

在 AI 的迅速發展中，其中一項最受矚目的領域就是機器翻譯 (machine translation)。在人類溝通交流上，機器翻譯 (machine translation) 有其關鍵性的貢獻。這領域的進展神速，連 Google 翻譯部門主管 Fernando Pereira 也不禁讚嘆：「我從未想過我會在工作生

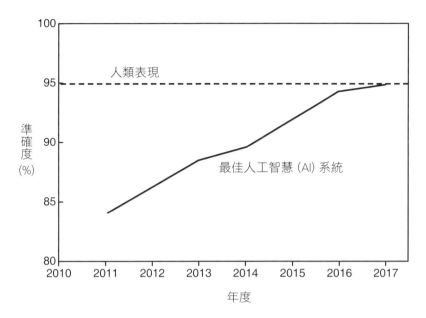

圖 4.7：隨著時間的推移，深度學習 AI 的語音辨識（voice recognition）能力已經超越人類。資料來源：改編自 Y. Shoham 等，〈Artificial Intelligence Index 2017 Annual Report〉。CDN 人工智慧指數（CDN AI Index）(2017)：http://cdn.aiindex.org/2017-report.pdf

涯中親眼目睹這些。我們做了許多努力，讓機器翻譯持續穩步前行。不，不，不！不只是穩步前行，這根本是神速的進展！[48]」截至 2016 年底，每月有超過 500 名用戶，每一天都有 1400 億個單詞翻譯量的需求[49]。Google 能透過照片翻譯 37 種語言，透過語音翻譯 32 種語言，且功能不斷擴增，能夠處理的語言已經破百種。2017 年，Google 發布了一套翻譯系統，能夠把之前的學習成果遷移應用到翻譯上，這是邁向「通用語言」("universal interlingua") 的一步，就像 AlphaZero 的演算法，除了圍棋之外，也能應用在其他遊戲上。

機器辨識 (machine recognition) 在單純處理文字的各項能力皆有長足進步，包含手寫文字，總結長篇文稿 (請注意，我並非使用「理解」一詞) 的演算能力，以及將文字轉換成語音的能力 [50]。Google 的 WaveNet 與百度的 Deep Speech 都是能夠自動輸出語音的深度神經網路 [51]。厲害的是它將文字轉換成語音聽起來與人類的聲音毫無差別！[52]

臉部辨識與其他生物識別技術在汽車產業上都有別出心裁的應用，像是在汽車啟動的同時建立駕駛人的身分，甚至是用聲音與駕駛人的臉部線索來偵測駕駛人的情緒狀態或嗜睡程度，以提高行車安全性 [53]。2017 年在美國發生了 4 萬多起致命車禍，幾乎都是人為失誤所造成。因此，我們希望 AI 能在這方面有所貢獻 [54]。

無人駕駛 (DRIVERLESS CARS) 領域的 AI 應用

近年來，關於無人駕駛汽車的消息可說是層出不窮、沸沸揚揚。尤其如果您有看過 Tesla 的車主在車上打電玩、寫作、閱讀以及跳到後座的影片，想必很容易就感覺到，無人駕駛汽車的時代即將到來 [55]。AI 迄今為止能締造的最高成就，或許就是無人駕駛汽車了，雖然目前離這些想像中的場景似乎還有一段距離。

國際汽車工程師協會 (Society of Automotive Engineers) 將自動駕駛的程度分成五個等級 (如圖 4.8)。其中第五級自動駕駛表示汽車完全自動化－即汽車在任何時間、任何情況下，都能夠全盤操控行駛，開

由駕駛人觀察路況			由自動駕駛系統偵測路況		
0	**1**	**2**	**3**	**4**	**5**
無自動化	駕駛輔助控制	部分自動化	條件自動化	高度自動化	全自動化
沒有任何像主動性巡航定速般的自動輔助功能。	自動控制系統能夠幫助駕駛維持車速及給予車道偏離的警示,但駕駛必須自行操控。	能夠同時自動維持車速與控制方向—汽車具有巡航定速與車道維持的自動控制系統。	有自動化的行車與路況偵測功能,駕駛人隨時要有接手的準備。	有能夠全盤操控的自動化系統,不需要駕駛人接手,除非遇到極特殊的情形。	實質上的電動專屬司機:對汽車有完全控制權,駕駛人毋須介入,在任何情況下都能夠自動行駛。
誰操控方向與加減速? 駕駛人	駕駛人與自動駕駛系統	自動駕駛系統	自動駕駛系統	自動駕駛系統	自動駕駛系統
行車遇到狀況時誰來解決? 駕駛人	駕駛人	駕駛人	駕駛人	自動駕駛系統	自動駕駛系統

對應的醫療等級

	0	**1**	**2**	**3**	**4**	**5**
人類醫師與機器人醫師	目前情況				不太可能出現	

圖 4.8:自動駕駛汽車(self-driving cars)與醫學實踐的對照圖。國際汽車工程師協會(Society of Automotive Engineers)的五等級自動駕駛分級法。資料來源:改編自 S. Shladover,〈The Truth about "Self-Driving" Cars〉,《Scientific American》(2016):www.scientificamerican.com/article/the-truth-about-ldquo-self-driving-rdquo-cars/。

往任何地方，且車上的人無法介入操控，要實現這一理想，估計還需要幾十年 [56]。第四級的自駕要求汽車在絕大多數情況下為自動駕駛，幾乎沒有需要駕駛人接手的可能性。第三級則是有駕駛人接手的可能性－即有條件的自動化。第二級代表自動駕駛的功能非常有限，只有像是定速巡航 (cruise control)、車道維持 (lane keeping) 或是變換車道超車的功能。

很顯然地，目前整個汽車產業都以第四級為目標（即駕駛人接手的可能性非常低）。要達成這個目標，需要多種技術一起搭配應用。能夠整合處理多重任務的深度學習可以記錄其他車子、行人與車道標線。然而這樣的技術有許多挑戰必須克服，汽車感知 (perception) 是其中的一項巨大挑戰，雖然電腦視覺 (computer vision) 進步神速，已經從過去每 30 幀 (frame) 犯一次錯的錯誤率大幅降低為每 3000 萬幀才出錯一次，但要透過軟體來模擬人類的感知能力，仍然不是一件容易的事情。汽車感知 (perception) 所運用的工具結合了攝影機、雷達、UDAR（從物體反射回來的光脈衝 (light pulse)）與 AI「多域控制器」("multi-domain controller")。其中 AI「多域控制器」乃透過深度神經網路來做決策。此外，還必須透過具相同操控系統的自動駕駛汽車之間互相聯繫與資訊共享，來提升路上整體車輛的智能表現。不過除了感知之外，還有其他挑戰…。就算第四級無人駕駛系統容許駕駛人介入操控，在行車時倘若發生了類似電腦系統當機，或是網頁瀏覽器無法正常運作的情況，這種高級別的自動駕駛系統反而很可能會導致災難性的車禍事故！

圖 4.8 同時包含了自動駕駛汽車 (self-driving cats) 與 AI 在醫學上實踐程度的對照關係，我將它視為本書最重要的對照之一！雖然在理

想的環境與交通條件下，能夠達成第四級自動駕駛汽車的目標，但在醫學上，機器是不太可能逾越第三級而達到高度自動化的程度！ AI 能夠完成某些任務，像是透過演算法準確診斷皮膚病變 (skin lesion) 或是耳部感染 (ear infection)。然而，在醫療過程中，我們無法容許病患在任何情況下都缺乏人類醫師的監督照料！第二級自動駕駛的部分自動化－如定速巡航與車道維持功能－如果對照到醫學領域的未來，則對於醫師與病患都有相當大的助益。而如果能讓人類扮演演算法背後接手的角色，也就是第三級別有條件的自動化，假以時日就能在某些特定病患身上付諸實現了。

以上概括性地談論了 AI 應用的四大領域（遊戲、圖像、語音與無人駕駛汽車），表 4.3 列出了一些近期公布的 AI 已達標成就可供參考。

我希望這個摘要性的圖表能夠傳達出 AI 的多功能性，同時也為已經達到的成就提供一個具歷史性的紀錄，尤其是近年來進展迅速的成果。然而，在喧騰的背後，仍存在著各種需要仔細考量的問題。在下一個章節裡，我將對 AI 需要承擔的責任做一個系統性的探究，鉅細靡遺地檢視該領域驚人的盛況及其在醫學領域中又意味著什麼？！

破解驗證碼	區分仿造與真實的藝術創作
創造新的樂器	無人商店 (autonomous stores)
判斷藝術創作的歷史	分類樂高 (Lego) 積木
破解魔術方塊 (Rubik's cube)	仿造影片與相片
管理股票投資組合 (stock portfolio)	在某商品售出的前一週,
撰寫維基百科 (Wikipedia) 文章	預測到該購買行為
讀唇 (Lip Read)	將文字轉為藝術品
設計網頁	仿造喜劇片
縫衣服	以插入幀 (frame)
寫歌	的方式來製作慢動作影片
尋找能源材料 (energy materials)	繪畫
感知音樂（音樂的定位造影 fMRI）*	檢視保密協議 (NDAs)
寫字	摘成熟的水果
原始畫作臨摹	計數與識別野生動物
判別口音 (accent)	組裝宜家 (IKEA) 家具
寫詩	創造電影預告片
調查統計	從牆壁偵測人體姿勢
將文字轉為不帶口音 (accent) 的語音 (speech)	辯論
推薦時尚流行	預測地震餘震

表 4.3：近年 AI 已完成任務

---

* 編註：功能性磁振造影（fMRI，functional Magnetic Resonance Imaging）是一種神經影像學技術。其原理是利用磁振造影來測量神經元活動所引發之血液變化。由於 fMRI 的非侵入性和其較少的輻射暴露量，從 1990 年代開始就在腦部功能定位領域佔有一席之地。科學家們首次定位出人類大腦對音樂有高度選擇性的神經群體可參考「你聽見了嗎 — 在腦中定位音樂」一文，網址：https://consciousness-popsci.blogspot.com/2015/12/fmri-music-cortex.html

5 深度醫學的侷限與風險
(DEEP LIABILITIES)

chapter

綜觀所有事情來看,其實人工智慧遠比不上老鼠聰明。

— YANN LECUN

我常常告訴我的學生不要被「人工智慧」一詞給誤導了。
人工智慧是人類創造出來的,目的是要協助人類,為人類
所應用,而最終去影響人類生活與人類社會。

— 李飛飛 (FEI-FEI LI)

2017 年底，我到 Google 拜會李飛飛，當時 AI 在各界炒作之下，再度成為當紅炸子雞。李飛飛認為各界可能需要再經歷一次 AI 寒冬，讓一切冷靜下來，以免各界對其過度美好的想像。毫無疑問地，我們已經看到了 AI 在各方面都被誇大其詞地解讀，除了美好的一面，負面議題也是如此，包括預言即將來臨的種種厄運、失業率大幅攀升、醫師將被機器取代等等，而這還只是其中幾個例子而已。然而像 AI 這麼強大的工具，無庸置疑地，肯定會有人企圖用來作惡或用作不良用途，無論是蓄意所為或在不知情的情況下使用不當！

因此以下我們將簡略探討深度醫學面臨的潛在問題，包含 AI 的研究方法、可能導致的偏見與不公平、真假難辨的問題、隱私侵犯與各行各業所面臨的威脅，甚至是對人類生存的威脅！

人工神經網路 (NEURAL NETWORK) 研究方法與侷限

當我使用「研究方法」(methodology) 一詞時，我指的是從收集演算輸入資料到產生演算輸出值的過程，以及形成最後的結果判斷。質好量大的資料可以訓練出優良的神經網路，使其能夠做出最好的預測。迄今為止，大多數 AI 處理的都是結構化資料，例如圖像、語音與遊戲，這些資料組織性高、有明確定義的格式、易於搜尋、方便儲存且具有可分析性。AI 除了極少數例外，大多採用監督式學習，也就是使用已標註正確答案的「客觀真值 (ground truth)」資料作訓練。

非結構化的醫學資料使得 AI 難有用武之地

然而，不幸的是，在醫學領域中，充斥著大量非結構化資料！大多數的醫學資料都缺乏結構化的標註、也不是很簡潔流暢，像電子病歷中的自由文字輸入欄位即是一例。因此，當醫學與 AI 結合應用時，問題就來了！**任何不精確的標註或真實值都可能會使 AI 的神經網路作出無意義的輸出！**例如，醫師對於各種掃描結果往往缺乏一致性的判斷，因此很難產生一個穩定的客觀真值。若要清理資料的話，要不就是清理這些不完整、不相關、損壞與不精準的資料，否則就是得修補這些資料使其達到能夠被採用的水準（編註：這兩種清理資料的處理方式用在醫學資料上都有欠周詳或有其困難度）。

即使資料已經經過簡潔化、標以註解並結構化處理，問題仍可能隨時浮現。因為資料也會隨著時間的推移而產生變化 [1]。

醫學資料集數量不足以及不當篩選數據都會出問題

醫學上的資料不太可能像 Google 搜尋、Instagram 或 Facebook 的圖文發表或是 Youtube 影片一樣，動輒就有數十億個資料點 (data point)*1。在醫學上，通常一組資料集只會有數千至數萬筆資料點，偶爾才可能出現上百萬筆資料點。這種小資料集不利於深度神經網路，我們必須有足夠的訓練資料筆數，才能抑制資料中的雜訊，而讓機器能夠正常的學習，並避免模型有過度配適 (overfitting)*2 的問題！

---

*1 編註：資料集之中的每一個「單筆」資料，稱之為一個資料點 (data point)。

*2 編註：過度配適 (overfitting) 是指神經網路過度配合訓練資料而導致在原本的訓練資料看似成效不錯的模型，一旦面對從未見過的資料時，其預測準確度卻會下降的現象。

另外，假如不當篩選數據，則可能會導致結果失真，我們在上一章提及 AliveCor 的故事正說明一切：起初，Mayo Clinic（梅奧醫學中心）刻意過濾掉所有住院病患的樣本，導致第一次整理出來的資料集缺乏足夠數量的高血鉀濃度病患資料，讓研究團隊差點要放棄整個計畫！

▌深度神經網路如何趨近於人類大腦學習模式至今仍是個謎！

深度神經網路 (DNN) 常常被認為是模擬大腦的學習能力而來，但是在這裡必須強調，深度神經網路其實根本不像人類的神經！Google 深度學習專家 François Chollet 在《Deep learning 深度學習必讀：Keras 大神帶你用 Python 實作，旗標出版》一書中也說了：「沒有任何證據可以證明大腦運作有應用到近代深度學習的學習機制中。[2]」

深度學習 AI 與人類的學習徹底不同，但能夠彼此互補，我們從兒童的發展就可看出端倪。Facebook 的 AI 前輩 Yann LeCun 在這個議題上發表了看法：**「兒童在學習人類語言與建立對世界的認知是非常快的。而我們可能還不太理解兒童的學習模式！我個人認為若能破解這個難題，就能在 AI 方面取得真正的進展！[3]」**

▌AI 在某些方面無法像小孩一樣聰明學習！

機器需要大數據集來學習，而兒童則只需要非常少的資訊即可。擅長深度學習的也並非只有機器，兒童也善於用貝氏機率 (Bayesian probability) 的方法進行大量的延伸推理（編註：貝氏機率定理指「在已知事件發生的情況下來推測未知事件的機率」，能幫助對未知事件的判斷，表示孩童能夠從經驗中學習）。孩子們的推理能力，使他們能夠很迅速地以自己的方式了解世界的運作模式，他們能夠在沒有親身經歷過的情況下，就表現出對於新事物的適應能力。嬰兒最少只需幾分鐘的時間就可以從數個未標註的例子中推敲出類似語言的抽象規則[4]。正如 Microsoft 的 Harry Shum 所言：**「當今的電腦在執行特定任務上表現出色，但是在執行一般任務時，卻比不上兒童」**。Gary Marcus 等許多學者認為，**除非 AI 學家能夠解釋人類與生俱來的學習天賦，否則電腦將不可能實現等同於兒童的學習速度**[5]。因此，儘管在處理特定任務上，電腦的能力無可匹敵，但就如 Chollet 所言，「雖然機器在處理數千個特定的任務時，能夠發揮超乎人類智能的表現，但我們卻沒辦法讓它展現如幼童的一般智能與獲得基本常識的能力。」要實現如幼童般的智能與認知，就必須讓 AI 能模仿人類獨有的學習方式！

▌AI 缺乏理解上下文的能力、也無法辨識照片中人物的情緒與情境表達

　　我們常常形容機器有「讀懂」掃描文件與投影片的能力，然而機器其實是缺乏理解能力的。**能夠識別並不代表理解！**李飛飛關於電腦視覺的 TED 演講就談到**對機器而言沒有上下文這回事！**另外，圖像辨識會把一個靜止不動的騎馬銅像辨識成「在街上騎著馬的人」，也足以顯示圖像辨識技術所遇到的困境，截至 2018 年我親自問李飛飛這項技術是否有改變或進步，她都還不假思索地說道：「完全沒有。」

一般的物體辨識同樣也會失靈。深度神經網路在這方面的弱點可以從以下兩個情境看出：一為「房間裡的大象」，當大象出現在有人、有沙發和書架的客廳場景中時，深度學習就無法精準地識別出大象的圖像[6]。另一個情境為鬼影辨識－即明明不存在於圖像中的人或物件，卻會被辨識出來[7]。

▌神經網絡之父 Geoffrey Hinton 建議丟棄「反向傳播演算法」：砍掉重練，AI 才有未來！

有些專家認為深度學習已經到達極限了，就連一手發明反向傳播演算法的深度學習之父 Geoffrey Hinton 也提出質疑[8]。反向傳播演算法是目前神經網路用來修正參數使模型最佳化的主流方法，但近期他對於反向傳播演算法則有了新的反思。**Hinton 認為反向傳播演算法仰賴大量的標註，因而造成效率低落，並預言「這將導致這項技術有一天被淘汰！」**[9]他認為大家必須「徹底丟下這個技術，重起爐灶」！[10]於是 Hinton 引入了 **capsule network (膠囊網路)** 的概念，致力於縮小AI 與兒童學習理解之間難以跨越的鴻溝[11]。他認為膠囊網路必須要超脫目前深度神經網路的水平層，也就是說，膠囊網路要有垂直的柱狀結構來模擬大腦新皮層 (neocortex)*。雖然現在膠囊架構還未能明顯改善網路的性能，但若要斷言膠囊網路會不會成功效仿人類大腦學習模式而成為未來的 A 主流，目前還言之過早。畢竟，反向傳播演算法在過去

---

* 編註： Hinton 注意到一個理論提及靈長類大腦皮層中大量存在著稱為 Cortical minicolumn 的柱狀結構（皮層微柱），其內部含有上百個神經元，並且還有內部分層。這意味著人腦中的一層並非類似於目前神經網路的一層，而是有著更複雜的內部結構。

也歷經了數十年的研究。然而，Hinton 對於當前深度神經網路實踐方法的強烈批判，的確令人對目前的 AI 研究感到不安。

■ 誇大的炒作將 AI 捧得愈高，就可能跌得更深……

AlphaGo Zero 在圍棋比賽中戰無不勝，也衍生出許多議題。一篇 Nature 期刊文章〈制霸圍棋毋須仰賴人類知識〉(Mastering the Game of Go Without Human Knowledge)[12] 引起了廣大的迴響，從文章標題就能得知作者們的立場全站在 AI 這一邊。不過 Gary Marcus 則認為這個主張「荒謬至極」。他說：「**電腦圍棋遊戲乃集結來自世界各地 17 位專家的研究成果，其中一位還是最頂尖的圍棋棋手之一！可是他們卻宣稱這樣的機器『毋須仰賴任何人類知識』，不覺得聽來十分荒謬嗎？！**」*Marcus 認為這是 DeepMind 刻意炒作的，他直言不諱地說：「他們是個極力爭取版面曝光的公司。[13]」對 AlphaGo Zero 提出批判的並非只有 Marcus，Jose Camacho Callados 也針對幾個關鍵要點大力抨擊，像是程式碼並未對外公開、開發者過度吹噓機器「光憑『自我對弈』就能完全學會」，但實際上機器仍然需要先接受比賽規則與先備知識的訓練，Callados 認為：「**作為一個研究人員，最基本的責任就是精準描述實驗的研究成果，並盡量避免助長這個領域（多半出於自身利益考量）的假消息與亂象！**[14]」由此也能知道一些號稱是人工智慧迄今為止的最大成就，可能都被過度吹捧了！

---

* 編註：之後進化的最終版 AlphaZero 則不同於 AlphaGo Zero。AlphaZero 從一個完全未經訓練的神經網路，經由與自己對戰數百萬回合進行強化式學習而學會圍棋遊戲，並擊敗 AlphaGo 與全球最強大的西洋棋程式 Stockfish、將棋程式 elmo。

醫學 AI 研究最好能開放資料、協助研究再現的可能，並經過同行專業審查

　　就如同所有的科學，許多人會質疑神經網路的研究成果經過研究者刻意挑選只呈現對自己有利的結果或者缺乏再現性。許多研究測試過各種神經網路，但最後我們只會在期刊中看到那些合乎預期效果的神經網路，要不然就是出現測試集 (testing set)[*1] 與驗證集 (validation set)[*2] 大相逕庭的情況。資料不對外開放、不釋出原始碼，也損害了研究再現的可能性，讓許多研究報告充滿疑點。此外，這個領域還有一點讓我感到很意外的是很難追蹤研究的進展。本書在電玩遊戲 AI 方面所引用的論文都具有高度參考價值，且都在重量級的期刊上發表過，像是 Nature 與 Science。然而大部分與醫學相關的 AI 研究報告，都只有以預印本的形式出現在一些論文網頁平台上，如 arXiv，這些預印本都未經過同行審查 (peer review)。我認為，AI 領域的最新研究成果，不該因為害怕耗時就迴避掉專業同行審查的檢驗。此外，目前發表的 AI 醫學領域研究文章，大部分都是在回顧過去研究、跑電腦模擬，或尚未在實際臨床環境中得到進一步驗證。

[*1] 編註：測試集 (testing set)，用來檢驗最終選擇的最佳模型其效果優劣。

[*2] 編註：驗證集 (validation set)，在訓練過程中，每次訓練完一輪模型後，便會以驗證集來評估模型效果，並藉由調整參數來修正模型，以便找出最佳的預測模型。

演算法黑盒子 (BLACK BOXES)

如果要說人腦與 AI 有何共通點，那麼有一點非常確定，就是不透明 (opacity)。在大部分的情況下，我們並不太清楚人工神經網路的學習能力，我們也無法探究 AI 系統演算輸出值的方式。

▌ 我們能建構 AI 模型，卻無法深知它是如何運作的！

在 AlphaGo 與李世乭 (Lee Sodol) 的世紀圍棋大戰第二局中*，關鍵的第 37 手棋就是一個最好的例子：**該演算法的開發者無法解釋那步棋是如何決定的**。醫學領域的 AI 也有相同的情況，其中一個例子是有關深度學習診斷皮膚病變的能力，即透過機器分辨癌性腫瘤與良性腫瘤，並將觀察結果與 21 位皮膚專科醫師團隊的診斷做比對。這個演算法是史丹佛大學資訊科學團隊所開發的，他們卻始終不知道機器的成功究竟是倚賴哪項特點[15]。再舉一個醫學方面的例子。我在西奈山伊坎醫學院 (Mount Sinai's Ichan Institute) 的同事 Joel Dudley，主持了一項名為「深度病人」(Deep Patient) 的計畫，觀察電子病歷資料是否能夠用於預測 78 種疾病發生的可能性。研究團隊將神經網路用於西奈山伊坎醫學院超過 70 萬名病患的電子病歷資料，進行非監督式學習 (unsupervised learning)，以預測思覺失調症 (schizophrenia) 發作的機率與時間，而這對醫師而言是相當難預測的。Dudley 對 AI 演算法黑盒子問題的結論無疑是最佳寫照：**「我們能建構模型，卻不知道它是怎麼運作的。[16]」**

---

* 譯註：原文並未提到第幾局。該比賽一共 5 局，大家常討論到的「第 37 手棋」是在第 2 局比賽。

在攸關性命和重要議題上，人類也很難全盤倚賴黑盒子般的 AI

在醫學上我們已經可以接受黑盒子現象。在做出診斷的同時，醫師會為病患開出一個治療方案，而治療過程本身一般人大概也無法理解，更無法解釋許多藥物能達到治療效果的原因。我們作為病患，願意去接受醫師開出來的這種黑盒子，只要我們感覺身體逐漸康復、看得到效果即可。而 AI 演算法也有相同的情況，我們應該接受嗎？Pedro Domingos 大概會說，如果有一個「準確度為 99%，卻是個黑盒子」的演算法跟一個「能夠做出完整解釋但準確度只有 80%」的演算法，那他還是寧可選擇前者 [17]。

然而這並非主流的觀點。紐約大學於 2017 年成立了 AI Now Institute，致力於釐清 AI 的社會意義。AI Now 研究報告中的首要建議是：**「高風險」的事情應該避免依賴黑盒子 AI，例如司法正義、醫療照護、社會福利與教育** [18]。不只 AI Now 的報告有談及這個議題，2018 年歐洲聯盟 (EU) 的《一般資料保護法》(General Data Protection Regulation) 正式生效，該法規要求企業必須解釋自動化系統做出的決策 [19]。

AI 要是出錯了，誰來負責？！

此法規觸及到醫學問題的核心。即使機器所使用的演算法經過嚴謹的測試，也被認為是經過充分驗證的，醫師、醫院與整個醫療照顧系統也應對機器做出的決策負起責任。歐盟公民擁有所謂的「解釋權」，病患因此有管道去了解他們在健康與疾病管理上的重要問題。再者，機器可能會故障或是被駭而出錯。試想有一套糖尿病演算法能夠接收並處理包含血糖濃度、身體活動、睡眠狀態、營養與壓力程度的多層資料，假如機器的演算法出現些微的差錯或是被駭，導致機器給出錯誤的胰島素劑量建議，而如果醫療人員不慎又照做了，將導致病患低血糖昏迷或是死亡。**試想如果 AI 系統出了錯，那麼可能將殘害甚至殺死數百甚至數千人。在醫學上，機器不管在任何時候做出了決定，在理想情況下都必須是明確定義且能夠解釋的。此外，需要有多方面的模擬系統去偵查演算法的弱點，以防被駭客攻擊或出現功能異常的情形，而模擬測試的範圍與結果必須公開透明，且能為醫界接受的程度，這相當重要！**然而，有許多商業化的醫療演算法，像是影像掃描分析，目前已經被廣泛使用了，我們卻無法解釋其背後的原理。而每一次的影像掃描都要經過放射師的複檢，以消除疑慮。但如果放射師因為一時匆忙、分心或因為過於相信自己的判斷而不慎忽略了有問題的掃瞄影像，進而造成不利於病患的結果，那該怎麼辦？

有人提出了「可解釋的人工智慧」(explainable artificial intelligence) 的想法，試圖去理解演算法運作的前因後果。可想而知，也有許多資訊科學家開始利用神經網路去解釋神經網路自己的運作原理，如 Google 其中一項計畫 Deep Dream。它基本上是一個反向的深度學習演算法，有別於識別圖像，它反其道而行，透過產生圖像的方式判斷關鍵特徵 [20]。幽默的是，AI 專家也紛紛提出利用 AI 來撇清其所有責任的想法，這與外科醫師常掛在嘴邊的話－「只要有問題就切掉」(When it doubt, cut it out) 沒什麼兩樣。

在醫學上也有一些揭開黑盒子的例子。2015 年有研究利用機器學習去預測哪些肺炎相關的住院病患是嚴重併發症的高風險族群。該演算法做出了錯誤的預測，顯示出具氣喘病史的肺炎病患發生嚴重併發症之風險較少，這很可能會導致醫師將氣喘的病患送回家 [21] *1。隨後，為了避免機器學習產生類似的結論，各方專家很努力去理解該演算法的出錯點，釐清不同變數的輸入值會產生哪些不同的效果 [22] *2。

我們可以預見，將會有更多研究努力試著去理解 AI 神經網路的內部運作原理。儘管我們已經習慣於醫學上的醫病關係，然而當 AI 逐漸成為醫學領域中不可或缺的一部分時，在治療效果與風險之間的權衡上，大多數的人都不會接受黑盒子機器。然而，在不久的將來，我們將面臨經過醫學臨床試驗證實，某種演算法的醫療效益明顯優於一般醫療水準，但卻不知道其原因為何的窘境。因此我們對於黑盒子機器的容忍度，無疑將面臨考驗。

---

*1 審稿註：此文獻中有指出，因為氣喘病患常第一時間就住進加護病房，接受到較積極照護，所以死亡的風險反而較低。

*2 編註：參考資料一：http://people.dbmi.columbia.edu/noemie/papers/15kdd.pdf
參考資料二：https://codertw.com/%E7%A8%8B%E5%BC%8F%E8%AA%9E%E8%A8%80/517884/

偏見 (BIAS) 與不平等 (INEQUITIES)

Cathy O'Neil 在《演算法霸權：數學殺傷性武器的威脅》(Weapons of Math Destruction) 一書中作了以下評述：「許多軟體系統的演算法隱含著歧視、誤解以及偏見，而我們的生活受到了這些軟體系統的管理，而且比重日益增加[23]。」可見，偏見已然埋藏在我們的演算體系中。

▌ 性別偏見

在一篇標題為〈男性也喜歡購物〉(Men Also Like Shopping) 的論文中，研究團隊以網路圖像集和語料庫為基礎，並使用結構化的預測模型，研究了兩組分別包含超過 10 萬張帶有詳細標註的複雜場景圖像集[24]。他們發現這些圖像在訓練集時就顯示出可預測的性別偏見，例如正在烹飪的人物被標註為女性比起被標註為男性的機率高過 33%。而這種輸出失真 (output distortion) 的現象，是出自於網路語料庫中不經意隱含的社會偏見而來 *。

更嚴重的是，如果圖像辨識的訓練模型奠基於此資料集，那麼將進一步擴大現有的偏見。例如前述烹飪者被標記錯誤的差異將擴大至 68%。因此學者提出增加語料庫的內容以校準現有的結構化預測模型，並設計能優化結果的演算法來加以修正[25]。卡內基梅隆大學的一項研究發現，男性比女性更容易收到 Google 的高薪工作廣告，這也是另一個性別偏見的明顯例子[26]。

---

* 編註：資料來源：https://www.aclweb.org/anthology/D17-1323/

■ 種族歧視

一項 AI 研究分析了彙集網路上 8400 億單詞的龐大的語料庫，以極其充分的證據，揭露出網路世界中的性別與種族偏見，以及針對心理疾病與老人名字的負面態度 [27]。該研究使用網路上的資訊作研究素材，完全將根深蒂固的文化所形塑的偏見一次攤開來。2015 年，AI 手機 App「Google Photos」誤將黑人標記為大猩猩，引起了軒然大波 [28]。ProPublica 一篇標題為〈機器偏見〉(Machine Bias) 的報導，提供了強而有力的證據，揭露一個熱門商業化演算法隱含有偏見的預測模型。該演算法作出「黑人被告在未來再犯的風險較高」的不當預測，甚至還會自動調低白人被告的風險評分 [29]。而警察機關用來預測犯罪地點的演算法，也多多少少隱含有偏見 [30]。此外，試圖偵測性取向的「男同志雷達」(gaydar) 臉部辨識研究也因為存有偏見而飽受批評 [31]。

小編補充 機器學習可以從日常的文本資料中反映出人類文化的刻板印象，如「從名字就可以反映年齡，造成人們對其產生 " 令人喜歡或討厭 " 等偏見」在中西文化中都可見。在 Aylin Caliskan、Joanna J. Bryson 和 Arvind Narayanan 的研究〈Semantics derived automatically from language corpora contain human-like biases〉中使用年輕人的名字和老人的名字作為 Word Embedding Association Test (WEAT) 測試的目標詞，發現年輕人的名字較令人感到愉悅，而老年人的名字則較不愉悅。而中文名字同樣會令人感覺有時代感的取名。原來東西方都有所謂的「菜市仔名」現象。

西方帶有年齡感的姓名

年輕人名字	老年人名字
Tiffany	Ethel
Michelle	Bernice
Cindy	Gertrude
Kristy	Agnes
Brad	Cecil
Eric	Wilbert
Joey	Mortimer
Billy	Edgar

台灣各世代前三大取用名字

出生年	男性取用名字	女性取用名字
民國 1 年至 9 年	明、金水、健	秀英、英、玉
民國 10 年至 19 年	金龍、金水、金生	秀英、玉蘭、玉英
民國 20 年至 29 年	正雄、文雄、武雄	秀英、玉蘭、玉英
民國 30 年至 39 年	正雄、武雄、文雄	秀英、秀琴、美玉
民國 40 年至 49 年	金龍、進財、榮華	麗華、秀琴、秀美
民國 50 年至 59 年	志明、志成、文雄	淑芬、美玲、淑惠
民國 60 年至 69 年	志偉、志明、建宏	淑芬、雅惠、淑娟
民國 70 年至 79 年	家豪、志豪、志偉	雅婷、怡君、雅雯
民國 80 年至 89 年	家豪、冠宇、冠廷	雅婷、怡君、怡婷
民國 90 年至 99 年	承恩、承翰、冠廷	宜蓁、欣妤、詩涵
民國 100 年至 107 年 6 月	承恩、宥廷、品睿	詠晴、子晴、品妍

資料來源二：https://www.ris.gov.tw/documents/data/5/2/107namestat.pdf

偏見也可能在不經意的情況下產生。由石溪大學 (Stony Brook University) 與數家網頁公司共同開發的 NamePrism 是一種機器學習演算法 [32]，經過數百萬個人名樣本的訓練，能夠從人名推測出種族與國籍，準確度約為 80%。起初，研發團隊的構想單純只是要辨別名字、防止歧視，殊不知在研究倫理審查會與研究人員努力推展計畫的同時，該應用程式竟被拿來助長歧視 [33]。

■ 未被明確點出的歧視，AI 也難救

當前龍頭科技公司與高層管理人員中缺乏多元族群，更不利於解決這樣的情況。白人男性在許多公司裡都佔有優勢，這也讓女性受到歧視的現象更難被點出，而 AI 演算法也就不可能進行修補。

針對偏見的問題，AI Now Institute 建議：AI 系統在正式發行前必須要經過嚴格的試驗，最好要有「預發行版」，以「確保在數據訓練、演算法以及系統設計的細節上，不會有加劇偏見與錯誤的情況發生。」同時，也必須要持續追蹤，不放過任何一點隱含偏見的蛛絲馬跡。許多組織也希望用 AI 來消除偏見，而確實 AI 已被用來處理維基百科中出現的性別偏見。各界也開始努力對演算法進行有系統性地審核，讓它能夠成為一個促進公平性的工具，甚至也出現「AI 演算法是否比人類更不帶有偏見」的論戰 [34]。AI Now 總經理 Kate Crawford 以這段話作了概括：「**在無形之中，AI 已逐步成為我們日常生活中的基礎設施，就像水龍頭打開就有水一樣，我們必須要了解它短期與長期的效應，知道它對我們而言是安全的**。[35]」

▋ 醫學上也因為資料不夠全面，造成 AI 分析的偏誤

在醫學研究上，由於參與研究的病患群體很難代表所有群體，因此在整個研究體系中容易產生偏誤。例如我們如果僅使用白人病患的資料供 AI 演算法學習，然後把它的演算結果用在對所有病患的病情預測或治療上，那將產生很大的問題！

另外，各研究領域也缺乏能夠代表少數群體的樣本，甚至研究本身根本沒有將這些少數族群納入考量。皮膚癌 AI 的研究已經證實了這點，迄今為止針對有色皮膚病患的研究是少之又少 [36]！

小編補充

美國 FDA 於 2020 年 10 月 22 日召集了「患者參與諮詢委員會」(Patient Engagement Advisory Committee) 進行會議，討論 AI 醫療設備中的資料集多樣性及演算法偏見問題。會議主要涵蓋三個議題：（一）理解資料集的收集脈絡，並且主動從資料集所潛藏的趨勢中去理解患者需求，將之納入醫療設備研發的考量。（二）機器學習演算法存在的偏見影響。（三）如何使者資料集具備多樣性及透明度，並從患者的角度去理解影響其對醫療設施信任度之關鍵因素有哪些。

理解資料集的收集脈絡相當重要，包含資料以何種方式收集，以及是在什麼情況下收集的、在哪裡測試、如何進行測試等等。未理解資料集的情境脈絡很可能會導致錯誤的結論！

會議中提到「AI 和機器學習演算法仍可能存在偏見與缺乏透明度等缺陷，而這也將反過來影響病患者對醫療設施的信任」。舉例來說，如果一家醫院需要為佛羅里達州退休社區的老年人提供醫療設備，那麼提供該家醫院一種可以辨識緬因州青少年醫療需求的演算法就不會產生效果。

換言之，不是每個人都有同樣的需求。「資料中的這種偏見不是故意的，但是很難辨識出來」。為此我們應該繼續努力對偏見類型進行分類，並向大眾公開結果，否則「偏見將會帶來失去患者信任的後果。我們需要集思廣益，開發出更好的 AI 產品。」

「人們不會使用他們不信任的東西」。因此，為獲得病患信任，訓練 AI 所使用的病患資料集也必須多樣化。「簡單地說，如果數據不包括你，AI 演算法可能就不能代表你。此外，也不能忽視性別、年齡等因素對健康和疾病差異的影響。」「一項未辨識患者性別的臨床研究可能無法呈現出不同染色體人群的結果差異。在許多情況下，如果現有的訓練資料集無法代表不同類型的患者，那麼 AI 就會學的越來越『窄』」。除此之外，負責訓練演算法的人也必須具備異質性，「如果希望資料集富有多樣性，我們就必須讓收集資料的人也多樣化」。

資料來源：https://www.fda.gov/advisory-committees/advisory-committee-calendar/october-22-2020-patient-engagement-advisory-committee-meeting-announcement-10222020-10222020

▊ AI 應該是「所有人」的 AI，而非「少數人」的 AI

AI 讓原本就很嚴重的經濟不平等現象雪上加霜（在美國等國家，經濟不平等的狀況不斷惡化），這個趨勢也反映在醫學領域上。Harari 在《人類大命運》(Homo Deus) 一針見血地指出：「二十世紀的醫學目標在治療疾病，二十一世紀的醫學則日益致力於提升健康水準。[37]」中國知名的 AI 專家李開復也對此有所共鳴，他強調必須「將 AI 所造成的貧富差距都降到最低，不管是在國際上或是國家內部」，同時也要正視 AI 系統所造成的重大社會影響，無論是有意或無意的 [38]。畢竟對於低社經地位的人而言，這可說是三重打擊，因為 AI 的偏見常常對他們不利，他們最容易失業，又很難取得 AI 工具。我們必須有縝密的規劃與策略，去克服這些憂慮，讓所有人都能夠享受到更有保障與正面影響力的 AI 工具。

真假難辨

各種假新聞、假照片、假演講與假影片，在某種程度上也是 AI 的產物。我們看到了 Facebook 上處處存在假新聞製造者針對特定的族群作操作，試圖影響 2016 年的美國總統大選，還有各公司的網頁廣告如何使用 AI 來吸引客戶（甚至使他們上癮）。他們都是無所不用其極的在散布訊息。我們曾經談論過，修圖技術以及 Photoshop 後製處理，可以將圖片改造成我們想要的任何樣貌。AI 工具已經不只能重繪圖像，更能夠重寫現實，而這種造假的風氣已經到達了無可復加的境界。

提供一個人的簡短語音檔，新創公司 Lyrebird 就能夠創作出各式各樣聽起來完全就像是他本人的談話 [39]。名為 Houdini 的演算法能夠劫持語音檔並作演算轉換，使所輸出的音檔聽起來與人聲並無二致，卻還能夠讓其他演算法（例如 Google Voice）測到的是截然不同的結果 [40]。也有人利用演算法將知名明星的臉移花接木到色情影片中的女優身上，像電影〈神力女超人〉(Wonder Woman) 的主演 Gal Gadot 就深受其害 [41]。華盛頓大學的研究團隊就使用了神經網路假造出一個歐巴馬在現實中從未發表過的演說影片，而且影片很難看出是假造的 [42]。

上述的應用乃採用 Ian Goodfellow 於 2014 年所發明的對抗式生成網路 (GAN) 技術，Ian Goodfellow 認為圖像生成的技術落後於圖像辨識，而他的創新發想在不久後就被 Nvidia 研發團隊超前了，該團隊打造了一個更好、效率更高的對抗式生成網路，能夠生成高品質、幾乎無可挑剔的造假明星圖像[43]。而對抗式生成網路的優化版本如雨後春筍般不斷推出（包含 CycleGAN，DiscoGAN，StarGAN 及 pix2pixHD)，導致這個世界更加真假難辨，各種內容都可以造假，真實性的界線亦漸趨模糊。在這個已然是真相凋零的時代，這是我們最不樂見的事。

隱私與駭客入侵

　　AI 科技也使得侵權的問題日益嚴重，各界戲稱為「隱私死亡」(end of privacy)。臉部辨識準確性的提升，也難以解決各界對隱私的疑慮。Google FaceNet、Apple Face ID 與 Facebook DeepFace 等臉部辨識深度神經網絡 (DNN) 演算法能夠輕而易舉地區別出一張臉與其他一百萬張臉的差異，而在美國有一半的成年人的臉部圖像資料，已經儲存在警方的資料庫中。AI 臉部辨識只是身分辨識的其中一種方法，另外還有基因資料庫也可以作為輔助，美國警方就曾利用後者成功鑑定出金州殺人魔。基因學專家 Yaniv Erlich 斷言：「在不久的將來，將會有大規模的消費者基因庫，到時候幾乎所有歐裔美國人都能夠被辨識出來。[44]」除此之外，視網膜影像、心電圖等強大的生物識別技術在未來也可能會被拿來達成類似的目的。未來還可能出現機器視覺

AI，監控攝影機將隨處可見，隱私權將飽受威脅，人人將深陷歐威爾式 (Orwellian)* 監控的恐懼。

　　醫療界對隱私的焦慮，可以從 2017 年 AI 公司 DeepMind 與倫敦皇家自由全民保健制度信託基金會 (Royal Free London National Health Foundation Trust) 的故事來說明[45]。DeepMind 是世界最大媒體公司 Google / Alphabet 的子公司，也就是開發出 AlphaGo、AlphaZero 的公司，它在 2015 年 11 月時，得到英國國民保健署 (National Health Service, NHS) 的醫療照護授權，NHS 將其系統中的電子病歷資料庫移轉至 DeepMind 公司的系統，其中電子病歷具有能作為身分識別的資料，但顯然該移轉未經過病人的同意。該資料包含了英國 160 萬病患在五年內的病歷紀錄。而 NHS 開放存取的目的，是為了讓 DeepMind 開發一個名為 Streams 的手機應用程式，該程式為一腎臟損傷預警系統，臨床醫師可使用該系統追蹤病況。在英國，每年有 4 萬例因腎臟損傷死亡的案例，若能透過預警改善狀況，將成為醫療上的一大貢獻，但當時的 DeepMind 在醫療照護服務上缺乏經驗。DeepMind 也再三保證，它們收到的病歷資料，「絕對不會讓 Google 帳戶、產品或服務連結及使用。[46]」這就是癥結所在！因為只要以成立新公司這種換湯不換藥的方式來規避即可，例如 Verily 即是一例，從表面看來與 Google 無關，但其實是 Google 旗下的保健公司，所以外人也很難一一去檢驗兩間公司內部是否有互相流通客戶的醫療資料。

---

* 編註：歐威爾主義 (Orwellism)，形容詞為歐威爾式 (Orwellian)，是英國左翼社會評論家 George Orwell 在其諷刺寓言小說《一九八四》中所描述破壞自由開放社會的做法，指出專制政權藉由嚴厲執行政治宣傳、監視，甚至故意竄改史實、提供虛假資料等政策加以控制社會人民。

NHS 病歷資料集包含了藥物過量、流產、心理健康治療、HIV 病毒篩檢等許許多多的紀錄。但無論 DeepMind 作出甚麼樣的保證，我們都無法追蹤這些資料最後如何被利用。2017 年底，英國監管機關判定該資料共享行為是非法的 [47]。為消除疑慮，DeepMind 最終創建了一個數位化帳目系統，開放查看每一筆病歷資料是如何被使用的。理想而言，這個系統早該在計畫剛開始的時候就跟病歷資料整合，以確保隱私保障與安全性。

DeepMind 所開發的手機應用程式 Streams，最終達成非常好的效果，大幅省下了追蹤腎功能不全相關病徵的時間，得到護士、醫師與病人代表團體的廣泛青睞。DeepMind 也將該應用程式免費提供給 NHS 使用。使用該應用程式的一位護士 Sarah Stanley 對此嘖嘖稱奇：「我們對病患進行檢傷分類，竟然只花不到 30 秒，以前可能要耗上 4 個小時！[48]」英國產政合作的病患資料理解計畫 (Understanding Patient Data) 主持人 Nicole Perrin 對於 DeepMind 的成果給予大力肯定：「能有一間渴望在醫療照護上盡一份心力、具頂尖專業與資源的公司，我們就不該因過度擔心而阻攔它的未來發展。[49]」一位 DeepMind AI 研究員 Joe Ledsam 補充道：「**我們仍然應該『加倍留意』這個演算法的風險與安全性，絕不能掉以輕心。**」

大科技公司（Google、Amazon、Apple、Facebook、Microsoft)現在都致力於醫療照護領域的產品研發。從 DeepMind 的案例中我們看到了許多大數據相關的醫療隱私問題，包含未取得合理授權以及不夠透明化，而大科技巨頭壟斷市場時也會引發一波又波的「科技抵制潮」(techlash) 效應。當然，這些科技公司終究都成功推出重大的醫療產品，給予臨床醫師與病患很大的幫助，但在過程中也記取了不少寶貴的教訓 [50]。

■ 侵犯隱私不單單只是失去隱私，還有更深遠、更嚴重的其他影響！

《美國國家科學院院刊》(Proceedings of the National Academy of Science) 的文章也深刻描述了一個深度學習侵犯隱私的案例 [51]。史丹佛大學 AI 實驗室的研究人員與其合作夥伴，取得在 200 個城市拍攝的 5000 萬份 Google 街景圖與 2200 萬輛汽車的圖片，並結合大量公開資料以進行學習，讓演算法能夠透過郵遞區號精準預測大眾的投票取向、種族、教育程度與收入。雖然深度學習演算法一般都不會提供給用戶預測個人或家庭狀況的功能，但我們可以肯定的是，許多科技公司都已掌握這類資料，且類似的神經網路分析也能夠得出這些資訊。最著名的案例就是劍橋分析公司 (Cambridge Analytica) 竊取 Facebook 資訊，掌握了多數美國成年人的個人詳細資料，試圖影響美國 2016 年大選結果以及透過演算法目標性的散播假新聞，最終遭到指控 [52]。

自動化的網路攻擊以及對於 AI 產物的合理懷疑（如無人駕駛汽車在路上行駛是否真的可行），讓我們對於駭客攻擊的擔憂日益加劇 [53]。在駭客猖獗的時代，一切 AI 工具的使用，都必須隨時注意是否有惡意資料會造成系統的損壞（主機系統要能夠阻擋入侵者），就連行駛中的非自動駕駛汽車，也發生過因為遠端駭客攻擊而發生故障的案例。AI 惡意軟體、AI 機器人以及 AI 系統間的戰爭比比皆是。

另一方面，利用深度神經網絡促進網路安全的努力也持續在進行。不過顯然還有很大的努力空間，舉凡 Equifax、Yahoo、Under Armour (My Fitness Pal 手機應用程式) 都發生過大規模的資料洩露事件。或許，引進差分隱私 (differential privacy) 的概念更讓人安心。其所使用的機器學習演算法家族叫做「教師模型隱私集合」(Private Aggregation of Teacher Ensembles)，乃是透過減少辨識紀錄的機會，來保障個體資料不受侵犯 [54]。然而，我們將必須在隱私與偏見中做出取捨，因為**只使用有限的資料，也可能導致模型偏向特定的群體！**

倫理與公共政策

隨著 AI 近來年的迅速發展，我們能夠預見陸陸續續有人倡導使用效能量測工具 (speedometer) 以及新的監管措施 [55]。艾倫人工智慧研究所 (Allen Institute for AI) 的總執行長 Oren Etzioni 曾呼籲**「為求謹慎，我們至少該放慢 AI 發展的步伐。」**本章節所討論的許多議題都是傳統的倫理議題，並非 AI 創造出來的，但 AI 的推展會不斷放大這些問題，如同前面所提的「男同志雷達」研究、NHS 與 DeepMind 的合作、種族歧視以及無意間產生的種種不平等現象等等。然而，我們不全然得採用傳統的方式來應對 AI 的倫理問題。AI 倫理有兩個基本層次：其一為機器倫理，指的是 AI 系統本身，其二為不限於演算法的更廣泛領域。

▌AI 在無人駕駛汽車領域的道德思辨

　　機器倫理最經典的例子就是無人駕駛汽車 (driverless car) 攸關生死的困難抉擇。亦即，在面臨即將發生的事故、在無論做出任何反應都會造成死傷的情況下，該如何選擇要保護誰？五十多年前引入人力車所衍生的問題，似乎在現代再度上演。Jean-Francois Bonnefon 與他的研究夥伴採用了從 1900 人身上得到的情境模擬調查資料 [56]，深入探究無人駕駛汽車的道德困境。汽車在圖 5.1 的三種情境中都無法做出很好的選擇，問題都出在要犧牲誰或要犧牲多少人，是要犧牲乘客？一個行人？還是其中幾個行人？這是道德價值觀、文化規範與個人自我利益的衝突，沒有正確的答案，而大多數人即使在「能夠造福更多人」的情況下都不會選擇犧牲自己。自動駕駛汽車的控制是個難題 [57]，其演算法的設計堪稱「當今 AI 最棘手的挑戰」之一 [58]，另一層困境是該交由誰來參與演算法的設計？是消費者、汽車製造商還是政府？我們可以預見的是，企業不見得會採納政府的監管提議。包含 Microsoft 與 Google 在內的企業都已經有自己內部的研究倫理審查會，他們認為當自動駕駛汽車已經被證實能夠顯著降低整體交通死亡人數時，政府的介入管理可能會適得其反而導致自動駕駛汽車的實行時程一再延遲。然而當我們從整體的角度去思考時，可以發現社會大眾對於電腦操控存有認知偏見 (cognitive bias)。然而，每年超過 125 萬的人不幸死於人類駕駛的汽車輪下，其實絕大部分都是人為失誤 [59]，但只要自動駕駛汽車撞死了一個人，就會引發社會大眾強烈抗議，認為它具有高度的危險性，卻不願認同電腦操控能夠帶來減少傷亡的好處。第一起自動駕駛汽車撞死行人的案例發生在 2018 年亞利桑那州的 Uber 專案中。當時周遭環境十分昏暗，該汽車的演算法偵測到有行人正在過馬路，但並沒有停下來，而坐在車裡的駕駛因為非常相信自動駕駛系統而沒有反應過來[60]。有點諷刺的是，我會質疑的點並非 AI 本身，而是該公司的倫理規範。顯然公司在推動自動駕駛汽車上過於倉促，並未經過完善的測試，也沒有進行充分的駕駛實測。

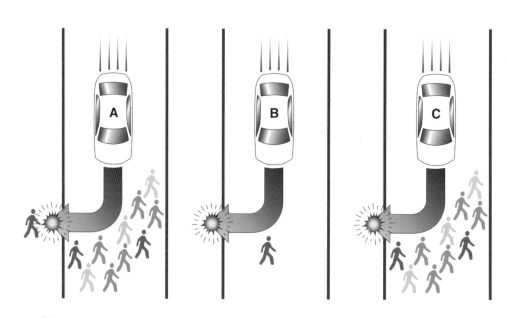

圖 6.1：二種自動駕駛汽車（self-driving car）無可避免造成傷亡車禍的情境。自動駕駛系統必須決定要 (A) 犧牲多位或一位行人 (B) 犧牲一位行人或是車內乘客 (C) 犧牲多位行人或車內乘客。資料來源：改編自 J. Bonnefon 等人，〈The Social Dilemma of Autonomous Vehicles〉，Science (2016)，352 (6293)：頁 1573-1576。

▌AI 在醫療領域的倫理問題

　　AI 監管的議題在醫學領域中特別敏感。在醫學演算法的監管上，我們尚處於初步的階段。而目前只有少數的醫學 AI 工具得到官方批准。然而，我們關心的並不只是送到 FDA 進行審核的 AI 應用工具有多少，問題的關鍵在於，這些工具正持續擴充更廣大的資料集與發展自主學習能力。若輕易批准未經適當驗證過或易受駭客入侵的 AI 產品，可能會帶來災難性的影響。我們必須提出新的規則，來作為審查與批准的條件、並進行上市後監督 (post-market surveillance)，以及招募更多 AI 專家進入監管機構。

　　社會大眾十分關注 AI 所引發種種倫理損壞與危害的情況，AI Now Institute 就是在這樣的背景之下成立的。此外，在 AI 倫理維護與安全性提升上，有許多組織或機構也下了很大的功夫，包含 Open AI、AI 夥伴關係 (Partnership on AI)、生命未來研究所 (Future of Life Institute)、AI 造福人類峰會 (AI for Good Summit) 以及加州大學柏克萊分校、哈佛大學、牛津大學與劍橋大橋的學術貢獻。然而，如同 AI Now Institute 所指出，沒有一家科技公司有認真追蹤他們對倫理準則的遵守狀況。當我讀到近期 Infosys 公司的一份 AI 醫療照護報告〈醫療照護的人工智慧：效能與倫理間的平衡〉(AI for Healthcare: Balancing Efficacy and Ethics) 時[61]，我對於這樣的狀況更有所共鳴。雖然這項報告主張說整個產業都需要「建立倫理標準與義務」，但並未具體說明標準與義務的含義為何？在醫療照護領域上，也會有不肖人士故意建立一套缺乏倫理道德的演算法，像是根據病患的保險或收入狀況來給予護理建議。很顯然醫學領域裡關於 AI 倫理道德的建立，還有很長的一段路要走。

職缺：AI 攫走工作還是創造工作？

我已經不知道看到多少標題類似「AI（或機器人）會不會搶走你的工作？」的文章了。悲觀的預測是不少，但相反地，也有為數眾多的正向預測，其中一個重量級角色就是麻省理工學院數位經濟計畫的總召 Erik Brynjolfsson，他說過**「數百萬個工作將消失，但也會有數百萬個新工作將被創造出來，以及出現新的工作型態轉變。[62]」**就工作數量而言，Cognizant Technology Solutions 公司推算將有 21 種新的工作類別，且在未來 15 年內，1900 萬個工作將消失，但有 2100 萬個工作機會將被創造[63]。在史丹佛大學擔任 AI 講師的 Jerry Kaplan 也同樣認為**「AI 將改變我們的生活與工作模式，提升我們的生活品質，讓我們在熟悉的資本主義創造與破壞的週期中，不斷更換新的工作。**[64]」麥肯錫全球研究院的一份長達 160 頁報告也肯定這個說法。該報告從全球視角切入，指出特定工作的消長狀況在世界各地都有顯著的差異[65]。我們很清楚地知道，現有的工作將有所轉換甚至瓦解，要因應這種轉變，絕對不是像把煤礦工人訓練成為資料礦工 (data miner) 這麼簡單。史丹佛大學貧窮與科技研究中心的總召 Elisabeth Mason 認為，在美國有數百萬個未被媒合的職缺，AI 是解決這個問題的好工具，能夠幫助我們促進就業媒合[66]。

2018 年，經濟合作暨發展組織 (OECD) 的一份報告推估，自動化將能取代全球大約有 40% 以上的醫療照護工作，顯然我們可以預見將來會出現的失業危機 [67]。在 AI 領域中，人才與職缺不相稱的情形非常嚴重，諸多報告指出，AI 領域博士班畢業的新鮮人，起薪從 30 萬至超過 100 萬美元不等，他們多半都是從學術界轉換跑道而來或是從其他公司挖角來的。甚至還有人開玩笑說，AI 領域的專家需要等同於國家美式足球聯盟團隊薪資上限的薪資 [68]。到頭來，相較於幫助失業勞工（或 AI 領域的求職者）找到新的工作，或許更大的挑戰是創造機器無法達成的新型態工作。

對此，在過去的一段時間，我們調整得很辛苦，未來也仍然有一段時間需要適應。Garry Kasparov 在《Deep Thinking》一書中描述了一個從自動化、恐懼到最終接受的歷程，他提到「**自動化電梯雖然從 1900 年就存在，但直到 1950 年代 (1945 年電梯工會罷工之後) 才普及化**」，原因就是「**大家會害怕無人操控的電梯**」。科技業的領頭往往都需要透過加碼投資，讓社會大眾對新事物能更快適應。Google 也曾捐了 10 億美元給非營利組織，希望幫助勞工早日適應新一代的經濟模式 [69]。在接下來的章節中，我將全面探討醫護人員的工作型態變化，詳述新工作與舊工作以及轉變的過程。

生存威脅

如果我們不在了，我們就不必擔心人類健康與 AI 的問題。我們是否能夠創造一個獨立自主、擁有超智慧能力、具備如人類般感知能力的機器呢？機器是否能夠憑一己之力，設計與創造新一代的機器呢？機器有辦法實現一個至少是人類水準的目標呢？可以的話，會是什麼時候呢？這個答案恐怕難以回答。然而，這個幻想早已深植人心，尤其在一系列科幻角色如《魔鬼終結者》中的 Skynet、《2001 太空漫遊》中的 HAL 9000 及《駭客任務》中的 Agent Smith 出現之後。

這些坐擁票房榜的熱門科幻電影，成功塑造了具有通用型 AI (artificial general intelligence) 的機器人，許多場景也被證實很可能在現實中發生。因此，大家對於 AI 的恐懼完全能夠被理解 [70]。許多重量級的科學家也預言了種種厄運，Stephen Hawking 曾預言「AI 的全面發展將導致人類的滅亡」，Elon Musk 曾說過「有了 AI，我們就等於召喚了惡魔」，Henry Kissinger 認為「AI 可能會終結歷史，破壞人類文明的運作模式」，Bill Gates 形容「AI 可能比核災來得更危險」，而其他科學家也有類似的預言。但也有許多專家持有相反的觀點，像是愛丁堡大學的 Alan Bundy[71] 以及 Yann LeCun 認為因為機器人被創造時，不會被賦予飢餓、動力、繁殖力與自我防護等人類本能驅使 (human drives) 的能力，因此不會出現機器人終結人類的場景 [72]。而 LeCun 的老闆 Mark Zuckerberg 也不太擔心這一點：「許多人誇大了 AI 的威脅，但對我而言這些理由都很牽強，相較於大規模的傳染病以及暴力組織，AI 帶來災難的可能性小很多。[73]」加州大學柏克萊分校的科學家 Stuart Russell 的想法也轉變為如此 [74]。AI 命運的討論也不乏未來學家的參與，正面、反面、正反並存的想法都有 [75]。其中有趣的是，吳恩達 (Andrew Ng) 與 Elon Musk 對於 AI 與火星間的連結，有著完全相反的看法。吳恩達說，「害怕殺手機器人根本是天方夜譚，就好像人類還沒登上火星，就在擔心火星將來會不會人口過剩 [76]」，而 Musk 則認為殺手機器人的出現就是我們將來要殖民火星的理由，如果機器人發生異常攻擊人類，我們在地球外還至少有個能夠安身立命的所在 [77]。

Musk 深切關注 AI 引發的生存危機，促使他與 Sam Altman 創立了非營利機構 Open AI，該組織擁有 10 億美金贊助，致力於打造更安全的 AI。除此之外，他還捐助了 1 千萬美元給生命未來研究所，其中有部分用來模擬未來可能發生的最壞場景，讓大家能夠有所準備並設法避免 [78]。該所的創辦人兼麻省理工學院物理學家 Max Tegmark 召集一組 AI 的國際團隊，針對通用型 AI 的可能發展方向做了前瞻預測，並認為 2055 年應該就能實現，雖然變動的可能性很大。牛津大學未來人類研究所與耶魯大學的機器學習專家也同樣做了大規模的調查，他們得出的結論為：「**45 年內，AI 能力全面超過人類的可能性有 50%，且能在 120 年內能達成完全自動化。**[79]」有趣的是，未來人類研究所所長兼《Superintelligence》一書的作者 Nick Bostrom，以及《New Yorker》雜誌的深度主題均提出 AI 將導致世界末日 [80]。但 Tegmark 認為這發生的可能性很小，他做了這樣的比喻：「**超人工智慧 (Superintelligence) 的出現，與造成恐龍滅絕的小行星衝撞機率，是屬於同一個檔次的。**[81]」

無論未來會如何發展，當今的 AI 仍是相當狹隘。Tegmark 對人類的發展做了分類，其中生命 2.0 版本的人類能夠學習複雜的新技能，以軟硬體來比喻，就是能夠重新設計軟體，但在改造生命硬體方面仍然相當侷限。到了生命 3.0 版本的階段，硬體、軟體都可以設計改造了。雖然我們可能會想像，有一天通用型 AI 會把人類當成寵物甚至殺死我們，但我們還是可以這麼說：此刻的人類好比生命 2.0 版本的人類。而生命 3.0 是否會有到來的一天，仍然有待觀察。或許，在不久的將來，人類會不會滅絕不再是個問題，AI 將如何改變我們的生活才是重點，其中包含了如何改變我們的行醫模式，也就是本書的主題。Tegmark 建議我們重新定位自己為「意識人」(Homo sentiens)，意識人該如何扮演醫師這個角色，讓我們拭目以待！

6

醫師與模式
(DOCTORS AND PATTERNS)

如果一個醫師能夠被電腦取代，那麼他 (她) 就理當要被取代。

— WARNER SLACK，哈佛醫學院

病患與放射科醫師罕見的面對面接觸

幾年前,我在一次非常嚴重的腹痛與背痛發作之後,被診斷出左腎與輸尿管有結石。當時輸尿管裡的兩顆結石都很大,直徑超過 9 毫米。儘管我努力喝了好幾加侖的水,也服用了 Flomax 之類的藥物試圖排出腎結石,但仍然沒有成功。於是,只剩下碎石術 (lithotripsy) 這個途徑了!這是一種利用體外碎石機傳遞高能量震波至輸尿管內以震碎結石的手術。治療過程會產生劇烈的疼痛,因此通常都會進行全身麻醉,我當時也不例外。(編註:目前此手術已經不如從前那般疼痛。)

在接受完震波治療的一週後,我滿心期待著能夠看到結石已經被震碎或消失。我回診做了一個簡單的腹部 X 光檢查 (腎臟輸尿管膀胱攝影,簡稱 KUB),過程只花了幾分鐘。拍完後,X 光技師檢查了影像以確保其品質符合標準。我問她是否能看到我的左側輸尿管裡還有結石,她說她沒辦法確定,我自己看了以後也不是很確定。所以我要求直接與放射科醫師談談。

▌ 病患一般不會直接見到負責判讀影像的放射科醫師

這種情況其實很少發生。因為除非是會進行治療 (例如將設備放入血管) 的「介入」性放射科醫師,否則放射科醫師很少接觸病患。一般的作業流程會是由放射科醫師檢視、解讀影像並提交報告,再由看診醫師根據報告跟病患討論檢查結果。

我在候診區坐了 15 分鐘後,被帶回暗房去見放射科醫師。從螢幕的反射中,可以看到一位黑髮、蓄鬍、年紀跟我差不多的白人,感覺很友善也很歡迎我的來訪，還拉了張椅子讓我坐在他的旁邊。我有點驚訝他居然穿著白色長袍，我還以為他會隨便穿呢！

▌病患與放射科醫師直接會面能得到更多的客觀見解

放射科醫師把我腎臟相關的幾張數位掃描一次攤開在大螢幕上並排比較。由於幾個月前用來做最初診斷的電腦斷層可以清楚地顯示兩顆結石，所以就用它來與新的腹部 X 光檢查結果做比較。放射科醫師將新的底片放大了好幾倍以觀察結石，但結果卻讓我失望不已！那些結石非但沒有消失，甚至連大小都沒有改變，只有一顆稍微往下移動了一點點。這表示上次的震波手術完全無效。我的腎臟仍然有水腫現象，表示結石還是阻塞了輸尿管，這讓我們都很擔心，再這樣下去恐怕會造成永久性的傷害！

不過雖然聽到壞消息，我還是在這次談話當中獲得了許多有關我病情的見解，而且遠比泌尿科醫師在跟我解釋報告時所說明的還要多！就放射科醫師的觀點而言，碎石術的治療算是失敗了，由這些結石的大小與位置看來，也幾乎可以肯定必須要靠外科手術才能移除！由於放射科醫師並不追求執刀的機會，也不會從手術中獲得任何利益，因此在判斷我的情況是否需要動手術時，他所做的評估會比外科醫師的建議要來得客觀！

這場病患（即我本人）與放射科醫師的會面，雖然是個特例，但或許能夠成為未來醫療上的一個重要指標！

機器不斷演化，但目前尚需仰賴醫師解讀

過去的 50 年間，放射醫學領域發生了許多重大的變革。攝影的媒介從『類比式』演進成『數位化』，人們可以更方便地調閱與儲存 X 光片，影像的解析度也提升不少！數位化省下了等待 X 光片沖洗成像的時間，因而加速了影像的產出。而醫療影像儲傳系統 (Picture Archiving and Communication System，PACS) 更讓醫生們能透過遠端方式查閱報告以及觀看 X 光片。在這些變化之下，包括一般的醫學影像、電腦斷層 (CT)、正子造影 (PET) 與磁振造影 (MRI) 都變得更有效率了。**但有一件事例外，那就是對於影像的解釋！**

▋ AI 雖能汲取大量影像，但 X 光影像並不容易判讀！

胸部 X 光是最具代表性的一種醫學影像。全球每年會拍攝約 20 億張。但這些影像通常不太容易判讀，尤其是在診斷肺炎的時候。因為除了心臟衰竭以外，還有許多特徵的重疊影像都會影響到診斷 (如圖 6.1)，如疤痕、腫塊或結節、積液或塌陷的肺組織等 [1]。

因此若有一台能夠既準確又快速判讀胸部 X 光的機器，絕對會是該領域的一大進步！而就如 Gideon Lewis-Kraus 所說的，「即使是一個用來辨識貓與狗的神經網路，也能在訓練之後，用於判讀電腦斷層掃描。而且訓練的樣本數沒有上限，可以遠遠超越一位頂尖醫師終其一生所能檢視的數量 [2]！」不過**汲取大量影像只是過程中的一小部分而已，重點還是要讓機器學習如何判讀、作出解釋！**但即使眼前這個問題尚待解決，Geoffrey Hinton 仍然宣稱：「如果你是一名放射科醫師，

那在我看來，你就跟卡通裡的威利狼一樣。你已經衝出懸崖邊緣了，只是還沒往下看而已。但你雙腳都已經懸空了！我們應該要立刻停止培訓放射科醫師了，因為 5 年之內深度學習就能做得比放射科醫師還要好了！這是非常顯而易見的事情！[3]」

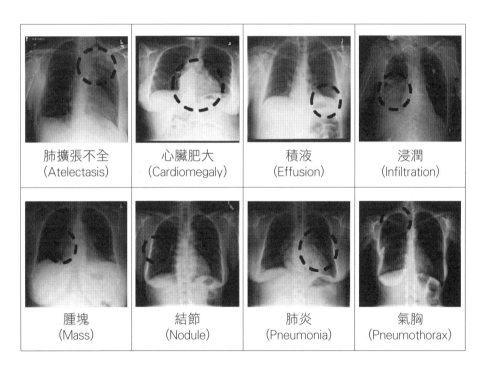

圖 6.1：8 種不同的胸部 X 光檢查結果，其中許多張都具有重疊特徵，有其鑑別診斷的難度。資料來源：改編自 X. Wang 等人的 ChestX-ray8 資料庫：Hospital-Scale Chest X-ray Database and Benchmarks of Weakly-Supervised Classification and Localization of Common Thorax Diseases，arXiv (2017): https://arxiv.org/abs/1705.02315。

■ 科學家應以科學服眾，切勿妄下斷言誤導大眾！

　　2017 年底，由吳恩達 (Andrew Ng) 領軍的史丹佛大學資訊科學研究團隊聲稱他們已經做到了。吳恩達在推特發布：「放射科醫師該為他們的工作擔心了吧？最新消息：我們現在從胸部 X 光影像診斷肺炎的能力，已經比放射科醫師來得好！」該研究團隊使用具有 121 層的卷積神經網路 (CNN)，訓練的資料包含從 3 萬多位病患拍攝的 11 萬又 2 千多張影像。他們下了一個看似鏗鏘有力的結論：「我們的演算法表現優於放射科醫師的平均值 [4]。」但這項研究其實存在著非常嚴重的方法學問題 *，尤其他們只找了 4 名放射科醫師來做比較 [5]！加州理工學院 (Caltech) 計算生物學家 Lior Pachter 的一段話，狠狠地打臉該研究成果：「**這些站在金字塔頂端的機器學習專家，如果向社會大眾不當地推銷他們的研究成果，然而這些誇大的研究結論都尚未經過真實世界的驗證，如此一來，最終每個人都是輸家！科學家如果一再以炒作來帶動議題，而非以科學服眾，那社會大眾該如何信任他們呢？！[6]**」

　　雖然 Hinton 與吳恩達都是 AI 領域中最頂尖的學者，但我們絕不能因為他們的片面言論，或因為目前各大研究的資料，就妄下放射科醫師將全面絕跡的結論！不幸的是，AI 醫學領域的許多報告已經把這個結論視為理所當然，雖然每一篇都有不少的問題，比方說都只是在回顧過去的研究、做電腦模擬、也沒什麼可重複性、對數據的解釋在許多

---

* 　編註：參考資料：Oakden-Rayner, L.,"CheXNet: An In-Depth Review," lukeoakdenrayner. wordpress.com. 2018.

層面上都充滿瑕疵。正如熟稔機器學習的放射科醫師 Declan O'Regan 在推特上發給我的一段話：

> 「任何博士都可以訓練深度學習神經網路對圖像分類，並且從交叉驗證 (cross-validation)*1 可以很明顯看到神經網路的表現都能達到人類水準。不過，在真實的世界裡，它們的表現卻都不盡如人意！」

▌放射科醫師的強項與盲點

正常來說，一名放射科醫師每年判讀的影像約有 2 萬張，平均下來每天有 50 到 100 張，這個數字一直穩定地成長 [7]。以單次檢測而言，X 光檢測會產生數張影像，超音波產生數十張，而電腦斷層與磁振造影則產生數百張，這個數字也不斷在提升。美國每年總計有 8 億次醫學掃描，產生約 600 億張影像，換算起來，每 2 秒鐘就會產生 1 張影像 [8]（編註：經查證是指每位放射科醫師每 2 秒鐘就得檢視 1 張影像）*2。**放射科醫師在經過訓練與經驗累積後，已經培養出「模式識別視覺系統」，使他們能夠很迅速地辨識出影像異常的情形。**哈佛大學一名研究注意力的學者 Trafton Drew 形容：「如果你看過放射科醫師的日常工作 [9]，你絕對會認為他們簡直就是超人！[10]」這個過程也類似第一系統思考，放射科醫師所做的事也屬於反射性的模式比對 (pattern matching)，而非邏輯分析。

---

*1　編註：交叉驗證 (cross-validation) 在機器學習上通常為驗證階段用來驗證「你設計出的模型」之好壞。

*2　編註：資料來源：https://pdf.medicalexpo.com/pdf/merge-healthcare/imagine-your-world-watson/78074-182589.html

然而，放射科醫師仍然會為「注意力錯覺視盲（"inattentional blindness"）」所困，也就是說，他們會極度專注在尋找特定的事物，以至於一些不合理的訊息，明明就近在眼前，他們卻渾然不知而忽略了！對此，有個經典實驗就是在放射影像中疊加一張穿著大猩猩服裝的男人圖像。當放射科醫師在判讀影像、觀察是否有癌症徵兆的時候，有83% 並沒有察覺到影像上面還有個穿著大猩猩裝的人 [11]。

一些研究也顯示出，**醫學掃描影像被錯誤解讀的頻率，遠遠超過社會大眾能接受的程度**，其中偽陽性率為 2%，偽陰性率超過 25%。依照該比率計算**意味著在每年 8 億次的醫學掃描中，有非常大量的影像存在著判讀錯誤的可能風險**。尤其，在美國有 31% 的放射科醫師曾遇過醫療事故索賠，其中大部分與漏診有關 [12]。

▌運用機器判讀與放射科醫師合作互補！

因此，**如果機器的準確度有所提升，放射科醫師肯定能夠從中受益**！一項謹慎的研究證明，假如演算法能夠判讀 5 萬多張胸部 X 光影像是否有異常，且準確度高達 95%，那將對放射科醫師非常有幫助！醫師們就可依此評估哪些影像還需要更進一步的判讀 [13]！

除了注意力與人為失誤，時間也是導致誤診的一個主要因素：放射科醫師每年能夠判讀 2 萬張掃描影像，然而在同樣的時間內，演算法則能夠判讀上百萬張甚至數十億張，而且還能夠看到許多人眼無法觀察到的紋理 (texture)、染色的增加程度以及訊號的強度等。當醫學影像公司 Merge Healthcare 在 2015 年被 IBM 收購時，其演算法已經可4\讀取超過 300 億張的醫學影像掃描 [14]，而每一張醫學影像的每一個像素或體素 (voxel)（三維空間的像素）都包含了大量的資訊。由此可見，這整個領域的趨勢已經發展為**觀察掃描影像中潛藏的細微資訊** [15]。許多新的度量單位也在這個趨勢下誕生，像是 Hounsfield 結石密度單位，能夠顯示結石的礦物質成分，如草酸鈣或尿酸，並指出最有可能成功的治療方式。演算法能夠對醫學影像中的資料做更深入的量化處理，從而締造出前所未有的參考價值，因此非常適合以機器來讀取醫學影像！

深度學習演算法判讀影像的實例成效

有幾個例子可以說明機器適用來協助讀取醫學影像。Mayo 醫學中心研究團隊證實，腦部磁振造影的紋理特徵能夠預測染色體 1p/19q 聯合缺失的基因組異常，而這組基因異常在某些腦癌中都可看到 [16]。同樣地，運用深度學習演算法來判讀大腸癌病患的磁振造影，能夠找出病患是否有 KRAS 基因突變，該基因與大腸癌有密切關聯，這對治療決策有著關鍵性的影響 [17]！另一個例子是從一千多位病患的乳房 X 光影像，加上顯示具有高風險罹癌機率的組織切片檢查結果，經過機器學習判讀後得到的結論是有超過 30% 的乳房手術是可以避免的 [18]！

將深度學習應用在髖部骨折病患的 X 光影像上，所得到的結果就跟從更先進也更昂貴的醫療造影技術（如磁振造影、核醫骨骼掃描或電腦斷層）得到的結果一樣準確！而這些進階影像都是醫師從 X 光影像判讀不出結果時才會使用的醫療攝影。也就是說深度學習從較低階廉價的影像就能獲得與高階影像同等的精確度，品質相同卻更省經費！

以 6 千張 X 光片訓練具有 172 層的卷積神經網路 (總計 1,434,176 個參數)，並以超過 1 千名病患案例進行驗證，所訓練出的演算法準確度超過 99%，已經與經驗豐富的放射科醫師表現相當 [19] ！

來自學術醫學中心的諸多報告都顯示了深度學習分類各種掃描影像的強大能力！包括對肝臟、肺結節與骨骼年齡的電腦斷層分類，都在在證實了機器具有作出準確診斷的能力！加州大學舊金山分校 (UCSF) 開發了一套三維卷積神經網路 (3-D convolutional neural network)，用在超過 1,600 名病患的胸部電腦斷層掃描上，其中有 320 名病患已確診為肺癌 [20]。東京大學研究團隊開發了一套 6 層卷積神經網路，對來自 460 名病患的肝臟腫塊電腦斷層進行分類，所得結果與真實值相比，整體準確性高達 84%[21]！位於賓州的醫療照護服務公司 Geisinger Health 則以近 4 萬張頭部電腦斷層進行測試，顯示機器具有很高的準確率能診斷出是否有腦出血情形 [22] ！

荷蘭拉德堡德大學 (Radboud University) 發現深度神經網路在經過 1,400 多張乳房 X 光影像的訓練後，能夠判讀出與 23 位放射科醫師相同的結果 [23] ！史丹佛大學研究團隊開發的卷積神經網路使用超過 1 萬 4 千張 X 光影像的訓練，學習如何量化骨骼年齡，所得出的結果也與三位專業級放射科醫師一樣準確 [24] ！韓國首爾大學資訊科學專家也開發了一種深度學習演算法，使用超過 4 萬 3 千張胸部 X 光影像來訓練，也被證實能夠檢測癌性肺結節。該演算法在 4 個回溯式世代研

究 (retrospective cohorts)* 中的結果也非常準確 (AUC 0.92~0.96，編註：我們之前已介紹過，AUC 愈接近 1 愈好，接近 0.5 就無效了)，所得出的結果與專業認證的放射科醫師不分軒輊，顯示出機器能扮演好「把關者」的角色提供附加價值，若與醫師相輔相成一定能使診斷準確度再創新高 [25]！

　　說到這裡，你不需使用神經網路就可以知道影像演算法將帶來巨大改變了！

▌AI 判讀醫學影像逐漸商業化，成本低、效率高！

　　在技術開發的追逐上，參賽者當然不只有學術醫學中心。許多公司也都已著手發展醫學影像的深度學習，包括 Enlitic、Merge Healthcare、Zebra Medical Vision、AiDoc、Viz.ai、Bay Labs、Arterys、RADLogic、Deep Radiology 與 Imagen。這些公司也都分別在特定類型的影像分析上有所斬獲而陸續獲得 FDA 的核准，例如：Arterys 專攻心臟 MRI 影像分析、Viz.ai 利用頭部電腦斷層深度學習診斷中風症狀，還會即時發訊息通知臨床醫師、Imagen 以機器分析骨骼影像的技術等。Enlitic 的自動檢測處理則不僅能夠精確診斷骨折，當骨折的範圍只佔了 X 光影像中的 0.01% 時，還能夠明確點出微骨折的位置！

---

* 編註：世代研究 (Cohort Study) 屬於臨床流行病學中之觀察性研究。針對幾個子群，由接受暴露因子 (研究者關心的變項)開始，一直追蹤到事件產生，可以是從研究開始追蹤到未來的結果，稱為前瞻式世代研究 (Prospective cohort study)，也可以將時光倒退幾年，從以前一直追溯到現在，稱為回溯式世代研究 (Retrospective cohort study)，是辨明疾病原因及其自然發展史的好方法，可以提供因果關係的探討。

Zebra Medical Vision 則成功證實所開發的卷積神經網路檢測脊椎壓迫性骨折之準確度高達 93%，而放射科醫師漏診該類骨折的機率則超過 10%[26]。Zebra Medical Vision 還使用了深度學習預測心臟鈣化指數 [27]。所有與放射醫學相關的 AI 公司都在持續推展演算法判讀掃描影像的功能，進而使其商業化。到了 2017 年底，已有 50 家醫院採用 Zebra Medical Vision 推出的系統，分析了超過 100 萬張掃描影像，這個速度是一般放射科醫師所能達到的 1 萬倍左右，而每次掃描所花費的成本也只有 1 美元 [28]！

放射科醫師的價值在醫學影像判讀者的角色之外！

顯然，深度學習與機器在未來的放射醫學上將發揮關鍵的作用。然而，各界仍然出現一些過於偏激的主張，像是吳恩達曾指出「放射科醫師可能比他的行政助理更容易被取代 [29]」，Katie Chockley 與 Ezekiel Emanuel 在其論文〈放射科醫學即將走入歷史？〉（"The End of Radiology"）做出了結論：「在未來的 5 到 10 年內，放射科醫學可能會消失 [30]！」

創投專家 Vinod Khosla 更不諱言：「放射科醫師的角色將在 5 年內被淘汰。」我非常了解 Vinod，也跟他討論過這個話題，**他的意思並不是說放射科醫師就會被淘汰，而是「醫學掃描影像的主要判讀者」這個角色會被淘汰！**提倡〈平價醫療法案〉（Affordable Care Act）的著名醫師 Ezekiel Emanuel 在《華爾街日報》中把話說得更重：「機器學習將取代放射科醫師與病理學家，判讀數以億計的數位 X 光影像、電腦斷層與磁振造影，從病理特徵中識別出異常狀況，比人類更為可靠[31]！」

我們很容易就被「演算放射醫學」的未來前景沖昏了頭，而放射科醫師肯定也對於電腦已開始準備接管人類的工作感到憂心！加州大學舊金山分校的放射學研究員 Phelps Kelley 看見了這樣的趨勢，不禁感概：「現在最大的隱憂就是，我們這行是真的能被機器取代的[32]！」放射科醫師年薪約 40 萬美元，是收入最高的科別之一[33]。從 Zebra Medical Vision 所研發技術的絕佳表現，再加上 Andrew Beam 與 Isaac Kohane 談到的－電腦能夠在短短 24 小時內，僅花費 1,000 美元就完成判讀 2.6 億張掃描影像的任務，我們可以發現以機器取代放射科醫師實在太經濟實惠！

將放射醫學影像的判讀交付外包已成為醫院普遍用來節省成本的方式，像 Virtual Radiologic 公司 (簡寫為 VRad) 就聘請了 500 多名放射科醫師。美國大約有 30% 的醫院都有使用該服務。的確，近年來，這類型的外包服務已成倍增長，已經成為各大醫院使用最大宗的專業服務。醫院也逐漸減少放射科醫師的培訓數目，在過去的五年當中，美國的放射科住院醫師員額下降了近 10%。那既然放射醫學已出現這樣的趨勢，為何不乾脆全部外包給機器就好？

▌整合病患的所有資訊進行宏觀的診療判斷是放射科醫師的價值！而機器目前只能擔任輔助角色，做初步篩選

Google 醫療照護部副理 Gregory Moore（他本身也是一位放射科醫師）提出了觀察：「**要模擬放射科醫師一天所做的事情，端出數千種演算法也不過只能望其項背。這不是一、兩天就能解決的事情。**」可見，全部外包給機器，就目前情況而言仍然不太可行 [34]。

在前面的討論我也有提到，**整合每位病患所有的臨床資料是一件非常艱難的事情，就連同時擁有病患電子健康紀錄與醫療影像資料的機器學習公司與國家醫療系統都難以辦到**。更糟的是，人的一生當中會在許多不同醫療院所看病，因此很難集結成全面性的資料集，這在每個美國人身上幾乎都是如此！

與機器相比，放射科醫師所能提供的醫療評估更為全面。每張影像掃描的產出都會有其原因，像是「為了排除肺癌的可能」所照攝的胸部 X 光影像，專為此任務而訓練的 AI 演算法對於排除或確認為肺癌的診斷可以達到極為精確的水準。但相比之下，放射科醫師不僅要認真從影像中找出肺結節或淋巴結腫大的證據，**還得尋找其他異常的狀況，像是肋骨骨折、鈣沉積、心臟腫大或積液等**。雖然機器在接受訓練後最終也能辦得到（像史丹佛大學的機器學習研究團隊就使用了 40 萬張胸部 X 光影像訓練機器做到這一點），但迄今醫學影像深度學習的範疇仍然非常狹隘且只限於特定的用途。

▋ 機器最終也許能判讀所有醫學影像，放射科醫師必須接納事實才能化危機為轉機！

　　但即使這些問題都能解決，關於「放射醫學是否應該全盤交付給機器」這個問題，並不僅止於「付出時間與金錢」這般單純的思考。放射科的未來，可以從我跑去找放射科醫師一起看我自己的掃描影像的經驗中窺知一二。即使我內心會怒罵著那些對放射科醫師的未來提出種種偏激言論的人，但**我確實相信最終所有的醫學掃描影像都會交付機器判讀。Nick Bryan 堅定地說道：「我預測在十年內，所有的醫學影像都必須先經過機器的初步分析，再交由放射科醫師來接續判讀。**[35]」為了確保機器不是唯一一個判讀過影像的角色，或許放射科醫師需要改變心態。在 Jha 跟我的文章中有一句話值得深思：「**放射科醫師必須允許自己被電腦取代，以避免自己真的被取代**[36]」！

　　如果放射科醫師願意調整心態，接納機器成為合作夥伴，那絕對能創造出一個美好的未來！ Michael Recht 與 Nick Bryan 在《美國放射學會期刊》中寫道：「**我們相信機器學習與 AI 可以增進放射科醫師的價值與專業滿意度，能夠讓我們有更多的時間，去做我們能夠發揮價值的事情並改善病患診斷品質，也能夠減少我們執行重複死板工作的時間，那些工作我們既不會樂在其中，也不可能表現得比機器好！**[37] 被譽為卷積神經網路之父的 Yann LeCun 也持有相同看法，這聽來是有點諷刺，但他的確也認為，人類將會迎接一個光明的放射醫學未來。他認為簡單的病例能夠以自動化處理，但這不會減少對放射科醫師的需求，反倒會使他們的工作變得有趣些，他們不再會因為工作無趣、注意力不集中或疲勞而犯錯[38]。

▋ 放射科醫師能夠事先真正地幫助病人把關，並與病患珍貴地互動！

現今放射科醫師並未替病患好好把關實施影像檢查的必要性，為病患攝影的工作也是交由 X 光技師來執行。加州大學舊金山分校放射科醫師 Mark Kohli 直截了當說道：「**我們對病患來說根本是隱形人！除了出現在帳單上的名字之外，病患從不曾見到我們。而這存在著很大的問題！**[39]」因為有很高比例的影像掃描是非必要的，甚至可以說是完全不適當的！

而未來的情況或許會不一樣，放射科醫師的角色會有所轉變！在每一次的影像掃描執行前，放射科醫師都會先確認該掃描是否能真的顯示出想要觀察的病徵，也會去判斷是否有更適合的掃描類型，例如改用磁振造影或電腦斷層來觀察主動脈中的撕裂處。**放射科醫師不僅將決定是否執行醫學影像掃描、影像類型是否適宜，也會與病患解釋基本的原理。**

如此一來，放射科醫師不僅能擁有更有趣的工作模式，也能夠在與病患直接面對面的互動中，扮演非常珍貴的角色！他們的**工作量會變少但卻能夠為病患做得更多**，達到事半功倍的效果！

影像增強演算法帶來的各種附加價值

▋ 降低輻射劑量進而降低癌症風險並減少醫療支出，更有機會發展「超低劑量電腦斷層掃描」

人的一生當中，若不斷累積游離輻射 (ionizing radiation) 會產生誘發癌症的風險。因此減少非必要的醫療影像掃描，不僅能替病患節省醫療支出，也減少其暴露在游離輻射下的時間，一舉數得！放射科醫師與機器間的夥伴關係，將在這方面獲致更棒的成果！因為許多研究證實了演算法能夠將低劑量游離輻射的影像，演算出高品質的影像，這為降低輻射劑量帶來無限的希望，令人無比振奮！理論上來講，再經過進一步的改善，未來就有所謂「超低劑量電腦斷層掃描」的可能性。此外，電腦斷層機器就不再需要那些高功率元件，這也將降低機器本身的成本。這真是個令人意想不到的轉折：機器這次搗亂的對象是機器，而非人類了！

▋ 節省病患檢驗所需時間進而減低過程中的恐懼與不舒適

影像增強演算法也被應用在磁振造影上，目的是減少造影所需的時間。該技術的開發者表示，這將使整體效率提升 3 倍。這項技術對醫院非常有吸引力，而最大的獲益者還是在於病患本身。做磁振造影時，原本病患必須在一個可能導致幽閉恐懼症、且會不斷產生巨大噪音的密閉通道中，保持靜止不動長達 60 分鐘 [40]。然而有了影像演算法的輔助，時間將能縮短到 10 分鐘。而所有這些則是在利用 AI 精進影像判讀之外的好處。

唯有「人」才能安慰人！

■ 放射科醫師另一個重要職責是「與病患討論病情」，做出獨立的評估判斷，並且以同理心安撫病患情緒

除了判讀掃描，與病患討論病情將成為放射科醫師另外一個重要的職責！部分乳房造影中心已經實現了這項目標，但這項程序還沒有被所有類別的造影中心廣泛採用。與病患討論具有莫大的好處，透過對話、聽取病患描述症狀與病史，有助於放射科醫師評估掃描結果。如同我之前所提過的，**放射科醫師所做的病情評估將成為一個獨立的觀點**，有別於通常傾向動刀的外科醫師作出的判斷。機器只會輸出機率性的判讀結果，而最終要向病患提出解釋的人，他的任務則至關重要！比方以一個演算法的輸出結果為例來看：「根據臨床與電腦斷層的特徵，結節是肺癌的可能性為 72%，是良性的可能性為 28%」。對此，病患普遍會有的反應是：「天啊，我得了肺癌！」在這種時候，放射科醫師就可以立即安撫病患焦慮的情緒，並向其解釋：「其實有超過四分之一的機率不會是癌症！」

■ 向患者統整解釋醫療結果、並與病患建立深刻連結，才是真正的醫者！

醫師將扮演統整解釋醫療結果的角色，且這項需求將會愈來愈明確。我們舉一個對阿茲海默氏症的可怕預測為例，麥基爾大學 (McGill University) 的研究團隊開發出一套深度學習演算法，分析資料包含 273 名病患的腦內類澱粉 (brain amyloid) 掃描影像、APOE4 基因型

以及後續的臨床診斷資料。這個演算法預測阿茲海默氏症將在兩年內發病的準確性高達 84%[41]。再舉另外一個同樣令人生畏的例子－壽命預測。澳洲研究團隊利用神經網路分析 15,957 張來自 60 歲以上患者的電腦斷層，繪製出五年內的存活率曲線，並依照可能死亡的風險，將病患劃分為多個群體，從「預期死亡率 7%」到「預期死亡率 87%」的群體都有（如圖 6.2)[42]。這些演算法目前只出現在研究論文裡，還沒有真正進入到臨床醫療的領域中，雖然可能難以被全面採用，但遲早能在臨床實務上提供幫助！在當今的醫學科別中，最能深刻理解醫學影像診

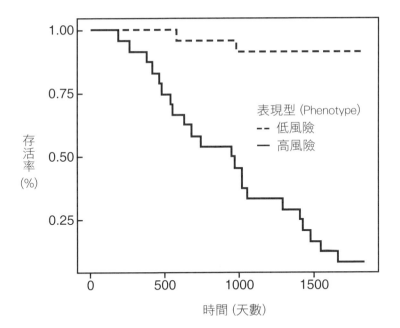

圖 6.2：以深度神經網路分析電腦斷層影像所得之人類壽命預測。資料來源：改編自 L. Oakden-Rayner 等人的 Precision Radiology: Predicting Longevity UsingFeature Engineering and Deep Learning Methods in a Radiomics Framework，(Sci Rep) (2017)：7 (1)：p1648。

斷演算法箇中奧妙的人，肯定是放射科醫師！因此，放射科醫師日後將成為最適合向病患傳達病情，也是最能指導醫護人員如何應對病患的醫師！放射科醫師會與病患建立更多深刻的連結，成為患者眼中真正的醫師！

為了讓放射科醫師能有足夠時間與病患相處、擔任影像掃描的把關者以及成為一個獨立、客觀的醫學影像判讀者，他們的工作量（即將影像意義轉換為文字表達）勢必得減量！AI 演算法已經能夠對影像進行分類與量化，從而減輕放射科醫師在工作流程上的負擔。最終機器將接手初步判讀醫學影像的角色，不過機器所產生的掃描報告初稿，需要經過放射科醫師的審核與簽署，才能成為正式的報告。理想上，機器也會對每個病患的所有醫療資訊做資料探勘 (data mining)，並結合影像判讀結果進行全面性的判斷。這將替放射科醫師省下大量的時間，放射科醫師就不必像現在這樣，還要仔細去檢查病患的電子病歷，將病患過去的臨床診斷資訊與影像中的每一個病徵串聯起來。要全面性地實現這個目標，使其成為一種常規流程，可能還需要幾年的時間！

病理學家能夠被鴿子取代？！

在以機器取代醫師審視、判讀掃描的概念出現之前，其實鴿子也曾被視為一種選擇。過去 50 年來所收集到的大量資料皆顯示鴿子能夠分辨複雜的視覺刺激，例如人類臉部不同的情緒表現與畢卡索及莫內的畫作。Richard Levenson 與其同事在 2015 年進行了一項研究，測試鴿子是否真的能夠被訓練來審視放射線學及病理學的影像 [43]。該團隊將 12 隻鴿子放進小房間中，先利用操作制約 (operant conditioning) 的原理讓牠們學習，再以乳房 X 光影像及放大了 4 倍、10 倍及 20 倍的病理學切片來測試牠們能否從中檢測出代表乳癌發生的微鈣化點 (micro-calcification) 及惡性腫塊。實驗發現，檢測結果在鴿群聚集判斷的多數決情況下可獲得相當驚人的高準確率！研究人員因此做出結論，認為鴿子確實可用來代替臨床醫師「完成相對單調的任務」。

話雖如此，若要輔助放射科醫師，使用機器的可能性還是會比鴿子要來得高。畢竟機器不需要食物，也不需要籠子。不過鴿子的實驗仍點出了一件事：**未來病理學家們至少會有一部分的工作將可由機器在學習後代為執行！**

▌病理學家解讀人體組織切片的困難點

病理學家有許多不同的職務內容與次專科 (subspecialization)。有些人投入檢驗醫學 (laboratory medicine)，指導臨床實驗室進行化驗分析，有些人從事鑑識或驗屍的工作。此處要討論的則是那些藉由解讀人體組織切片，明確執行疾病診斷的病理學家，如外科病理學家 (surgical pathologist) 及細胞病理學家 (cytopathologist)。不過**問題在於：其實經由切片來診斷疾病並不是那麼地明確！**

有無數的研究資料顯示，無論是要判斷有無癌症、是否為惡性、是否有移植排斥反應 (transplant rejection) 或其他各式疾病，**病理學家對於切片的解讀都存在著相當顯著的差異。**以某些類型的乳癌來說，不同病理學家診斷的一致性甚至低到僅有 48%[44]。即便是受過訓練、具豐富經驗、有次專科專業知識並獲得專科認證的病理學家，仍會有相當高的錯誤率及過度診斷 (overdiagnosis) 的傾向。這當中的原因很多，**其中造成某些診斷困難的原因與人體組織的樣本有關。**這些年來，避免手術已成趨勢，因此在取得組織樣本時，是以「細針抽吸 (fine needle aspiration)」的方式，將細針由體外插入器官。這項技術因為不需使用手術室、不需全身麻醉，也沒有手術切口 (incision)，因此有成本較低且病患較為舒服的優點。但這種方式通常只能取得最少量的組織，若未取到最佳的檢體 (即 suboptimal sample) 有可能無法代表受檢的組織或器官。機器處理在這個問題上不太有可能幫得上忙，但在診斷的其他層面上，仍有機會帶來改善。比如說技術的標準化 (standardization) 便是其中之一。此外，處理量也是一個問題：病理學家並沒有無限的時間來檢查切片上數以百萬計的細胞。

▌全切片影像 (WSI) 令 AI 得以分析處理病理學切片

在以往類比的年代裡，病理學家必須透過顯微鏡才能檢視切片，還必須準備櫃子來存放滿滿的載玻片。但如今，他們只需要看著電腦螢幕即可。數位病理學 (digital pathology) 不但提高了工作的效率，也提升了病理學切片診斷的準確率。尤其是**全切片影像 (whole slide imaging，WSI) 的數位技術，它讓醫師們不需再另外加裝顯微鏡專用相機，就能夠完整檢視切片上的組織樣本。**由於病理學家在採用全切片影像及其他數位技術上的腳步都比預期來得慢，因此也減緩了 AI 入侵病理學的速度。不過 AI 終究還是揮軍前來了！而**全切片影像最重要的作用就是為病理學提供了運用神經網路進行影像處理的基礎。**

以演算法檢視病理學切片的美麗與哀愁

史丹佛大學的研究小組利用全切片影像開發了一款機器學習演算法來預測肺癌病患的存活率 (survival rate)，準確率優於目前病理學實務上所使用的腫瘤分級 (grade) 與分期 (stage)。該演算法從影像中自動辨識出大量特徵，其中有 240 個被證實可用於診斷非小細胞肺癌 (non-small cell lung cancer)、鱗狀細胞癌 (squamous cell carcinoma) 以及肺腺癌 (lung adenocarcinoma)[45]。

除此之外，還有幾篇以深度學習進行病理學解讀的研究結果同樣鼓舞人心，一項名為「卡梅隆挑戰賽 (Camelyon Grand Challenge)」的國際競賽也催生了不少相關研究。2016 年時，石溪大學 (Stony Brook University) 的 Le Hou 與其研究小組利用卷積神經網路 (CNN) 分類肺癌和腦癌的切片影像，準確率為 70% 到 85%，和一群社區病理學家 (community pathologist) 的表現不相上下 [46]。Google 的研究則是利用放大 40 倍的 10 億畫素 (gigapixel) 高解析度影像來檢測是否有轉移現象 (metastasis)，結果顯示準確率超過 92%，偽陰性率也降低了 25%，而做為對照的病理學家，準確率則為 73%[47]。這甚至是 Google 讓病理學家在無時間限制的情況下檢視切片所得到的結果！

不過他們也遇到了意料之外的問題：病理學家極少作出偽陽性的判斷，但 Google 的演算法卻經常作出偽陽性診斷。另一項利用深度學習進行乳癌檢測的大型研究也發現了類似的問題，**演算法雖然很少作出偽陰性判斷，但偽陽性判斷卻比人類多出不少** [48]。

■ 演算法能在時間限制下表現良好的準確率

檢視切片的時間長度是影響病理學家準確率的一個關鍵變數。在另一份與卡梅隆挑戰賽有關的報告當中，Babak Bejnordi 與其同事針對一系列演算法評估了它們在檢測癌症是否擴散到淋巴結時，相對於 11 位病理學家的工作表現 [49]。研究發現當病理學家受到時間限制（模擬病理學常規工作流程，每張切片不到 1 分鐘）時，演算法的表現會比較好。但若無時間限制，則病理學家與演算法的準確率相當。

研究病理學切片的演算法跟判讀醫學掃描的演算法一樣，都能注意到專家用人眼檢視可能會錯過的某些東西，例如證明有轉移現象的微觀證據 (microscopic evidence)[50]。而且深度學習應用在病理學上，同樣也能顯著提升顯微鏡影像的品質，以避免失焦或切片品質較差等問題 [51]。而正如其在醫學影像領域的發展，演算法對於人類病理學家來說，也是一種協助的工具，而非要取代他們的存在。麻省理工學院的電腦科學與 AI 實驗室 (CSAIL) 也開發了一款擁有 27 層的深度神經網路，用於診斷癌症是否已轉移到淋巴結，使用的資料集為 400 張全切片影像 [52]。該演算法顯著降低了病理學家的錯誤率。

與其讓機器與病理學家各自為政、各行其是，不如同心戮力更有收穫！

但更有趣的是，研究人員發現比起讓病理學家與機器單獨診斷，結合兩者的判讀結果更是明顯超越兩者的個別表現，錯誤率幾乎可逼近於零！像這樣由機器與人類各自提出正確與錯誤的判斷而形成的互補性，以及神經網路在優化切片影像品質方面的能力，都十分值得關注。許多公司 (包括 3Scan、Cernostics、Proscia、PathAI、Paige 與 ContextVision) 也注意到了這種協同效應 (synergy)，而紛紛推出可用於分析病理學切片的深度學習工具。其中像 PathAI 便宣稱其演算法在單獨使用時的錯誤率為 2.9%，而病理學家在單獨分析時的錯誤率為 3.5%，但結合兩者則可使錯誤率下降至 0.5% ！

AI 切入病理學分子診斷的施力點何在？

病理學家可不是只會解讀切片。他們還能深入分子層級檢查樣本，例如透過辨識組織 DNA 上的表觀遺傳甲基化 (methylation) 模式 * 來改善癌症診斷。不過就如同數位病理學及全切片影像，病理學在將分子診斷 (molecular diagnostics) 納入癌症組織常規評估項目的進度上，也處於落後狀態。曾經有一項研究比較了機器對於腦癌樣本甲基化資料的分析，以及病理學家對於切片的解讀，結果顯示若能取得甲基化資料，則利用演算法將可獲得更高的準確率 [53]。另一項由紐約大學研究人員對病理學切片進行的研究則顯示，演算法在診斷肺癌亞型 (subtype) 時，可得到非常優異的準確率 (AUC = 0.97)，同樣一批切

---

* 編註：為求 AI 工程師能更加認識醫療場域專業，本書會針對 AI 從業工程師較少見之醫療專業術語加以註釋。此處「表觀遺傳 DNA 甲基化 (methylation)」之「表觀遺傳」是指在不改變 DNA 序列的前提下，透過某些機制調節基因的表達、引起可遺傳的基因表達變化。大多數的表觀遺傳學機制只有包括 DNA 甲基化及組蛋白修飾。而當 DNA 進行甲基化修飾時，會抑制啟動子及轉錄起始點的轉錄作用，使基因表達量下降或不表達。必須注意的是，不管是過度或低度甲基化，都可能造成癌症的發生。參考資料：基因叔叔：表觀遺傳 -DNA 甲基化及組蛋白修飾 https://unclegene6666.pixnet.net/blog

片在病理學家手中則有半數被分類錯誤。此神經網路在進一步被訓練成可辨識 10 種常見的基因突變模式之後，還能從切片中預測到這些模式，準確率也落在可接受的範圍內 (AUC = 0.73-0.86)，作為相關主題的早期研究而言，能達到此準確率實屬不易 [54]。尤其值得一提的是，這項研究證明了**機器演算法有能力看出人類不易辨別的模式**。隨著分子診斷技術（包括 DNA 序列、RNA 序列、蛋白質體學和甲基化）的應用越來越普遍，AI 憑藉著其在分析、擷取和處理大型資料集上的優勢與互補性，相信很有可能成為病理學家的頭號得力助手！

▎病理學家願意接受 AI 作為工作夥伴嗎？

不過正如平時在切片解讀上便經常出現的明顯分歧，病理學家們對於深度學習的發展也抱持不同的看法，並且都在一份病理學領域的主要期刊上發表了各自的論點。有一派是擁抱機器的：

> 若病理學家在碰到棘手的問題時，有電腦可以提升判讀的準確率，則電腦在病理學工作流程上的應用自然會越來越廣泛。當需要計算有絲分裂 (mitosis) 或是針對免疫組織化學染色法 (immunohistochemistry stain) 的影像進行定量分級時，相信程式的準確率將會比人類要來得高，而且正如其在細胞病理學的發展，病理學家也可藉由程式辨識切片上的重點區域，以減少花費在篩檢上的時間。我們預測電腦的判別能力將會慢慢變強，讓病理學家得以縮短診斷所需的時間，也降低病理學家必須身兼顯微鏡學家的需求，如此一來，病理學家便有機會投入更多的認知資源進行更深入的診斷與諮詢 (例如彙整分子資訊、形態學 (morphology) 資訊及臨床資訊，為個別病患的治療方式和臨床處置決策 (clinical management decision) 提供協助[55]。

相反地，另一派則在副標題為「未來的腹黑友人 (Future Frenemies)」的文章中指出深度學習演算法發展至今，診斷的準確率仍未達到理想，並且強調人類的優勢：「我們相信每個病理學診斷基本上都是經過深思熟慮的，它憑藉著我們所受的訓練與經驗養成。[56]」

AI 能將病理學家從幕後帶往幕前，使病患得到第一手正確資訊！

除了人類認知，還有其他因素值得考慮。病理學家跟放射科醫師一樣，都不會直接面對到病患。他們產出的報告是轉由病患的主治醫師來進行說明，但一般來說，這些醫師對於病理檢體在解讀上所涉及的細微差異都不甚了解。因此若病理學家能親自向病患講解報告內容，相信對於病理學家以及病患與醫師之間的關係，都會帶來革命性的影響！

新學科誕生：融合 AI 科技與醫療的「資訊專家」培訓

AI 在放射線學與病理學中驚人的相似之處，促使索拉卜·賈 (Saurabh Jha) 和我在美國醫學會雜誌 (The Journal of the American Medical Association，JAMA) 上發表了一篇關於「資訊專家 (information specialist)」的文章 [57]。我們認為這兩種醫學專科未來都將有許多工作會改由 AI 完成，而且兩者的基本性質也相似，因此提出了一門整合性的學科。這門學科的重點將不再是純模式識別 (pattern recognition)，而是藉由著重於 AI、深度學習、資料科學 (data science) 以及貝氏邏輯 (Bayesian logic) 的聯合培訓計劃與認證，來達成兩種專科的自然融合。獲專科認證的資訊專家將會為醫療照護團隊帶來寶貴的貢獻。

　　腫瘤病例共同討論會 (tumor board) 便是一個很好的例子。在現行的做法中，腫瘤病例共同討論會是由跨科別 (multispecialty) 成員所組成，共同針對個別病患的癌症診斷及治療方式進行討論。其成員通常包括腫瘤內科醫師 (medical oncologist)、腫瘤外科醫師 (surgical oncologist) 和放射腫瘤科醫師，以確保討論範圍顧及所有可供病患使用的藥物、外科手術與放射治療 (radiation treatment)。但隨著 AI 在影像與病理學領域的地位日益升高，能夠真正理解深度學習應用於醫療的基礎原理之資訊專家，將成為團隊中不可或缺的一員。IBM Watson 健康部門第一篇經同行評審的研究論文便點出了此事的重要性。該論文比較了 Watson 與北卡羅來納大學 (UNC) 萊恩柏格綜合癌症中心 (Lineberger Comprehensive Cancer Center) 分子腫瘤病例共同討論會的表現。該討論會與 Watson 都對超過 1,000 例的病例進行了回溯性分析，但其中有超過 30% 的病例從 AI 得到了討論會中未能提出的資訊，尤其是針對特定突變的治療方案選擇[58]。

皮膚醫學也涉及大量有跡可循的模式識別

皮膚科 (dermatology) 與放射線學及病理學也有相同之處，在於它們都牽涉到大量的純模式識別。皮膚病是最常見的就診原因之一，佔所有就診次數中的 15%！但皮膚科與放射線學及病理學的不同之處，則是**約有三分之二的皮膚病是由非皮膚科醫師診斷出來的**。不過非皮膚科醫師的診斷經常出錯，一些文章指出錯誤率甚至高達 50%。皮膚科醫師的工作當然不只是觀察與診斷皮疹 (skin rash) 和皮膚病灶 (skin lesion)，他們也經常需要治療或切除這些皮膚疾病。但**皮膚問題的純模式識別仍是醫學中相當重要的一個部分，而且也是 AI 可一展長才的領域**。由於美國的執業皮膚科醫師 (dermatologist) 相對較少，因此是最適合讓機器介入發展的一個環境。

▌以手機 App 協助診斷皮膚病尚未成熟

不過主打可用智慧型手機自拍皮膚病灶以進行數位診斷的 App 雖然如雨後春筍般地冒出，**卻在發展初始就碰到了診斷結果各異的難題**。2013 年曾有一份報告針對智慧型手機 App 在診斷黑色素瘤 (melanoma) 時的準確率進行評估，結果顯示有 30% 的惡性細胞不當增生 (cancerous growth) 被誤判成了良性[59]。**App 的準確率也時好時壞，從 6.8% 到 98.1% 不等都有**。另一份針對 3 款 App 進行評估的研究顯示，相較於皮膚科醫師，App 的敏感度 (sensitivity)* 較低 (21% 至 72%)，特異度 (specificity) 則差異甚大 (27% 至 100%)[60]。

---

* 編註：敏感度 (sensitivity)，在醫學篩檢中表示「罹患疾病且篩檢為陽性者的機率」。特異度 (specificity) 則是指「無罹患疾病且篩檢為陰性者的機率」

AI 進軍皮膚醫學的首要重點任務

　　雖然皮膚科醫師需要辨識的模式範圍很廣，包括皮疹與皮膚病灶等，但 **AI 進軍皮膚醫學的首要目標，是鎖定在正確地辨識出皮膚癌**上。尤其是希望能搶在擴散到淋巴結與全身之前，**早期發現黑色素瘤，因為這樣可使病患的 5 年存活率大幅提升 (早期發現為 99%，末期發現則為 14%)** [61]。

　　整體而言，皮膚癌是人類最常發生的一種惡性腫瘤 (malignancy)，澳洲與紐西蘭的發生率最高 (每 10 萬人中約有 50 人)，美國則是每 10 萬人中有 30 人。每年有超過 540 萬名美國人被新診斷出皮膚癌 *，總花費超過 80 億美元。每五個美國人，就有一個人會在一生中的某個階段罹患皮膚癌。幸好，非黑色素瘤皮膚癌 (nonmelanoma skin cancer) 的發生率為黑色素瘤的 20 倍。因此**關鍵在於該如何區**

---

*　編註：此處作者所要表達的應分別為兩件事，所指「美國每 10 萬人中有 30 人」的皮膚癌發生率僅指「黑色素瘤（melanoma）」的發生率，而「每年有超過 540 萬名美國人被新診斷出皮膚癌」則是指「非黑色素瘤（non-melanoma）」。

參考資料一：https://www.cancer.org/content/dam/cancer-org/research/cancer-facts-and-statistics/annual-cancer-facts-and-figures/2019/leading-sites-of-new-cancer-cases-and-deaths-2019-estimates.pdf

參考資料二：https://www.skincancer.org/skin-cancer-information/skin-cancer-facts/#nonmelanoma

參考資料三：https://www.cancer.org/research/infographics-gallery/skin-cancer-prevention.html

參考資料四：https://www.aad.org/media/stats-skin-cancer

分皮膚癌中最常見、但治癒率極高的角質形成細胞癌 (keratinocyte carcinoma)，與惡性的黑色素瘤。若細胞增生被誤判為黑色素瘤，可能會導致要對無害的良性病灶 (benign lesion) 進行不必要的活體組織切片（尤其多由非皮膚科醫師執刀）。但漏診的結果更糟：每年都有約 1 萬名的美國人因黑色素瘤而死亡。

▋ 由 AI 檢視皮膚病灶必須克服的困難點是？

皮膚科醫師診斷黑色素瘤的傳統做法是利用 5 項原則來進行直觀推斷，這 5 項原則的首字母縮寫起來剛好是 ABCDE，A 代表形狀不對稱 (asymmetry)、B 代表邊緣 (border) 不規則、C 代表顏色 (color) 超過一種或分布不均勻、D 代表直徑 (diameter) 大於 6 毫米，E 則代表痣出現快速變化 (evolving)。皮膚科醫師除了依靠自身經驗與肉眼觀察，也會使用皮表透光顯微鏡 (dermoscope) 來放大並照亮關鍵病灶。這與一般自行在不同光照條件下，以不同距離、不同角度對皮膚病灶拍攝的照片品質差異甚大。因此 AI 目前面臨到的問題是，深度學習是否有辦法模擬甚至是超越這樣的做法？

▋ 演算法仍然亦步亦趨，不斷打破紀錄

2017 年時，由 Nature 期刊以封面故事「學到的病灶 (Lesions Learnt)」介紹一篇有關皮膚癌診斷的論文，這是至今為止令人印象最深刻的深度學習論文之一 [62]。該研究為其演算法訂下了兩個目標：將病灶準確分類成良性或惡性，以及若為惡性則判斷是否為黑色素瘤。史丹佛大學的 Andre Esteva 與其同事使用了 Google 研發的卷

積神經網路演算法 (GoogleNet Inception v3)，該演算法事前已藉由 ImageNet 上超過 1,000 種物件類別中的 128 萬張非醫學影像進行過訓練。研究人員後續再以涵蓋 2,032 種皮膚疾病的 129,450 張皮膚病灶影像進行訓練（圖 6.3）。由於資料集中有許多影像為照片而非活體組織切片，因此當中用於測試的 1,942 張影像有另外根據活體組織切片對皮膚病灶進行確診，之後才讓演算法針對這些測試影像（有照片，也有皮表透光顯微鏡影像）是否為癌症以及癌症是否為惡性來進行分類。研究人員也請來 20 多位史丹佛大學的專科認證皮膚科醫師進行測試，以做為演算法表現的比較基準。這些皮膚科醫師都未曾見過任何測試影像中的病灶，測試方式則是詢問他們在看到病灶後會進行活體組織切片，還是向病患報告好消息。測試結果顯示，以 135 張皮表透光顯微鏡影像進行癌症分類時，演算法的表現優於所有皮膚科醫師，而以 130 張黑色素瘤的照片和 111 張黑色素瘤的皮表透光顯微鏡影像進行分類時，演算法的表現優於醫師的平均表現（圖 6.3）。

IBM Watson 針對史丹佛大學利用卷積神經網路演算法評估皮膚癌的論文進行了重複性研究，結果在辨識黑色素瘤方面，得到了比 8 位專業皮膚科醫師更高的準確率 [63]。隨後這個演算法又被更進一步地改良 (使用 Google 的 Inception v4 卷積神經網路) 並接受另一次測試，這次比較對象較多，為 58 名皮膚科醫師，而且只針對黑色素瘤進行特定診斷，測試結果顯示演算法再次超越大多數人類的表現 [64]。

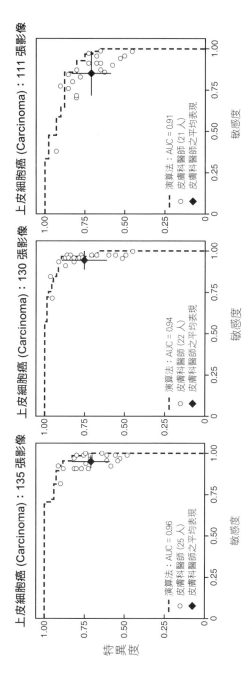

圖 6.3：由深度學習演算法與皮膚科醫師進行皮膚癌分類。演算法在每一次的分類當中，表現都優於或至少等同於 20 多名皮膚科醫師所組成的團隊。資料來源：改自 A.Esteva 等人的 Dermatologist-Level Classification of Skin Cancer with Deep Neural Networks，Nature 542, 7639 (2017)：115 – 118.

機器如此優秀，會否反客為主、反令醫護人員以機器馬首是瞻？

這項研究帶給了我們相當重要的啟示與引人深思的問題。Nature 期刊的社論撰寫者提問，**醫護人員是否有可能「變成單純以機器診斷為依據的技術人員**[65]。」**像這類可能出現的影響，正是本書所希望探討的**，而該社論同時也帶批判性地點出，演算法即使在測試中獲得優異表現，也不代表就能成為可以在現實世界中使用的技術。目前為止用於訓練演算法的資料當中，只有極少數是來自於非歐洲族裔的病患[66]。此外，卷積神經網路也必須經過臨床驗證。這也是為什麼當我們看到居然有一份關於皮膚病灶的研究在未經相關驗證的情況下，便公開發佈其演算法供行動裝置使用時，會感到如此驚訝[67]！

▌ 皮膚科醫師的判斷並非單純的二分法

皮膚科醫師在這些研究中進行評估時，不但未與病患實際接觸，也不用擔心誤診的後果。**但在皮膚醫學的真實世界當中，光是觀察病灶並無法掌握到所有資訊。**皮膚科醫師在看診期間所需獲得的資訊還包括病灶的發展過程、病患個人的危險因子 (risk factor)，以及對病患整體皮膚更廣泛的評估。不僅如此，醫師也不是只以二分法判斷是否為癌症而已，還必須決定要進行活體組織切片，還是暫時先觀察病灶變化即可。

演算法雖能協助診斷，但並非十項全能

　　因此相對於真實臨床情況，演算法只能算是在進行診斷或決定是否要做活體組織切片時，一種經過精心設計但適用範圍較為狹隘的方法。即便如此，深度學習可協助提升皮膚癌檢測的準確率，仍是不爭的事實。史丹佛大學的研究結果明確顯示，深度學習已為進一步的測試做好了準備。目前也還有其他演算法正在開發當中。例如與蘋果 (Apple) 機器學習小組合作的 VisualDx 公司，他們利用一個收錄超過 3 萬張影像的資料庫 [68]，來協助醫師診斷皮疹及皮膚病灶，而不僅限於癌症。這些來自各方的集體努力，未來將有可能使所有持有智慧型手機且可使用寬頻網路的人，無論何時何地，都能在對皮膚病灶有所疑問時即時取得相關資訊。

AI 協助那些代理皮膚科工作的醫師們，也避免病患遭受不必要的手術

　　正如我先前所提，美國的皮膚科醫師並不是很多：只有不到 12,000 名的皮膚科醫師，卻要照顧超過 3.25 億的美國人。因此我們所要做的，與其說是用機器取代皮膚科醫師，不如說是讓那些被要求承擔大部分皮膚科基礎工作的家庭醫師們能夠得到更多的協助。一個經過充分驗證而且準確的演算法，將可為皮膚疾病的診斷和治療方式帶來重大的影響。對皮膚科醫師來說，這可以減輕他們在進行診斷時的工作量，使他們能夠撥出更多時間進行皮膚病灶的切除與治療。對身為皮膚問題主要篩檢者的基礎醫療醫師來說，這也可以提升他們的診斷準確率。對病患來說，則是能夠避免掉一些其實不必要的組織切片檢查或病灶切除。

經由上述**針對醫學掃描、病理學切片與皮膚病灶**的介紹，我們可看出 **AI 有機會透過改善診斷準確率與提高流程效率而為醫療帶來改變**。這是藉由 AI 進行模式辨識的「甜蜜點 (sweet spot)。」不過即使是這些最容易被 AI「入侵」的醫學專科，目前也沒有任何資料顯示醫師會被它們取代。那麼接下來，讓我們將目光轉向那些日常實務工作多樣而非典型模式 (pattern) 的臨床醫師吧！

7
chapter

沒有模式的臨床醫師
(CLINICIANS WITHOUT PATTERNS)

醫療診斷型的人工智慧可以從癌症病患或糖尿病患累積多年的資料當中，挖掘並找出各種特徵、習慣與症狀之間的關聯性，以協助預防或診斷疾病。如果這樣的機器確實是個有用的工具，那即使這些資料對「它」而言「沒有意義」，又有什麼關係呢？

—GARRY KASPAROV

臨床醫師的醫療行為難以用簡單的模式來歸納

　　大部分的醫師、護理師和臨床醫師都不同於資訊專家 (information specialist)，他們在實務上使用的並非我所謂「以模式為中心」的做法。雖然大多數的基礎醫療 (primary care) 和醫學專科都含有非常仰賴模式的元素，如各種掃描與切片，但他們主要的職責還是進行評估以及制定醫療計畫。這牽涉到整合能力，包括對病患病史的認知處理、對生理數值、檢驗報告和其他客觀資料（例如經過資訊專家解讀的掃描和切片）的理解、對醫學文獻語料庫 (corpus) 的掌握，以及和病患及家屬們的溝通。這些臨床醫師的行為，都難以歸納成一個簡單的模式。深度學習雖然蓬勃發展，但它必須依靠輸入與輸出，而大多數的醫療行為都無法直觀地以演算法來處理。不過 AI 還是能提供輔助性的選擇給這些「沒有模式的臨床醫師」，執行一些由機器處理將會更有效率的任務。這個範圍非常廣泛，從協助省去使用鍵盤的麻煩性，到處理多模態 (multimodal) 資料都包含在內。

▌理解醫學文獻與理解維基百科的條目是兩回事！

　　AI 早期有一項被大力吹捧的功能，就是能擷取生物醫學領域大量的研究成果。由於每年經同行審查 (peer-review) 發表的論文超過 200 萬篇，等於每 15 秒就會有一篇文章發表，因此根本沒有人跟得上所有的新資訊，更不用說那些忙得不可開交的醫師了！IBM 曾在 2017 年為 Watson 做過一些令人莞爾的廣告，宣稱只要擁有這套系統，醫師就能一天看完 5,000 篇研究論文，還能照常看診！但是到目前為止，無論是 Watson 或其他 AI 演算法，都還無法做到這一點！

事實上，Watson 處理的只是論文的「摘要」而已！再加上「摘要」的內容並非結構化資料，因此單純的擷取也無法自動轉換成知識庫提供後續有效的應用。

這麼說也許會令人出乎意料，畢竟 Watson 曾在「危險邊緣 (Jeopardy!)」中展現出超越人類的能力，因此會給人一種有可能會比醫師聰明，而且也能快速吸收醫學文獻的印象。但 Watson 之所以能在遊戲節目中擊敗人類，單純只是因為它擷取了維基百科所有的內容，而節目中 95% 以上的考題取材都出自於維基百科。然而，**消化生物醫學文獻中的資訊跟理解維基百科的條目是截然不同的！**

我們讓電腦分析科學論文時，還是需要人類在旁邊監督，幫忙挑出關鍵字與研究發現。Scripps Research（斯克里普斯研究所）的 Andrew Su 所負責的一項大型專案 Mark2Cure，就是透過網路上的群眾外包 (crowdsourcing)，邀請科學社群 (scientific community) 以外的參與者來進行這項工作。這些志工（又可稱公民科學家）會去挖掘資料並為生物醫學文獻加上註解，文獻來源包括由美國國家衛生研究院 (National Institutes of Health) 所管理，超過 2,000 萬篇論文的 PubMed 資料庫。**現有的軟體仍缺乏足夠的自然語言處理能力來「理解並分析科學論文」，但軟體的能力正在持續進步當中！**未來 Watson 或許真的能如它所宣稱的一樣，讓所有醫師都能即時掌握與他們的工作實務相關的醫學文獻。要達到這個目標，Watson 內的資料必須經過最佳化的篩選，使用方式也要更加容易上手。

使用數位醫療紀錄也不如想像中便利！

在電子醫療紀錄 (electronic medical record，EMR) 出現之前，病人看診時 (通常是找另一位醫師) 病歷若已經很厚了，可能代表病情問題較複雜。即便後來有了電子醫療紀錄，許多初診病患或尋求第二意見 (second opinion) 的病患帶來厚厚一疊病歷的情形仍然屢見不鮮，而這些複本都是透過傳真或電子郵件送達的，往往包含數十至數百頁的內容需要審閱。

電子病歷的原意應該是要減輕醫師的工作負擔，但目前常用的電子病歷系統卻因為架構太過複雜，而且無法進行搜尋，讓醫師無法馬上找到就診患者的關鍵資料。要使用電子健康紀錄 (electronic health record，EHR) 系統前必須先接受長達 20 小時的訓練，由此可知，使用這個系統本身往往比患者的病況要來得複雜。電子健康紀錄除了難以搜尋之外，更糟糕的或許是內容的不完整性。我們都知道，一個人的數據與資訊其實遠多於系統裡所記載的，包括過去在其他醫療院所和醫療人員的接觸、患者住在其他地區時的病史、來自感測器而尚未輸入病歷的心律、血壓、血糖等資料，上百萬人已經取得的基因體資料同樣沒有整合到系統內，病患在臉書等社群媒體上發表的內容也都被忽略了。因此，即便臨床醫師能夠順利使用病患的電子健康紀錄，依然只能獲得非常狹隘、不完整的資訊！*

---

* 編註：EHR 在美國除了介面難用之外，另一項阻礙關卡是，不同醫療服務之間的資訊很難銜接。如果病人換醫生、到急診室就診或是搬家，醫療紀錄不一定能跟著走。資料來源：〈科學人〉雜誌 2020 年 7 月第 221 期〈AI 革新病歷系統〉https://sa.ylib.com/MagArticle.aspx?Unit=featurearticles&id=4727

電子健康紀錄也使得 AI 無法發揮所長、展現能力。相關的醫學文獻指出，如果患者的資料結構詳盡全面、簡潔又整齊，則理想中的 AI 應該能夠獲取並整合病患的所有資料。目前能夠做到這一點的 AI 工具尚未問世。倘若未來真的出現這類工具，相信不僅能夠提升醫師的工作效率，也能為每位病患帶來更具意義且更全面性的評估。而且最終無論求診者面對的是健康或疾病，它在每個人的生命旅途當中，都會是極具價值的存在！

醫師過度專注於完成紀錄反而捨本逐末、遠離了病患！

醫師跟病患在看診時都討厭一件事，那就是敲打鍵盤（圖 7.1）。不斷敲打鍵盤會使醫師分心，也會讓病患無法投入。面對面接觸、理解肢體語言以及人際溝通的要素全都因此而消失了！**使用鍵盤會對醫師和病患產生負面影響：病患不知道醫師到底有沒有在同理他，醫師則因為使用電腦導致傾聽和專注能力下降，因而感到沮喪。現代看診間內電子健康紀錄的使用已經導致醫師過勞與憂鬱的發生率達到高峰！**

直接由機器記錄談話內容不是比打字要來得快嗎？

目前，醫師都會在診間敲打鍵盤輸入資料。在這個使用 Alexa 等語音助理的時代，不禁令人質疑：倚賴打字是否有其必要性？**將資料輸入電子健康紀錄系統需要花費大量時間，而說話的速度則快多了！**舉例來說，要打字輸入一名病患的吸菸史 —— 他 20 年來每天都抽 3 包菸，在 5 年前戒菸 —— 可能會花上幾分鐘，但**說出這句話只需要幾秒鐘**！

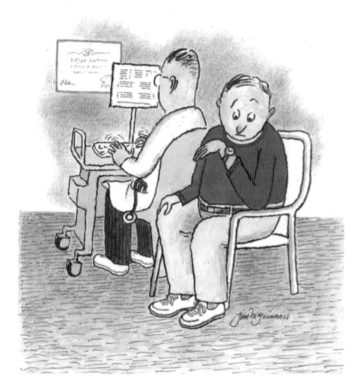

圖 7.1：無法產生連結的醫師與病患。資料來源：改編自 "The Pharos," The Pharos of Alpha Omega Alpha Honor Medical Society, Summer Edition, 78 (2015)。

　　你可能會覺得這對 AI 來說是輕而易舉的事，那為何不將看診的語音內容儲存下來，再彙整原本無結構的對話成一份診療筆記呢？這種自動記錄的筆記還可以由病患編輯，然後再經過醫師檢查及機器學習（專門學習該醫師的筆記偏好與風格）處理。只要以這種方式處理 50 份以上的資料，機器學習的效果就會逐漸顯現，**能夠無縫且有效的運用 AI 自然語言處理技術 (NLP)，取代敲打鍵盤、減少成本，並有助維繫醫師與病患面對面溝通。**

▌病患也能看見診療紀錄並參與編輯、事後隨時查看

此外，**藉由讓病患編輯自己的診療筆記，可以解決一些被公認會不斷困擾看診與電子健康紀錄的錯誤**。將整個看診過程抄錄下來，等於建立了一個**病患可以隨時查看的資料庫**，因為病患不一定能完全理解或記得看診時討論的許多內容，所以這個資料庫特別有用。過去醫師都不會徵求病患的意見，但病患的意見對於整理資料可能非常有幫助。有些醫師依然擔心徵求病患意見會造成新的偏差，但與現況相比，這麼做是利大於弊！史丹福大學與 Google 已經合作展開一項結合自然語言處理（將看診的說話內容抄錄）及機器學習（合成筆記）的數位抄錄試驗，並致力於開發產生看診筆記的演算法，除此之外，Microsoft、亞馬遜、Google、Nuance 等公司及 Sopris Health、Orbita、康語(Carevoice)、Saykara、Augmedix、Sensely、Suki、Notable 等許多新創公司也積極研發這類演算法 [1]。

▌以機器記錄看診對話內容在技術上所面臨的挑戰

以自然語言處理、記錄看診過程或許依然不是最理想的選項，要將語音轉換為完整簡鍊的文字筆記，**過程中會面臨一些技術上的挑戰**。除此之外，**也會遺漏所有非語言溝通的部分**。甚至，一旦使用者知道所有內容都會被錄音，而且將會以診療筆記的方式儲存下來，反而可能會抑制非正式、自由的對話。儘管我們不能確定這種 AI 最終是否會被人們廣泛接受，但目前業界正在積極研發這類用途的 AI。

臨床決策支援系統（CDSS）演算法如何協助醫師？

　　與醫師的看診過程也很適合使用機器學習，AI 的一個主要應用，稱為「臨床決策支援系統」(clinical decision support system，CDSS)，這類演算法在過去數十年間不斷進化，功能包括：查看病患資料、提供診斷建議、分析檢驗數據或影像掃描、疫苗接種建議、藥物過敏標示，以及藥物間交互作用之紀錄以避免潛在的用藥錯誤。不過到目前為止，這些工具還沒有完全兌現所有功能。有一份系統性文獻回顧檢視了 28 項隨機試驗，結果發現臨床決策支援系統在預防發病上確實有小幅改善，然而並未增進病患的存活率[2]。目前臨床決策支援系統有一項主要問題，就是提示與警示過多，會中斷工作流程。此外，跟近期的 AI 發展相比，目前的臨床決策支援系統還很原始。改善這些系統的其中一個方法，是讓它們具備吸收所有醫學文獻的能力，這件事目前還辦不到，但終究會實現！**到時候，臨床決策支援系統將能在醫師照護每位病患時提供廣泛的知識系統，並協助醫療診斷、提供最佳治療建議。**這樣的臨床決策支援系統應該會比現今的標準做法好上許多，也就是能從 Google 上搜尋資料供醫師參考，或者因成本較高而比較少見的：讓醫師查看 UpToDate 上的建議。UpToDate 是軟體服務，整合在某些醫院的臨床決策系統中。

▋ 研究歸研究，但每位病患畢竟都是獨一無二的！

　　最新的研究雖然有它的用處，但並未達到目標。雷夫霍維茨 (Ralph Horwitz) 與同事寫了一篇深思熟慮的論文〈從實證醫學到醫學實證〉

(From Evidence Based Medicine to Medicine Based Evidence)，他們引用了知名英國流行病學家奧斯汀布拉德福德希爾 (Austin Bradford Hill) 的言論，希爾談到醫師無法從研究中得到的東西：「**研究沒有辦法讓醫師從中獲得他在醫療工作實務中需要知道的事情！**」希爾說：「研究可能會清楚顯示，平均而言，A 治療優於 B 治療。但這**並沒有回答醫師的問題：「當我開某項藥物給某位病患時，會發生哪些結果？而最有可能的結果又是什麼？**[3]」

▌照護每位病患需要像海綿般吸納所有資訊，並做最全面的考量！

為了針對個別病患做出最佳決策，醫師或 AI 系統會整合該病患的**所有資料 —— 包括生物、生理、社交、行為、環境等面向 —— 而不只是仰賴大型研究的整體性結論來做決定**。舉例來說，使用斯它汀類藥物 (statin) 的大規模隨機試驗資料顯示，每 100 個用藥的人，有 2 到 3 人的心臟病發病率會下降。其餘人服用這種藥物之後，除了膽固醇檢驗結果有改善之外，沒有任何臨床益處。除了那些已知會導致心臟病的臨床風險，例如抽菸及糖尿病，**現在我們還能將基因的影響加進來考量**，只需花費 50 到 100 美元，就能從 23andMe、AncestryDNA 等公司取得來自基因陣列 (gene array) 的風險評分結果。這種評分無論是獨立使用，或是結合傳統臨床風險因素，都能更周全的預測罹患心臟病的可能性多寡，以及使用斯它汀類藥物是否對病患有益。**目前某些基因風險評分已證實可用於預測包括乳癌、攝護腺癌、心房震顫、糖尿病及阿茲海默症的發生機率。**

擴增個人化醫療支援系統（AIMS）：客製化儲存、分析個別病患的完整資料

　　個別病患的各種檢驗結果也是 AI 工具必須深入分析的資料。目前醫學檢驗的評分方式是以群體統計為基準，判斷某項指標是否處於「正常」範圍，這種評分方式太過簡化，並反映出醫學界對平均病患的執著，但其實所謂的平均病患並不存在！舉例來說，現行作法上，我們進行檢驗時並不會將種族特異性納入考量，但我們知道關鍵的檢驗結果 —— 例如用於監測糖尿病的糖化血色素（hemoglobin A1C）或用於監測腎功能的血清肌酸酐 —— 在非洲族裔及歐洲族裔的人身上非常不一樣 [4]。**此外，許多資訊都隱藏在所謂的正常範圍裡**：以一名在過去 5 年內血紅素從 15.9 g/dl 穩定下降到 13.2 g/dl 的男性病患為例，**其血紅素數量變化的起點和終點都落在正常範圍裡**，因此這個變化絕對不會被檢驗報告標記出來，而大多數忙碌的醫師也不會抽絲剝繭，回頭去查看長時間內的數值變化。**但是血紅素減少情形有可能是病患身上某種疾病的早期徵兆，比如隱性出血或癌症。在資料解讀上，我們陷入了二元的窠臼 —— 要嘛正常，要嘛異常 —— 而忽略了有更多豐富、細緻且連續的資料及解讀方式可供利用。**這就是深度學習的重要性，病患最新、全面而詳盡的資訊能夠發揮重要作用，提供醫師進行全面、完整的評估。這樣的 AI 工具我稱為「擴增個人化醫療支援」(augmented individualized medical support，AIMS)，而非臨床決策支援系統。

> 太重要了！除了外部感染，否則我們都是漸漸生病和漸漸變老的…

AI於個別醫學專科上的發展走向又是如何？

目前為止，我們討論了 AI 對醫療的整體性影響。現在，讓我們來看看一些計劃採用 AI、或者已採用 AI 而獲得成效的醫學專科，其發展狀況與未來方向。

眼科

▌ 糖尿病視網膜病變影像評估

儘管放射學和病理學是 AI 最早期參與也正在快速發展中的醫學領域，不過近期使用 AI 診斷眼部疾病所取得的傑出進展，使我認為這個領域可能在未來領先成為模範！

目前在全球造成視力喪失的第一大成因是糖尿病視網膜病變 (diabetic retinopathy)，這種疾病影響了 1 億多人！據估計，在美國就將近有 30% 的糖尿病患者患有糖尿病視網膜病變 [5]。糖尿病視網膜病變是大規模的公衛問題，需要定期檢查，然而儘管有頗具成效的治療方法可以延緩病程及預防失明，但人們也往往不會定期做檢查而錯失良機！

如果每位糖尿病病患都接受所有的建議檢查，每年將會有超過 3 千萬張視網膜影像需要判讀，顯然這項工作可以交給深度學習來做 [6]。Google 的研究團隊開發了一套可以自動檢測糖尿病視網膜病變和糖尿病黃斑部水腫 (diabetic macular edema) 的演算法 [7]，所使用的

卷積神經網路 (CNN) 參考了 Christian Szegedy 與同事的論文，以及 Inception-v2 結構 [8]。他們使用了 128,175 張視網膜影像來進行訓練，還使用了兩組驗證影像 (分別有 9,963 張和 1,748 張)，累計採納超過 7 萬 5 千名病患的資料。這些視網膜影像由 60 多名認證合格的眼科醫師來進行分級，其中有些醫師判讀的影像高達數千張 (中位數範圍從 1,745 張到 8,906 張)。他們開發的演算法敏感度令人讚嘆，範圍落在 87% 到 90%，而特異度為 98% [9]。

除了 Google 之外，IBM 也針對糖尿病視網膜病變開發了深度學習演算法，IBM 使用 3 萬 5 千多張視網膜影像訓練演算法，根據報告顯示其準確率為 86% [10]。另外還有一名 16 歲少女 Kavya Kopparapu 採用 Microsoft 的 ResNet-50，並從美國國家眼科研究所 (National Eye Institute) 取得 3 萬 4 千張影像作為訓練資料，開發了一套功能類似的演算法。Kavya Kopparapu 的團隊後來成立 Eyeagnosis 公司，開發可用於智慧型手機的 3D 列印外接鏡頭，如此一來，幾乎在任何地方都可以使用他們的演算法來診斷糖尿病視網膜病變 [11]。

關於這些令人鼓舞的發現，還是有幾項需要注意的問題：具有視網膜病變的糖尿病患者瞳孔擴張反應可能較差，也可能患有較嚴重的白內障，這兩種問題都可能讓影像變得模糊。此外，演算結果可能會受到眼底照相機使用者影響 —— 使用者除了眼科醫師，也可能包含驗光師及其他臨床醫師。幸運的是，這些問題已經在醫學 AI 的首次前瞻性臨床試驗中獲得解決！

愛荷華大學 (University of Iowa) 眼科團隊的一間衍生公司 IDx 開發了一套深度學習演算法，使用 Topcon (拓普康) 眼底照相機來檢測糖尿病視網膜病變。在美國 10 個不同地區共有 900 名糖尿病病患到基礎醫療診所，以 IDx 機器搭配演算法進行前瞻性的眼科檢查。檢查影像會立即傳送到雲端進行分析，並在幾分鐘內就獲得結果！而依此來檢測糖尿病視網膜病變的診斷準確率很高，敏感度為 87%，特異度為 90% [12]。請注意，這項前瞻性研究是同類臨床試驗的首例，其準確率遠遠不及回顧性報告的水準 (相比之下，在使用不同演算法的兩個同類資料集裡，回顧性報告的 AUC 為 0.99)。IDx 已於 2018 年獲得美國 FDA 批准。**這項技術的出現，代表我們朝向使用機器就能準確診斷糖尿病視網膜病變的未來，又邁進了一步！**

老年黃斑部病變光學同調斷層掃描影像評估

視力喪失的另一項主因是老年黃斑部病變 (age-related macular degeneration，AMD)，這種疾病跟糖尿病視網膜病變一樣，只要及時治療往往能預防或至少延緩病情。我在 2018 年參觀倫敦的摩爾眼科醫院 (Moorfields Eye Hospital)，該機構是全世界最負盛名的眼科中心之一，其中一位眼科醫師 Pearse Keane 很有開創精神，用光學同調斷層掃描 (optical coherence tomography，OCT) 為我進行眼科檢查 (圖 7.2)。與用於糖尿病視網膜病變研究的視網膜眼底正面影像相反，光學同調斷層掃描的是視網膜組織的橫斷面影像。這些術語聽起來很花俏，但其實接受檢查只需要把頭靠在一台機器上，然後由一束光線一次掃描一隻眼睛，不到一分鐘影像結果就出爐了！每年摩爾眼科醫院進行這項高解析度 3D 光學同調斷層掃描檢查超過 100 萬次。

Keane 與 DeepMind 合作建構了一套協助這種檢查的深度學習演算法，能在症狀出現之前就準確診斷多種視網膜疾病，包括老年黃斑部病變。這項研究採用了 1 萬 4 千多張光學同調斷層掃描影像，在分析及診斷青光眼、糖尿病視網膜病變、老年黃斑部病變等 50 多種眼科疾病、進行緊急轉診方面，自動化光學同調斷層掃描判讀的準確率，已達到專業視網膜專科醫師的判斷水平 [13]。對於有嚴重眼疾而需要緊急轉診的個案，演算法不會誤判成僅需觀察就好。相較之下，視網膜專科醫師只能找出 65% 此類個案，說明演算法的敏感度表現較好 *。Keane 告訴我：光學同調斷層掃描應該成為眼科檢查的常規項目。這套演算法目前正在 Keane 帶領的臨床試驗中進行驗證，而**這可能將會促成讓光學同調斷層掃描檢查在未來納入標準流程。藉由這套深度神經網路將有可能大幅提升眼科疾病緊急轉診的準確性！**

同樣地，在加州大學聖地牙哥分校的眼科教授張康，也與同事開發了一套光學同調斷層掃描判讀演算法，採用了將近 11 萬張影像 [14]。這套演算法在準確診斷老年黃斑部病變上的表現也比眼科醫師更具優勢。張康等人正在研究一種智慧型手機附加裝置，該裝置能夠做到類似光學同調斷層掃描機器的影像擷取功能。

---

* 編註：原文有提及 The algorithm's AUC for false alarm was 0.992，但其中的 AUC for false alarm 意義不明，並與前後文意思略有矛盾，故此處將此句刪除，以翻譯整段文意之方式處理。

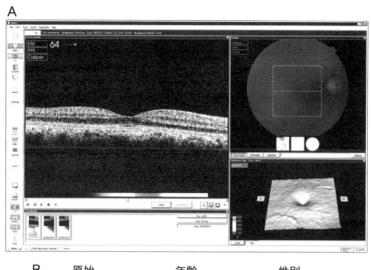

B

原始	年齡	性別

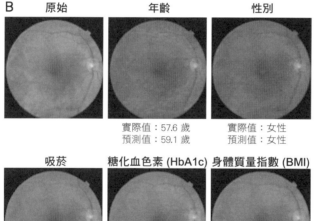

實際值：57.6 歲
預測值：59.1 歲

實際值：女性
預測值：女性

吸菸　　糖化血色素 (HbA1c)　身體質量指數 (BMI)

實際值：非吸菸者
預測值：非吸菸者

實際值：無糖尿病
預測值：6.7%

實際值：26.3 kg m⁻²
預測值：24.1 kg m⁻²

圖 7.2：視網膜影像。(A) 我在摩爾眼科醫院的光學同調斷層掃描檢查。(B) 預測關鍵指標的視網膜影像。資料來源：改編自R. Poplin et al., "Prediction of Cardiovascular Risk Factors from Retinal Fundus Photographs via Deep Learning," Nature Biomedical Engineering, 2 (2018)：158 - 164。

■ 深度學習可藉由視網膜影像廣泛監測病患的各種身體狀況！

　　視網膜影像的神經網路能提供的遠遠不只是老年黃斑部病變的資訊而已。一項採用 30 萬名病患的 Google 研究顯示：**視網膜影像的 AI 模型不依靠臨床知識建立，而是從資料中學習規則，就能預測病患的年齡、性別、血壓、吸菸狀況、糖尿病控制（透過糖化血色素得知）及重大心血管疾病的風險**（圖 7.2）[15]。預測年齡與性別的準確性相當高，而預測吸菸狀況、血壓、不良結果的準確性則為中等。由這項研究可以得知：**眼睛是作為監測病患各種身體狀況的絕佳指標！如果這類方法得到前瞻性驗證，未來或許可以見到廣泛使用智慧型手機進行定期視網膜自我檢查的情形**。定期進行視網膜檢查可以得知：血壓和糖尿病的控制情形以及預後風險、老年黃斑部病變、糖尿病視網膜病變、青光眼、白內障的早期診斷與追蹤，甚至是阿茲海默症的早期徵兆[16]。這類方法甚至能夠擴展到準確檢查眼睛屈光度，以更新眼鏡的度數處方。人們不喜歡滴眼藥水來散瞳，這點可能會限制智慧型手機自拍眼科檢查的普及性，但還是可以使用紅外光來變通。結合這些低成本、非侵入性的影像擷取及獲得豐富資料的技術，有朝一日或許會帶來變革！

■ AI 也可協助診斷「早產兒視網膜病變」與「先天性白內障」，改善兒童視力！

　　AI 也有機會改善兒童視力，協助診斷「早產兒視網膜病變」(retinopathy of prematurity)。這種疾病不僅難以被診斷出來，而且影響了三分之二出生體重不足 1,250 公克的早產兒。由於新生兒科醫師並不是兒童眼科醫師，後者才是進行這項重要診斷的專家。此外，新生兒加護病房裡的檢查十分主觀又不盡理想。我們必須努力改善這些情況，因為早產兒視網膜病變是兒童失明的主因，而這是可以治療的！已有證據顯示深度學習能非常準確地診斷這種疾病，在一項採用 6,000 張影像的大型回溯性研究中，**深度學習的表現跟早產兒視網膜病變專家相比有過之而無不及** [17]！

　　另一種可借助於 AI 的兒童疾病是先天性白內障，這種疾病通常會在專門中心進行診斷與處置 [18]。不管是要進行水晶體的影像分類，或進行準確診斷並做出最佳手術決策等，先天性白內障都遠比典型老年性白內障更加複雜！正如診斷糖尿病視網膜病變一樣，**照明的強度、角度、影像解析度都會隨著成像機器與醫師而有所不同，導致診斷上的困難**。中國的一項研究使用由眼科醫師標記過的 886 名病患影像，以訓練一套稱為 CC-Cruiser 平台的深度學習網路。這個平台採用 410 張先天性白內障兒童病患的眼睛影像及 476 張正常影像，使用一套衍生自 ImageNet 的 7 層卷積神經網路分析了 4,096 個特徵。在中國一項橫跨多家醫院臨床試驗中，這套神經網路對 57 名罹患這種罕見疾病的病患進行前瞻性診斷並提供治療決策，除了一名病患之外，其餘病患都被準確診斷出來，這與另外一項協作雲端平台的網路研究結果類似。這項試驗結果證明演算法能夠媲美專業眼科醫師的表現。更廣泛地說，這種開創性工作對於罕見疾病的影響很顯著，這將使深度學習演算法有可能用於專門轉診中心以外的領域。將全世界的這類資料匯集起來，除了促進資料易得性之外，或許也能用於改善未來診斷先天性白內障的 AI 演算法效能。

心臟科

▋ 追溯過往，並未妥善利用 AI 來提高心電圖自動化判讀 的準確性

心臟科醫師有許多分支：一般心臟科醫師、介入性心臟科醫師（負責疏通動脈）、電生理學家（負責治療心律不整）、影像專科醫師（跟放射科醫師較為類似）及心臟衰竭專家。各個分支的主要功能和工作不盡相同，但都非常倚重兩種基本技術 —— 心電圖 (ECG) 及心臟超音波 (echocardiography，echo)。

心電圖已經由機器讀取數十年了。心電圖有十二個導程，其中六個追蹤心臟電活動的不同向量（通常由放置在四肢的電極取得），另外六個導程則直接放在胸部的各個標準化位置。自動化系統在 1970 年代首度應用於解讀心電圖，並在 1980 年代成為例行程序。採用自動化系統是一個里程碑，可以說是 AI 首度大規模納入醫療實務中。但當時的 AI 跟現在不可同日而語，按照現在的標準來看也稱不上是 AI。事實上當時根本沒有 AI 這個詞彙，只以「電腦輔助」(computer aided) 稱呼。

1981 年我在心臟內科輪訓，當時我每天都要去資深電生理學家 Melvin Scheinman 的辦公室判讀 40 至 50 張心電圖。每張心電圖上面都印有電腦診斷結果。照理來說，我讀的時候不能看上面寫的結果，但還是常常忍不住會瞄一眼！因為看到電腦出錯的時候感覺特別有趣，而且錯誤還不少！即使時至今日依然如此，原來解讀心電圖的 AI 演算法並不聰明！這些演算法是根據不變的規則來區分模式的，因此缺乏學

習能力！1991 年有一項大型跨國研究對心電圖演算法進行評估，發現整體上的準確率落在 69%[19]。然而，全美的醫院與診所迄今仍在使用這種不佳的演算法。

由此可知，我們在使用現代 AI 工具提高心電圖自動化判讀的準確性這方面所做的努力少得令人訝異！！1997 年發表了一種用來診斷心臟病的神經網路，其中具有一層輸入層、一層由 15 個神經元構成的隱藏層，以及一層輸出層[20]。在單一隱藏層中添加更多的神經元將有助於提高準確性[21]，但是光有一層隱藏層還是不夠的！這個演算法跟過去判讀 12 導程心電圖的方法同樣，都以規則為基礎 (rule-based)。因此，照現在每年超過 3 億張心電圖來計算的話，在 40 年後將會有多達上百億張心電圖都是採用這種 rule-based 演算法來判讀的。相同的演算法也用來判讀跑步機壓力測試得到的 12 導程心電圖。可以看出至少直到現在，製作心電圖儀器的公司缺乏動機去改善機器的準確度，使得 AI 進入醫療最早也最久的領域至今仍相當仰賴人力。這也是為什麼我還是喜歡跟學生和受訓醫師一起判讀心電圖，確保他們永遠不要相信機器的診斷結果。

▌深度學習判讀「心電圖」的新發展

最近發展的深度神經網路演算法，能透過判讀 12 導程心電圖準確診斷心臟病 (敏感度為 93%，特異度為 90%)[22]。藉由這種演算法，也許我們開始擺脫以規則為本的判讀法了！對比 12 導程心電圖的發展停滯不前，近來透過深度學習發展出以單一導程診斷心律的方法。而這種方法之所以化為可能，一部分是因為出現了新科技，使我們能持續記錄心律。記錄心律的標準工具是霍特監測器 (Holter monitor)，由諾曼·霍特 (Norman Holter) 於 1949 年所研發，不過這種工具需要病患佩戴多個帶有導線的電極。

而我在本書稍早提過的 iRhythm Zio 貼片，則是一種類似 OK 繃的裝置，可以用來診斷心律。醫師將貼片寄給病患，病患只要將貼片貼在胸口，就能連續記錄 10 到 12 天的單導程心電圖，而且不影響運動或沐浴。這種進步的科技讓 iRhythm 累積了龐大的資料庫，是過去量測心律工具資訊量的 500 倍。吳恩達 (Andrew Ng) 率領史丹佛大學研究團隊，利用 34 層的卷積神經網路分析來自 29,163 名病患的 64,121 份 30 秒心電圖，同時由獲得心電圖判讀認證的專業人員確立真實數據 [23]。接著他們又分析來自 328 位病患的 336 份心電圖紀錄，將演算法獲得的結果與 6 位合格心臟科醫師的判讀結果相比較 (另外還有 3 位醫師進行真實數據標註)。這項研究總共診斷出 12 種不正常心律，包括心房震顫和心臟傳導阻滯 (heart block)。在這項回溯性研究中，演算法在大部分心律不整的類別判斷上，表現超越了 6 名心臟科醫師。但不管是機器或人都會犯錯，整體預測的陽性率值落在 70% 到 80% 之間。

診斷心房震顫尤為重要，一般大眾一輩子有 30% 的機率罹患心房震顫，情況非常普遍！而心房震顫經常毫無症狀，但卻有可能引發中風！2017 年年底，美國 FDA 核准 AliveCor 研發的 Kardia 錶帶，可以裝配在 Apple Watch 上，讓使用者只要將手指按壓在錶面上 30 秒就能產生單導程心電圖，再交由深度學習演算法分析、診斷是否有心房震顫。AliveCor 還使用加速計追蹤使用者的活動狀態，以偵測心律不整，其原理是辨別出與活動強度不成比例的心跳率。非監督式學習的神經網路每隔 5 秒就會運行一次去預測使用者的心跳率與活動狀態。當出現不成正比的非線性模式時，裝置就會提醒使用者進行心電圖檢測，查看是否出現心律不整的情形。這跟我先前所提到的所有其他科技不同，**這項工具是專為病患設計，而非為醫師設計 —— 重點是記錄病患在現實世界中的活動狀態，而非在診間的狀態！** Kardia 錶帶也能保存產生的心電圖，傳送給心臟科或其他專科醫師協助診斷。

從心跳率與活動狀態開始出現落差，到即時取得心電圖以記錄當下狀態，這中間的時間差，正是其他類似科技難以克服而勝出的原因！Cardiogram 是另一家研發可在智慧型手錶上診斷心律的公司，其研發的機器學習演算法 DeepHeart 偵測心房震顫的表現就差強人意，敏感度和特異度僅有 67% [24]。

▌深度學習判讀「心臟超音波圖」難度更高！

心臟超音波是心臟科使用的另一項重要科技，用來評估心臟功能與心臟結構性疾病。心臟活動的觀察必須伴隨著心內膜（心臟內層）等重要結構一起評估，然而這些結構在心臟超音波影像中的精確邊界都不甚清晰，這使得完整的自動邊緣偵測分析難以進行 *，但仍有人努力嘗試應用 AI 工具處理心臟超音波檢查，例如加州大學柏克萊分校，以及位於英格蘭牛津的新創公司 Ultromics（牛津大學的衍生公司)[25]。柏

---

* 編註：邊緣和物體間的邊界並不等同，邊緣指的是圖像中像素值有突變（亮度變化明顯）的地方，而物體間的邊界指的是現實場景中存在於物體之間的邊界。因此可能發生「有邊緣的地方並非邊界」或「有邊界的地方並無邊緣」的情形造成執行自動化邊緣偵測的困難度。

克萊的研究團隊發表了第一個應用在心臟超音波的深度神經網路,來比較機器與加州大學舊金山分校合格心臟科醫師在影像判讀上孰優孰劣。這項回溯性研究規模雖然小,僅檢視數百張的病患超音波圖,得到的準確度卻相當不錯,演算法能得出九成以上心臟科醫師所做的結論[26]。Ultromics 則是專注在負荷性心臟超音波 (stress-echo) 影像判讀,意指他們拿受測者進行運動前的基準超音波圖,與運動最激烈時的超音波圖進行比較。該公司網站聲稱其診斷冠狀動脈疾病的準確率超過90%,但未發表詳細數據[27]。另一家研發智慧型手機超音波應用的新創公司是 Butterfly Net,他們利用 AI 偵測超音波探頭的位置和影像輸出,並透過深度學習演算法調校探測器的位置。**心臟超音波在心臟科診斷與處置上佔有重要地位,必須投入更多 AI 來實現自動化判讀!**大部分醫師都會受益於快速準確的機器分析,因為他們沒有受過心臟超音波的相關訓練,而這方面的人才也不容易尋得。

AI 工具在心臟科的應用還不只這些! Arterys 與 Nvidia(輝達)兩家公司都在研究心臟磁振造影演算法,這種演算法能加速影像判讀,並提高準確度[28]。跟心電圖與心臟超音波不同的是,磁振造影一般在臨床環境中並不會經常使用。

▌ AI 藉由重新檢視電子健康紀錄來預測心臟疾病風險

除了影像之外,傳統的電子健康紀錄也可以用機器演算法來檢視,以預測心臟疾病風險。諾丁漢大學 (University of Nottingham) 的研究團隊取得了將近 380,000 名病患的電子健康紀錄,將其劃分為超過295,000 人的訓練集和將近 83,000 人的驗證集[29]。在預測未來 10 年風險的表現上，4 種不同演算法（包含一套神經網路）超越了普遍使用的美國心臟學學院 (American College of Cardiology) ／美國心臟協會 (American Heart Association) 標準。機器學習演算法之所以有優勢的部分原因在於採集了社經地位與種族資訊。無獨有偶，波士頓大學也有一組研究團隊捨棄了數十年來用以預測心臟疾病的佛萊明罕臨床風險因子 (Framingham clinic risk factors)，改用機器演算法來處理電子健康紀錄，獲得 80% 以上的準確度，高於佛萊明罕臨床風險因子的 56% —— 後者的準確度就跟拋硬幣的機率差不多 [30]。

癌症

▎ AI 於癌症醫療發展的利基：沒有其他醫學專科像癌症醫學一樣擁有極為豐富的資料！

　　IBM Watson 首次涉足醫療領域時，癌症醫學想當然爾地成為頭號目標。因為定義病患的癌症有很多種方法，所以大概沒有其他醫學專科像癌症醫學一樣擁有極為豐富的資料，並以龐大的資料集形塑最先進的疾病診斷和管理方法。因為每個人的癌症都獨一無二，我們必須以多層次的方法來描繪其特徵，其中包括對病患的原生 DNA 定序、對腫瘤 DNA 定序、對腫瘤 RNA 定序、對血漿中循環的腫瘤 DNA 定序（稱為液態切片檢查 (liquid biopsy))*、描述腫瘤和病患的免疫系統狀態，

＊　編註：液態切片檢查 (liquid biopsy) 有別於傳統組織切片檢查 (tissue biopsy)，傳統切片是侵入式採樣，且可能會受到腫瘤多樣性 (heterogeneity) 不確定因素影響，而需要進行多次切片，液態切片則是利用低侵入性的體液取樣（如血液、尿液、唾液、肋膜液等）針對體液中與腫瘤相關的：循環腫瘤細胞 (circulating tumor cells)、游離去氧核醣核酸 (cell-free DNA) 與外泌體 (exosome) 等標的來偵測癌細胞的存在與特性。

也可能在培養皿中培養癌細胞，測試所謂的類器官 (organoid)*1 對各種藥物的反應。**癌症資訊最近還擴展到了活癌細胞分析，用微流控技術 (microfluidics)*2 從乳癌或攝護腺癌病患身上分離出活的癌細胞，接著用 AI 機器視覺進行評估，以預測術後風險** [31]。**這在癌症檢驗的歷史上是獨一無二的！**不同於以往的癌症檢驗依賴固定在福馬林中的（死亡）組織塊。其實這類關於癌症的生物資料都可以、也應該在治療、監控期間，或者可能復發的期間持續觀察評估。若再加上所有的影像資料，那麼病患及其癌症病程的資訊就多達數兆位元組 (terabytes，TBs)。不僅每個病患都有大數據，還包含所有超過 1,500 萬個患有癌症的美國人之人口統計基本資訊、治療過程與治療效果 [32]。為了得到最好的治療效果，通常需要混用不同類別的療法，例如將針對腫瘤中特定基因突變的療法與能增強病患免疫系統的療法混用。各種療法排列組合的數量多到令人難以想像！目前已有許多混合免疫療法成功的報告，且現在還能利用改造 T 細胞的方式來治療癌症。簡而言之，癌症的世界非常複雜，對於專業臨床醫師、計算生物學家和 AI 來說，都是十分艱鉅的挑戰！

*1 編註：類器官 (organoid) 是從病患體內取出一些癌細胞，放在培養皿中，培養出與來源組織和器官高度相似的 "類器官"，可說是患者腫瘤的化身。而建構任何一種類型的類器官面臨的最大挑戰，是確定微小的腫瘤類器官所需的營養物、生長因子和組織培養技術。對不同的癌症類型而言，這些確切的條件存在著很大的差異！

*2 編註：微流控技術 (microfluidics) 是一種能精確操控微尺度流體的技術。

▌ AI 判讀醫療影像與病理學切片的準確度將有助於乳癌診斷！

以乳癌而言，我在第 6 章中回顧了在醫療影像和病理學切片方面的 AI 研究。休士頓衛理公會醫院 (Houston Methodist Hospital) 的研究顯示，AI 顯著加快了乳房攝影的判讀 [33]。另一項波士頓醫學中心的研究則顯示，高風險病灶切片 (biopsy) 的機器學習預測，1,000 多名病患中應有三成是可以不需動手術的 [34]。但是這些研究距離真正能改善臨床治療成效 (clinical outcome) 還有一段距離。

IBM Watson 與美國德州大學頂尖的 MD Anderson（安德森癌症中心）的合作起步跟跟蹌蹌，但 MD Anderson 只是五大洲 50 多家使用 Watson 應用在腫瘤醫療的醫院之一 [35]。Watson 與 UNC Lineberger Center（萊恩柏格綜合癌症中心）的合作後來成為 Watson 研究人員第一篇同行審查論文的源頭。他們上電視節目《六十分鐘》發表結果，標題為〈AI 即將改變遊戲規則〉[36]。在節目播出一年後提供了 1,018 名癌症病患的詳細資料，這些病患先前已由 "UNC 分子腫瘤病例共同討論會" 探討過，而他們的紀錄則由 Watson 分析 [37]。Watson 發現有 323 名病患罹患的是「可試驗治療」的癌症，意思是他們的腫瘤基因突變適合進行藥物實驗，卻被 UNC 團隊忽略了。這套自動化系統分析每位病患所需時間不到 3 分鐘，效率的確十分驚人，不過 IBM Watson 團隊下的結論卻過度誇大了：「Watson 的認知計算能力讓 "分子腫瘤病例討論會" 能透過快速、全面的數據分析，以及採納最新可行的臨床試驗，來改善病患醫療水準。[38]」其實這並不能算是「認知計算能力」，IBM 喜歡用這個詞，Ashok Kumar 就曾說過：「認知計算能力『超越了機器學習和深度學習』[39]」。我覺得這實在是貽笑大方，因為 Watson 只不過是將人工彙整改成自動化進行，以及比對病患的基因突變與臨床試驗罷了。

Watson 並不包含隱藏層，沒有深度學習，根本稱不上「全面」。如此的結果讓 Cory Doctorow 下了這麼一個結論：「腫瘤醫療用的 Watson 並非打擊癌症的 AI，而只是台『土耳其機械人 (Mechanical Turk)』。[40]」Doctorow 所謂的土耳其機械人，指的是 18 世紀惡名昭彰的假下棋機器人，他想表達的是「將一台人類驅動的機器偽裝成 AI」。腫瘤醫療 Watson 的「AI」有時會偏離既定原則，產生錯誤甚至危險的治療建議，後來我們才發現，原來腫瘤醫療 Watson 所遵循的方針是建立在史隆凱特琳紀念癌症研究中心 (Memorial Sloan Kettering Cancer Center) 幾位腫瘤科醫師的經驗之上而已 [41]。

▌Tempus Labs：一間以全方位革新態度面對癌症醫療的公司！

就在我開始覺得似乎還有很長一段路要走的時候，在機緣巧合之下我得知了 Tempus Labs，這家由團購網站 Groupon 創辦人 Eric Lefkofsky 於 2015 年設立的公司，正在尋找對抗癌症的新辦法。我怎麼也想不到 Groupon 折價券會跟癌症治療的未來扯上關係！原來，Lefkofsky 的太太在 2014 年得了乳癌，他發現沒有任何臨床或研究機構準備好在癌症治療的領域上有所革新。他說：「我很困惑，資訊科技滲透醫療照護的程度竟是如此輕微、緩慢。顯然，要引進精準醫療的唯一辦法，就是整頓癌症醫療最根本的資訊基礎建設。[42]」於是，身為億萬富翁的 Lefkofsky 決定踏入這個領域。

萊富科夫斯基沒有科學背景，但初見面時還真看不出來！我在
2017 年的秋天拜訪他的公司，在他的陪同下接受導覽，結束後，我認
為這是第一家以全方位革新態度面對癌症醫療的公司。Tempus Labs
位於芝加哥市中心，偌大的空間裡擠滿了看似數不清的年輕科學家，在
桌上的大螢幕顯示大量資料，包含尚未整理、非結構化的醫師筆記等
等。Lefkofsky 告訴我，公司已經有 100 多名具有 AI 技能的員工。導
覽過程中，我看到最新的 Illumina HiSeq 和 NovaSeq 定序儀、一間培
養癌細胞類器官的實驗室、進行掃描和切片報告機器學習的大型空間，
以及一個成像室，病理學切片在此能以高解析度放大投影數 10 億倍，
可以看出他們投入相當大的決心在這個領域！人們在這裡似乎比起盯
著顯微鏡更能好好地診斷病理結果。在我拜訪當時，Tempus 握有超過
11,000 名病患超過 2.5 千兆位元組 (petabytes，PBs) 的資料。該公司
的基礎設施具備雲端平台、群組電腦＊、自然語言處理和 AI 能力，有
能力建造「世界上最大的分子和臨床資料庫，以及使資料便於取得和運
用的操作系統。[43]」

■ Tempus Labs 發展「數位分身」提供與病患整體情形最貼近的治療方式

　　目前 Tempus Labs 與美國 40 多家國家級癌症研究所合作，進
行各種研究，包括從定序到培養等程序。除了對病患進行廣泛評估，
Tempus 還提供「數位分身 (digital twin)」資訊，在收到樣本 2 到 3

＊　編註：群組電腦 (cluster computings) 是一群串連起來的電腦，一起緊密協同工作。

週後就能產出報告。報告內容包括去識別化的病患治療與結果資訊，找出與目標病患的人口學及生物背景最相似之患者治療方式。數位分身也採用了近鄰分析 (Nearest Neighbor Analysis)***1** 的 AI 分析方法。

總而言之，Tempus Labs 的模式仰賴深度表型分類和深度分析，幫助腫瘤科醫師以數據資料為依據來做決策。雖然現在判斷 Tempus 是否真有本事還為時過早，但在 2 年的時間內，他們似乎已經超越了 IBM Watson 在過去花了 5 年才達到的成就，所擁有的資本和資源也多出許多。我問 Lefkofsky，為什麼醫學界中很多人都不知道 Tempus 的存在？為什麼公司依然這麼低調？他回答，他們不想步入 Theranos***2** 的後塵。Tempus 致力全面透明，並在同行審查的期刊上發布其數據，這是很值得讚賞的！(後記：2018 年本書撰寫完成後，我到 Tempus Labs 擔任顧問，幫助他們將數據為本的模式，拓展到糖尿病等其他疾病領域。)

除了 IBM Watson 和 Tempus Labs 之外，其他公司也在努力促進使用 AI 將多模式資料結合到癌症治療中。其中之一是總部位於瑞士的 SOPHiA GENETICS，使用者超過 400 多家機構，遍布 55 個國家。這家公司的技術整合臨床、分子和影像資料提供腫瘤科醫師指引 [44]。

---

*1 編註：近鄰分析 (Nearest Neighbor Analysis) 是常用的統計預測方法。

*2 編註：Theranos 是一間美國醫療科技公司，由 Elizabeth Holmes 創立。Holmes 謊稱 Theranos 研發出的「革命性驗血設備」僅透過指尖採血就能完成 300 多項血液檢測項目，最後遭揭發為詐欺。

▌深度學習加上高倍數放大的電腦視覺，可有效協助發現大腸中的小型息肉！

　　還有一個地方能證明 AI 可以打擊癌症：腸胃科。**要準確透過大腸鏡檢查發現大腸息肉和癌症病變比大多數人想像的還要困難** [45]！多項研究顯示，這些病變在多達兩成的病患身上未被發現，其中有些報告的漏診率甚至更高。**病變如果較平坦、體積較小或位在某些特定位置時就很容易被遺漏**。針對 200 個小型息肉所做的電腦輔助研究顯示，即使是訓練有素的腸胃科醫師，肉眼視力也可能不比電腦光學視力強 [46]。因此，最近一項深度學習研究提出了使用 AI 來檢測這些病變的想法，該研究從 3 萬張大腸鏡影像放大 500 倍去檢查 300 個特徵，接著以 250 位病患、總共有 306 個息肉的案例來測試演算法 [47]。該研究達到 86% 準確度，跟過去相似的研究相比令人充滿希望！在一項採用 AI 即時處理大腸鏡影像的前瞻性研究中，來自 325 名病患的結果顯示這個方法很有潛力，可能幫助精確診斷小型 (所謂的「微小 (diminutive)」) 息肉 [48]。**高倍數放大和機器模式檢驗顯示，對大腸鏡檢查這個重要的癌症篩檢方法來說，AI 可能會是非常有用的輔助工具！**

外科

▌能進行手術的手臂機器人與具有觸覺的機器人與日俱進

　　你可能很難想像 AI 會對仰賴雙手和技術的外科醫師產生什麼影響，動手術或許在概念上跟切片或影像掃描這類直截了當的資訊輸入相距最遠。其實外科醫師使用機器人進行 AI 輔助手術已經有將近二十年的時間，使用最多的是 Intuitive Surgical 公司的達文西機器人 (da Vinci)。隨機試驗的數據顯示，與標準的外科手術相比，機器人對改善手術關鍵結果並沒有令人驚艷的表現 [49]。儘管如此，光是 2016 年，全球就有 4,000 多台同類型的機器人協助完成了 75 萬次手術 [50]。然而，有機器人協助的手術還不到每年超過 800 萬次外科手術的一成。近來為了提高機器人手術的普及率及其功能而進行的嘗試包括 Versius 機器人，由英國 Cambridge Medical Robots 公司製造，這種機器人擁有更像人類的手臂 [51]。其他研發新型機器人的新創公司還包括 Medical Microinstruments，其機器人具備微型手腕，不需要控制台 (非常適合顯微外科手術)。Auris Health 則在 2018 年獲得美國 FDA 核准，其機器人可以作為內視鏡，經由口腔、氣管進入病患的肺部，在電腦視覺輔助下進行組織切片 [52]。Medtronic (美敦力) 收購了一家德國機器人公司，該公司擁有觸覺接觸 (haptic touch) 感測器，讓機器人更有外科醫師的感覺。目前已經有機器人可以在沒有人力干預的情況下進行傷口縫合，許多人正在思索如何將機器人應用於檢測和清創壞死的組織或癌症惡性組織。由近來發展具備觸感機器人 (與進行手術無關) 的趨勢顯示，未來 AI 對手術還會有更多影響 [53]！一項小型隨機試驗首次嘗試以機器人輔助進行眼部顯微外科手術，取得了令人鼓舞的數據證明將能改善這種精密手術的效果 [54]！

上述這些公司都在改良、研發由 AI 驅動的機器人，而由 Google 和嬌生 (Johnson & Johnson) 在 2015 年合資成立的 Verb Surgical 則是要讓 AI 機器人更進一步走入手術室。Verb Surgical 的所有機器人都透過網路互相連結，記錄每次手術的數據，並透過機器學習來決

定最佳的手術方法 [55]。Verb Surgical 提出的「外科手術 4.0」，也就是將外科醫師以雲端連結來分享經驗和數據的概念，可以說是促進了外科手術的大眾化。機器學習能利用術中成像以及每位病患的所有相關資訊，重新定義過去的醫療判斷，並改善結果。舉例來說，這種方法可以確定關鍵的手術步驟，避免攝護腺切除術常見的嚴重併發症，包括性功能障礙和尿失禁。除此之外，虛擬實境與 3D 顯微攝影技術的整合，也能在手術過程中捕捉生理構造在體內的真實動態！

　　因此，無論多難想像 AI 能取代外科醫師，在現實中這是越來越可能發生的情形！牛津大學和耶魯大學的研究人員合作調查 AI 在各個領域分別於何時能超越人類的表現 (圖 7.3)，他們的共識是外科醫師被 AI 取代大約要 30 年，是 AI 取代零售業務員所需時間的 2 倍，但是遠遠少於取代 AI 研究人員自己所需的 85 年 [56]！

其他醫療專業

　　到最後，所有類型的臨床醫師都不能倖免！我們已經知道，神經科醫師能透過腦部成像 AI 傳送到手機的即時訊息，更快速地診斷出中風症狀 [57]。有一套深度神經網路對超過 37,000 張頭部電腦斷層進行判讀以及緊急轉診分類，展現節省大量時間的潛力 (速度提高 150 倍：演算法判讀每張影像僅需 1.2 秒，而放射科醫師則需要 177 秒)，但這套 AI 模型的準確度令人無法接受 (AUC 為 0.56)[58]！

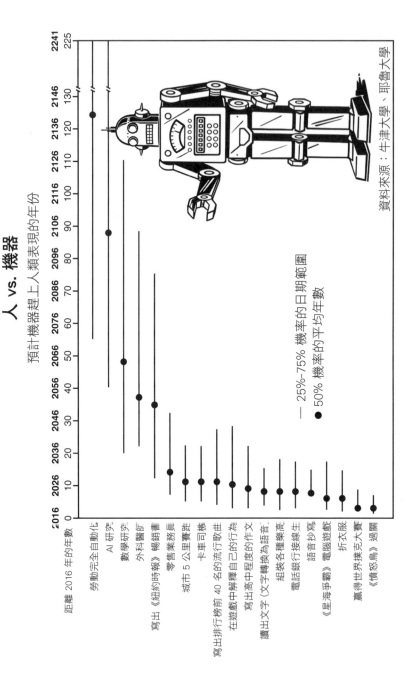

人 vs. 機器

預計機器趕上人類表現的年份

距離 2016 年的年數

勞動完全自動化

AI 研究

數學研究

外科醫師

寫出《紐約時報》暢銷書

零售業務員

城市 5 公里賽跑

卡車司機

寫出排行榜前 40 名的流行歌曲

在遊戲中解釋自己的行為

寫出高中程度的作文

讀出文字 (文字轉換為語音)

組裝各種樂高

電話銀行接線生

語音抄寫

《星海爭霸》電腦遊戲

折衣服

贏得世界撲克大賽

《憤怒鳥》過關

— 25%~75% 機率的日期範圍

● 50% 機率的平均年數

資料來源：牛津大學、耶魯大學

圖 7.3：機器何時趕上人類表現在各種職業的預測。請特別注意外科醫師 AI 研究的預測，以及本調查是由電腦科學家執行。資料來源：改編自 K. Grace et al., "When Will AI Exceed Human Performance? Evidence from AI Experts," arXiv (2017): https://arxiv.org/abs/1705.08807; and "The World in 2017," Economist.

我們不能為了追求速度而犧牲準確度，但在機器協助下，至少有一個重要環節獲得了改善。比如摩爾眼科醫院的眼部狀況研究透過檢驗病患的光學同調斷層掃描影像以進行緊急轉診，這個研究擴大了深度學習演算法在協助進行緊急轉診判斷上的使用範圍 [59]。

▌AI 如何協助護理師而又如何無法取而代之？！

雖然深度學習 AI 至今僅執行有限的特定任務，但上述兩個研究顯示，**AI 的應用範圍已從單一臨床診斷擴展到建議緊急轉診方向，並可得出數十種潛在診斷**。接下來，我們還會談到許多其他科別的臨床醫師。在深度醫學的未來，最難被取代的族群是護理師，也就是真正照顧病患的人！許多醫院都有機器人護理師助手 Tug 幫忙送食物和藥物，但它們對護理師的地位不構成威脅 [60]。我並不是說 AI 無助於護理師的工作，舉例來說，機器視覺可以追蹤加護病房病患的狀況，預測並防止病患拔掉氣管內管（一種不舒服但能幫助病患呼吸的重要裝置）。生命徵象的即時分析結合相關的實驗室和影像資料，也可以提醒護理師即將發生的問題。未來更先進的機器人和 AI 則能測量、監控病患的生命徵象。與醫師一樣，未來將會有許多工具可以幫助護理師，因為護理師越來越需要面對病患的資料集。**但是上述這些工作，都與聆聽、理解、同理病患，或只是握住剛得知自己患有嚴重疾病之人的手不一樣！**我不知道深度學習或機器人最終是否能夠替代人與人之間單純的互相扶持。

儘管如此，AI 最終還是可能會減少醫院、診所等醫療機構對護理師的需求。AI 演算法也能用於處理遠端監控居家病患得到的數據，這意味著醫院的角色將大幅縮減，只剩下觀察病患，收集資訊或檢查症狀是否惡化或復發的功能。若發展至此，醫院工作人員就可能大幅減少！對遠距醫療依賴的增加、減少實際到院看診的需求，也會造成相似的效果。

　　本書探討 AI 如何改變特定醫療領域，最後會談到心理健康。要將人類的心智狀態數位化，化約成簡單的模式，是項極為艱鉅的挑戰。這個主題需要特別撰寫專章來探討，就讓我們趕緊進入下一章一探究竟吧！

8
chapter

心理健康
(MENTAL HEALTH)

過去四十年來，精神病學研究的發展趨向研究大腦
結構，而忽略了心智層面。也許數位表現型分類
(digital phenotyping)* 能讓鐘擺盪回另一邊，讓我
們以全新的眼光看待行為、認知和情緒。

— TOM INSEL

* 編註：數位表現型分類 (digital phenotyping) 是指每一種特徵
  都可以數位化，並產生各種指標。而表現型是遺傳學中用於
  指生物體可觀察到的綜合特徵或形態的術語。

你會將內心最深的秘密告訴機器，還是醫生？

我每個星期四早上都固定會瀏覽最新的《經濟學人》。這本雜誌的科學專欄通常會涵蓋 3 或 4 個未受廣泛報導的有趣主題！其中一篇最令我難忘的文章討論到：**人類寧願將自己最深層的秘密吐露給機器，而非其他人類，尤其是醫生**！那篇文章引用了《Computers in Human Behavior》這份我從未聽過的期刊當中的一篇論文。論文的副標題一針見血：**「有時候，虛擬心理醫生可能優於真人心理醫生」**[1]，**這是我以前從沒想過的**！然而在這個心理健康領域負擔龐大、專業人力有限的時代，《經濟學人》所描述的研究具有深遠的意義。

這項研究由 Jonathan Gratch 主導，是 Institute of Creative Technologies（洛杉磯創新技術研究院）創新虛擬人類研究的一部[2]。Gratch 和他的團隊從分類廣告網站 Craigslist 招募了 239 個人，篩選參與者的唯一標準是年齡在 18 到 65 歲之間，並且具有良好的視力。所有參與者都接受了名為 Ellie 的人型虛擬化身訪談，他們能從電視螢幕上看到 Ellie。實驗人員將參與者隨機平分成兩組，**告訴其中一組參與者 Ellie 並非人類，但告訴另外一組參與者 Ellie 是由人類遠端操控**，隨著訪談進行，Ellie 提出的問題會越來越敏感私密，像是「告訴我你上次感到快樂是什麼時候」[3]。研究人員監測參與者的臉部表情，而訪談的逐字稿由三位心理學家審閱，這三位心理學家不知道哪一組參與者認為 Ellie 不是人類，哪一組又以為 Ellie 是由人類從遠端操控。實驗人員以得到的數據，量化參與者在訪談中的恐懼、悲傷和其他情緒反應，以及參與者對問題的坦白程度。

結果一律顯示，**參與者在認為自己與虛擬人類交談時，比認為自己與真正人類交談時更願意吐露心聲。**與虛擬人類互動的幾位參與者說得很白：「這樣比與人交談好多了。跟別人談私事我不是很自在！」「虛擬人類不會對你品頭論足。正是因為如此，我分享了很多私事。[4]」

▋機器似乎更能與人類共享秘密

這樣的發現為 1965 年首度提出的一個想法提供了有力的實證證據，當年人們首度對 ELIZA 掏心掏肺 (ELIZA 是以蕭伯納劇作《賣花女》〔Pygmalion〕中的角色 Eliza Doolittle 命名，與前述研究中的 Ellie 名字非常相似)。ELIZA 是一個非常早期的電腦程式，由麻省理工學院的 Joseph Weizenbaum 設計，目的是模擬心理治療，將患者回答的答案轉換為問題[5]。但是，要證明這件事可以靠虛擬人類達成，卻花費了數十年的時間。現在，Gratch 的研究結果顯示，人型虛擬化身似乎比人類自己更能揭露人類深層的心思。確實，在我參加 2018 年《華爾街日報》的健康研討會上，大多數與會者也表示比起醫生，他們更樂意、甚至偏好與機器分享秘密！此外，Twitter 上有個將近 2 千人參加的有趣民調，題目是：「你得了一種難以啟齒的疾病，你比較想告訴誰，並接受他的治療？ (1) 你的醫生 (2) 任何醫生或護理師 (3) 機器人」。結果出「機器人」以 42% 到 44% 的差距打敗了「你的醫生」[6]。

▋提供心理健康支持的聊天機器人出現

儘管 Gratch 的研究並非為了找出有心理健康問題的人，但近年來已出現各種數位工具，專門用來幫助患有精神或情緒困擾的人。有些工具將使用者與陌生人銜接起來，例如 2013 年上線的 7 Cups of Tea (現在改稱 7 Cups) 就讓使用者與受訓過的志願聽眾免費線上聊天。截至 2017 年為止，共有 23 萬多名聽眾使用 140 種不同語言幫助來自 189 個國家、超過 2500 萬個使用者，其中大約一半是美國人。其他例子包括 Talkspace，該 App 的使用者也超過 50 萬。英國 National Health Service 對類似 App 的前導研究 * 也吸引了 120 萬倫敦居民。其他工具則是透過自然語言處理，將人類與聊天機器人串連起來。2017 年美國有 800 萬人單純只為了聊天而與 Cleverbot 機器人交談，且研究人員預測到了 2025 年，將會有超過 10 億人常態性地與聊天機器人交談 [7]。Microsoft 在中國所開發的一款名為「小冰 (Xiaoice)」的聊天 App，迅速累積了超過 2 千萬名使用者。近來，各公司開始研發提供心理健康支持的聊天機器人，其中一個著名的例子是 Woebot，該公司的董事長是吳恩達。在上線之後的前幾個月內，Woebot 的用戶數量比一名心理醫生在一百年內能看的病患還多 [8]！

「數位表現型分類」的資料可協助分析心理狀態

直到最近幾年，在心理諮商診所這樣人為的臨床環境下 (編註：對患者來說並不貼近日常生活場景) 進行每一次短暫、不連貫的看診中，我們對行為、情緒、認知的評估大多都還是主觀的。而這些評估通常是

---

* 編註：前導研究是在正式的大型研究計劃開始前，為了評估可行性、時間、成本、負面影響等，而事先進行的小型實驗或研究，其結果也可以改善正式的研究計劃。

為了處理心理健康問題，而非提前預防問題發生！如今我們可以使用各種方法來收集客觀資料，以深入分類情緒及心理健康狀態的表現型，如表 8.1 所列，而這些方法依然在持續增加當中。「數位表現型分類」這個術語的意思是每一種特徵都可以數位化，並產生各種指標，其中大

說話	言語、韻律、音量、母音空間 (vowel space)*1、選字、片語長度、連貫性、情感
語音	配價 (valence)*2、音調、音高、發音
鍵盤	反應時間、注意力、記憶力、認知能力
智慧型手機	體能活動、動作、溝通、社會性、社群媒體、推文、表情符號、Instagram
臉	情緒、抽動、微笑（及微笑持續時間）、看著地面、眼球活動、眼神接觸
感測器	心率、心率變異性、皮膚電流反應、皮膚溫度、血壓、呼吸模式、嘆氣次數、睡眠、姿勢、手勢

表 8.1：心理狀態的數位表現型分類：可用來數位化心理狀態的各種指標。

*1 譯註：母音空間 (vowel space) 是語音學以圖形描述母音的方法，母音空間通常呈三角形，三個頂點代表三種發音方式最為極端的母音 ([a]、[i]、[u])，其餘的母音（如 [e]、[o]、[ε] 等等）都座落在此三角形圍成的範圍內。

*2 譯註：配價 (valence) 為語言學術語，用來說明一個動詞（或形容詞、名詞）能支配多少種不同性質的名詞片語。舉例來說，「我愛你」當中的「愛」為二價動詞，因為支配了「我」與「你」兩個名詞。

多數都可以從患者的智慧型手機取得。透過連接式感測器就能以非侵擾的方式獲得許多連續性的生理參數。這代表每個人都有可透過 AI 處理的大數據。正如 National Institute of Mental Health 前負責人 Tom Insel 所說：「過去有人能預知到今日的自然語言處理和 AI 的變革，能讓我們在智慧型手機上收集語音資訊，甚至能從語音資訊中預測出嚴重的心理疾病嗎？」[9]

▌機器學習能利用語音特色來預測精神疾病

這些指標可以應用於各種問題。南加州大學的研究人員開發了一套軟體，能使用 74 種聲學特色（包括音質、振幅擾動、音高、音量、頻率擾動、韻律）來預測婚姻不和諧程度，其表現之於治療師有過之而無不及 [10]。同一個研究團隊後來將訪談內容交由專家手動編碼，並與聲學數據進行比較，結果發現處理語音的機器學習演算法不僅獲取的重要訊息比專家多，預測結果也明顯更精確 [11]！

一項小型研究針對平均年齡 22 歲的 34 位年輕人進行了「連貫性 (coherence)」分析，利用許多說話特徵，例如片語長度、含糊不清 (muddling)、混淆 (confusion) 和選字來預測有思覺失調症風險的病患是否會發病，結果機器的表現優於專家的臨床評估 [12]。NeuroLex Diagnostics 這家公司成立的目的，是發展一套能診斷思覺失調症的工具供第一線醫師使用，目前的原型可透過亞馬遜的 Alexa 使用 [13]。

▍使用鍵盤的方式也能透露出情緒

我們使用手機鍵盤的方式也可以是有用的指標。Mindstrong 這家公司將使用鍵盤的行為劃分為 45 種模式，包括捲動視窗以及在空格和打字之間切換的延遲時間等。他們在初步研究中，透過此方法收集來的數據，與使用標準方式評估認知功能及情緒之結果相符合。(如圖 8.1)。伊利諾大學的電腦科學家透過深度學習和裝有加速計的特製鍵盤，將這個概念做了進一步的推展，他們建立了一個叫 DeepMood 的演算法，在一項前導研究中，非常準確地預測了憂鬱症的發生，為「以個人鍵盤活動來追蹤情緒」此一概念提供了驗證[14]。

有些公司已經利用他們的工具在臨床心理健康實務上取得進展。其中一家公司 Cogito 是由 Alex "Sandy" Pentland 與 Joshua Feast 共同創立的。Pentland 是麻省理工學院的教授，他博學多聞、成就斐然，是我非常敬重的人！Pentland 在數位變革的許多領域都非常活躍，特別是在保護隱私和安全方面。Pentland 的 Human Dynamics lab (人類動力學實驗室) 數十年來一直在研究「誠實訊號」(honest signals)，也就是我們在不知不覺中，以非語言的方式傳達了自己的真實情況。誠實訊號的例子包括我們說話時的音調、流暢度、對話參與度和活力。Cogito 使用深度學習和誠實訊號開發了名為 Companion 的 App，心理學家、護理師、社工都使用 Companion 來監測病患的心理健康。Companion 能錄製並上傳病患的語音日誌，藉此記錄患者的狀態，並分析患者的說話方式，從中掌握憂鬱症和情緒變化的線索。除此之外，還可以進行即時的對話分析，健康保險公司已經開始使用這個功能來處理客戶來電[15]。美國退伍軍人事務部 (US Department of Veteran Affairs) 也透過 Companion 全天候監測高風險退伍軍人的心理健康[16]。

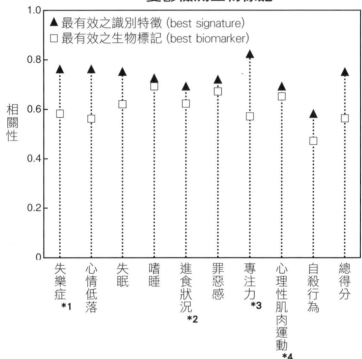

圖 8.1：生物標記與各種情緒的相關性，由 Mindstrong 使用鍵盤指標獲得。本圖由湯姆英瑟爾於 2017 年 10 月 5 日在加州拉霍亞 (La Jolla) 的數位醫療研討會 (DigiMed Conference) 發表。請參考：https://mindstrong.com/science/

---

*1 編註：失樂症，指興趣減退，對原本自己喜歡的事情提不起勁。

*2 編註：進食狀況，在此指食慾不振，或暴飲暴食。

*3 編註：專注力，在此指注意力不集中，或猶豫不決。

*4 編註：心理性肌肉運動，指心理影響身體的動作，意思是動作、思考變得遲緩；或剛好相反，躁動不安甚於平常。

▊ 在社群媒體上發布的照片也隱藏著蛛絲馬跡！

連 Instagram 上的照片也能透露出有趣的資訊。Instagram 的使用率遠高於推特，每天都有超過 1 億則新貼文，成長速度也比 Facebook 迅速。2017 年，Andrew Reece 和 Christopher Danforth 使用深度學習，並採用了 166 人在 Instagram 上的 43,950 張照片（他們在線上同意分享），其中有 71 人有憂鬱症病史 [17]。許多你想像得到和想像不到的照片特徵，他們都做了心理分析，包括照片中是否有人、場景是在室內或室外、夜晚或白天、按像素分辨色彩和明亮度、照片得到的留言和按讚數、使用者發文的頻率等。Instagram 照片可以區分憂鬱和健康的人，也能在進行臨床診斷之前就診斷出憂鬱症，而且與使用者對自我心理健康的評估無關聯性。值得注意的是，**Instagram 中能消除色彩的濾鏡功能超乎預期地更能區分憂鬱與健康的個體**（如圖 8.2)。機器偵測憂鬱症的準確度為 70%，這樣的準確度優於家醫科醫生，根據過去文獻，家醫科醫生的憂鬱症誤診率高達 50% [18]。**精神科醫生的準確度雖然更高，但是絕大多數憂鬱症患者看的都是第一線的醫生，甚至完全沒看醫生，更不用說去看精神科醫生了！**

▊ 這些研究心理健康的新方法仍存在著各種缺陷！

目前各界正朝著這個方向，探索各種診斷、治療精神與情緒問題的新方法，但有幾件事情是我們必須特別注意的。首先，**許多感測器的準確度尚未經過驗證。**此外，**這些感測器不一定會測得真正需要測量的東西！**舉例來說，睡眠品質是衡量各種心理健康問題的重要指標，通常會透過手錶或手環，感測穿戴者睡眠時的動作來評估睡眠品質。但

使用差異（觀察值與期望值的卡方檢定）

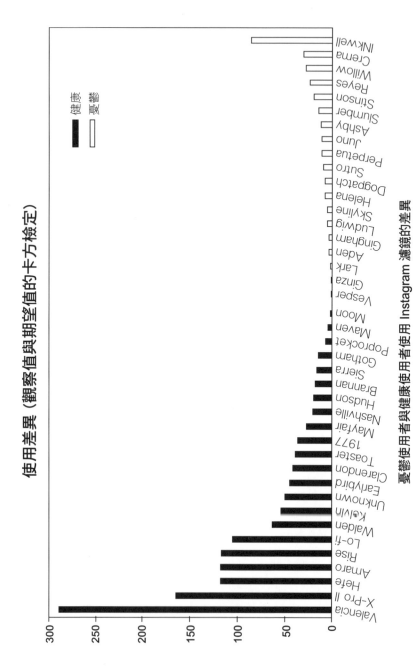

憂鬱使用者與使用健康使用者使用 Instagram 濾鏡的差異

圖 8.2：憂鬱與健康人士使用 Instagram 濾鏡的情形，長條圖代表頻率觀察值與期望值之間的差異。資料來源：改編自 A.Reece 和 C.Danforth, "Instagram Photos Reveal Predictive Markers of Depression," EPJ Data Science, 6 (2017):15.

是要真正了解患者的睡眠狀態，必須先建立這些動作與腦波的相關性，這是目前尚未達到的。

生物標記也可能過於簡單。正如紐約大學教授 Nunzio Pomara 說的：「憂鬱症太複雜了，無法簡化為單一的生物標記。[19]」心理健康領域有太多的生物標記（表 8.1），我們不知道有哪些、有多少種能協助我們做出正確的診斷或監測治療反應。語音特色和鍵盤操作就各分成 74 種和 45 種子特色，再加上其他參數，因此我們需要電腦來協助計算出數百萬種的排列組合。到目前為止所做的研究規模都很小，就如我在本章提到的研究，範圍都很狹窄，通常都只放大檢視其中一種指標。某些指標組合可能很有用，但是目前我們還不知道正確的組合是什麼，也不知道每個人或每種症狀適用的組合是否有所不同：舉例來說，對創傷後壓力症候群有效的組合，用來診斷憂鬱症可能非常不準確！在確立準確度這方面也很難找到真實數據來驗證，因為在過去，心理疾病大多是以主觀的臨床特徵定義。在實務上，我們還不知道如何藉由低成本的軟體回饋，以非侵擾性的方式收集數據。雖然有這麼多的缺陷，我仍然認為有朝一日能實現目標。以下先讓我們來看憂鬱症目前的情形！

憂鬱症影響嚴重，但患者得到的直接幫助卻少得可憐！

憂鬱症是最常見的心理疾病，每個人一生罹患精神疾病的風險約為 30%，而每天有超過 3 億 5 千萬人與憂鬱症奮戰[20]。憂鬱症佔全球疾病總負擔的 10% 以上，每年因憂鬱症而失去的壽命超過 7,600 萬年，遠遠超過心臟病、癌症和其他所有病症 [21]。在美國每年有 7% 的成年人（約 1,600 萬名）在臨床上診斷出患有憂鬱症，在心理健康上的支出每年超過 2 千億美元，其中大部分花費也都與憂鬱症有關。然而即便花費了這麼多金錢，卻不是所有人都能見到醫生，更別說得到幫助了！2016 年，美國總共有 1,600 萬名成人發作一次嚴重的憂鬱症，其中 37% 沒有獲得任何治療 [22]，顯示我們在對抗憂鬱症上還有很多進步的空間！

▌ 過去的臨床診斷特徵其實難以客觀量化評估

生物標記出現之前，我們是以《精神疾病診斷與統計手冊》(Diagnostic and Statistical Manual of Mental Disorders, DSM) 來診斷憂鬱症，如果病患符合情緒憂鬱、睡眠或體能活動改變、無價值感、樂趣減少（失樂症）等九項標準中的五項，就代表病患有憂鬱症，但這些標準很多都難以量化或客觀評估。

歷來各界嘗試過幾種方式來提高憂鬱症診斷的量化程度，其中一種方法是透過腦波測量。然而，戴著頭部裝置測量腦波活動這種追蹤心理狀態的方式，難以大規模施行，也沒有數據顯示這類頭部裝置能捕捉到高保真度的腦波，更別說要透過腦波準確辨識穿戴者的情緒狀態了！但在中國還是有雇主要求員工穿戴頭部裝置以監測腦波活動 [23]，這樣的作法突顯出雇主對員工的隱私毫不在乎。雖然長遠來看，如果能使用無干擾式穿戴裝置，或是在大腦植入晶片，腦波數據在理論上可能有其實用價值（儘管這種方式仍然不怎麼吸引人）。

腦部磁振造影搭配機器學習的新發現！

在研究領域，**腦部磁振造影是能顯示出憂鬱症特性的強大生物標記**[*1]！使用腦白質的擴散張量磁振造影 (diffusion tensor MRI) 測量值，同時運用機器學習，結果顯示重度憂鬱症與健康對照組有很大的差異[24]。康乃爾大學威爾醫學院 (Weill Cornell Medicine) 的 Conor Listor 與同事分析了將近 1,200 人的掃描結果，其中 40% 的人診斷出患有憂鬱症[25]。他們以機器學習處理掃描中 258 個腦部區域的訊號波動，發現了 4 種不同的生物型 (圖 8.3)。這 4 種生物型的腦部連結模式都與健康對照組不同，而且每種模式都有一組相關的綜合症狀 (symptom complex)，例如疲勞、精神不濟、失眠、失樂症。這些模式也能預測患者接受經顱磁刺激 (transcranial magnetic stimulation)[*2] 之後的治療反應：經顱磁刺激的療法對生物型 1 及生物型 3 的人較有幫助，約 70% 有效，而生物型 2 和生物型 4 的人僅大約 25% 對經顱磁刺激有反應。另外，對比思覺失調症 (schizophrenia) 及廣泛性焦慮症 (generalized anxiety disorder，GAD) 患者的磁振造影結果時，發現思覺失調症患者的結果與憂鬱症生物型幾乎沒有重疊之處，而大多數廣泛性焦慮症患者都符合 4 種憂鬱症生物型的其中一種。

---

*1 審稿註：臨床上較少用 MRI 來確認是否有憂鬱症。

*2 編註：經顱磁刺激 (Transcranial Magnetic Stimulation) 是一種非侵入性的神經刺激，主要作用於大腦皮質，利用磁場產生的電磁脈衝，在特定區域產生感應電流，以增進或減弱特定區域神經細胞的興奮性。

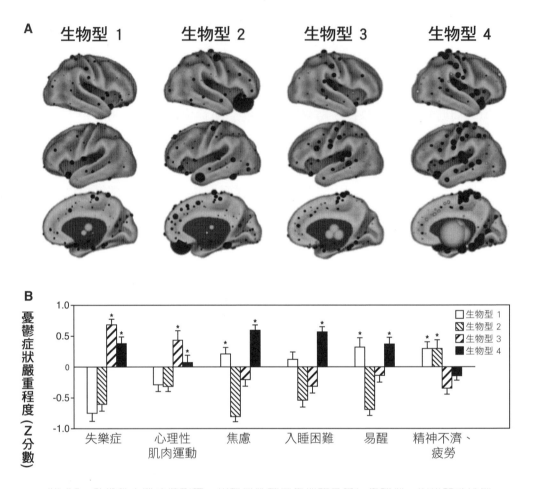

圖 8.3：功能性大腦連結指標，用於診斷神經生理的憂鬱症生物型，與磁振造影腦部訊號（A）及患者症狀（B）相關。資料來源：改編自 A. Drysdale et al., "Resting-State Connectivity Biomarkers Define Neurophysiological Subtypes of Depression," Nat Med, 23 (2017): 28 - 38。

同樣地，其他採用功能性磁振造影腦部影像的小型研究，也使用了機器學習的演算法來找出與重度憂鬱症相關的模式，進而與健康對照組比較差異[26]。

▌ 研究趨向以日常生活中的生物標記來診斷憂鬱症

除了鍵盤與 Instagram 研究之外，正在進行的幾項研究則更倚重語音、說話等日常中的生物標記來診斷與分類憂鬱症。這些研究包括 Sonde Health 的產後憂鬱症研究計畫[27] 及紐約大學的 Charles Marmar 針對創傷後壓力症候群的研究[28]。Marmar 利用神經網路辨識出 30 種語音特徵，這些特徵可以區分患有創傷後壓力症候群的退伍軍人，及未患病的健康對照組。而這些語音特徵已用於一項為期 5 年的前瞻性大型世代研究中。該機器學習演算法顯示，超過 250 名創傷後壓力症候群患者出現了母音空間顯著縮小[29]，即「各母音發音區別趨向不明顯」的情形。有 7 項智慧型手機研究使用語音資料來研究躁鬱症，一篇評論性文章（文獻綜述）的標題對這些研究的成果下了一個總結：「潛力高，但證據有限」(High Potential but Limited Evidence)[30]。

患者是否對憂鬱症藥物有反應是心理健康領域中的大哉問，原因不僅是因為藥物功效參差不齊，也是因為藥物的選擇太多了。已經有機器學習演算法在經過臨床特徵訓練後用於預測抗憂鬱藥物的反應。但到目前為止，準確率一直徘徊在 60% 左右，這並不是很鼓舞人心的結果[31]。

以 AI 分析來預測並預防自殺是另一項新趨勢

近期許多人對使用 AI 預測並預防自殺深感興趣。美國的自殺率在過去 30 年間節節攀升，2017 年的自殺死亡人數就超過 4 萬 4 千人 [32]，相當於每天有超過 120 起自殺案例 [33]，這項數據比謀殺、愛滋病、車禍和戰爭都要多。若將資料範圍擴大到全球就更讓人震驚了：每年有 2,500 萬起企圖自殺的案例，有 1 億 4 千萬人考慮過自殺。將近 80% 的自殺者會在最近一次就診中，向醫生及治療師隱瞞自殺意念 (suicidal ideation) [34]。一項為期 50 年的大規模回顧性研究，採用來自 2,542 篇獨特論文的 365 項自殺研究，檢視超過 3,400 種不同風險因子，結果發現這幾千種風險因子對預測自殺意念、企圖自殺或自殺成功的準確率非常低 —— 只比隨機猜測稍微好一點而已 [35]。由於風險因子的預測準確率不比隨機猜測好上多少，Joseph Franklin 與同事得出結論：「這些結果顯示，**研究重心需要從風險因子轉移到機器學習演算法。**[36]」

▮ 以非監督式學習演算法重新檢視電子病歷預測自殺企圖

在 2017 年，范德比大學 (Vanderbilt) 與佛羅里達州立大學研究人員聯合組成的研究團隊正朝著 Franklin 所指的方向前進，他們檢視 200 萬份田納西州住院患者去識別化後的電子病歷，發現了 3 千多名企圖自殺的患者。將一套非監督式學習演算法應用到這些資料上，準確預測 6 個月內企圖自殺的機率可接近 80%，這比傳統風險因子邏輯斯迴歸 (logistic regression) 預測出的 60% 準確率好多了 [37]。研究人員指出如果他們能取得更多資訊，諸如離婚或失業等人生事件、情緒或行為的突然變化以及社群媒體資料，演算法就能表現得更好[38]！

機器學習能準確分類有自殺企圖者的腦部 fMRI 影像

其他研究也調查了這類資料，John Pestian 在辛辛那提兒童醫院 (Cincinnati Children's Hospital) 開發了一套機器學習演算法結合現實互動的資料，例如笑聲、嘆氣和憤怒的表現等，預測 479 名患者是否具嚴重自殺風險時，準確率達到 93%[39]。卡內基梅隆大學的研究人員則做了一項小規模卻深具啟發性的研究，他們分析了 17 位具有自殺意念者和 17 名對照組的功能性磁振造影 (fMRI) 腦部影像[40]，結果發現機器學習演算法可以準確檢測到與自殺企圖有關的「神經語義」 (neurosemantic) 特徵。每個人接受磁振造影時，都會看到 3 組詞語組，每組詞語組各有 10 個詞語（例如「死亡」或「陰鬱」），而 6 個詞語與 5 個腦部位置就可以決定一種鑑別模式。機器學習正確分類了自殺組 17 名中的 15 名患者，以及健康對照組 17 名中的 16 名人員腦部影像反應。這項研究從學術角度來看很有趣，但實際用途卻很有限，因為我們不太可能會為了尋找有自殺風險的人而做 fMRI 掃描。

社群媒體的資料同樣也可用於預測自殺風險

研究人員也利用社群媒體來辨識自殺風險及情緒傷痛。有研究者利用機器學習在非常熱門的中國社群平台微博上，對 974 名用戶進行分析，並檢測出一些字詞分類器 (word classifier)[41]。Facebook 也擴大規模去挖掘有自殘風險的用戶貼文。自從 Facebook Live 於 2016 年推出以來，已經有好幾個人直播自己的自殺行為。Zuckerberg 為了避免再發生這類憾事，於是在 2017 年宣布使用新的演算法來尋找貼文及字詞的模式，並分派專責人員迅速審查：「在未來，AI 將能夠了解更多語言上的細微差異，並辨識自殺之外更多不同的問題，像是快速發現更多不同種類的霸凌與仇恨。」可惜的是，Facebook 拒絕透露新演算法的細節，儘管他們宣稱已經幫助了 100 多名企圖自殘的人 [42]。

藉由手機協助診斷，也藉由手機提供治療！

資料科學家透過機器學習分析 Crisis Text Line（危機簡訊專線）的 7,500 萬條簡訊 [43]，試圖釐清簡訊文字或表情符號隱含的風險因子 [44]。總體而言，這些以 AI 檢測憂鬱症及自殺風險的嘗試即使仍處於早期階段，依然讓我們充滿希望！顯示 AI 可以做得比傳統主觀的臨床風險因子分析遠遠更好！更有趣的是，這項技術可能會演變出一種封閉迴路，也就是說，我們不只能透過智慧型手機等裝置協助診斷，裝置本身也能成為提供治療的管道。

遠端與治療師和精神科醫師互動的認知行為治療 App

其中一種作法是將認知行為治療 (cognitive behavioral therapy，CBT) 導入手機使用內。認知行為治療是一種心理治療的形式，傳統上仰賴密集的面對面療程。這種治療有許多定義，其中最主要的定義是改變適應不良的思維或行為模式——「幫助人們辨識並改變負面、自我毀滅的思考模式」[45]。而數位版本的認知行為治療，則有更簡單的定義：

談話療法。在治療（至少輕微到中度）憂鬱症上，談話療法的療效似乎與傳統上和心理健康專業人員一對一的面談差不多。目前手機上已經有許多認知行為治療的 App，像是 Lantern、Joyable、MoodGYM 及 Ginger.io。有一項統合分析 (meta-analysis)* 採用了 18 項隨機對照試驗，其中共有超過 3,400 名患者使用 22 種智慧型手機 App 治療憂鬱症，結果顯示患者病情有顯著改善，尤其以認知行為治療為基礎的 App 特別有效 [46]。

▊ 與聊天機器人互動的認知行為治療 App

上述研究中的 App 都還是有跟人類互動，然而也有與機器互動的 App。聊天機器人企鵝 Wysa 已經吸引 5 萬名用戶，這些用戶在短短 3 個月內進行了 100 萬次對話。超過 500 人在評論區寫道，Wysa 對他們的心理健康問題有莫大幫助 [47]！

另一個聊天機器人 Woebot，是由曾在史丹佛大學任教的 Alison Darcy 所開發，透過即時通訊軟體與用戶聊天，並以文字對話追蹤用戶的情緒。它通常會先從開放式問題開始，比如「你的世界現在正在發生什麼事？」及「你感覺如何？」。使用自然語言處理既可以量化用戶的心理健康狀態，也能決定對話發展的方式以進行認知行為治療。Woebot 曾接受一項採用 70 名大學生的小型隨機試驗測試，學生被分為兩組，一組僅接受認知行為治療，另一組則使用 Woebot [48]。跟認知

---

* 編註：統合分析 (meta-analysis) 或稱後設分析、綜合分析。是指將多個研究結果整合在一起的統計方法，為文獻回顧的新方法。

行為治療相比，受試者與 Woebot 的互動較為良好，也出現憂鬱症減輕較多的跡象。

X2AI 是另一種專為心理治療設計的聊天機器人，能透過說話措辭、發音、打字速度、文法語態等大量資料，找出與情緒狀態的關聯[49]。

▋ 聊天機器人持續進步，有助於解決心理健康領域醫護人員短缺的問題

如果能有更多關於這方面的研究，且出現大幅度的改善成果，那麼認知行為治療與聊天機器人產品可能會在心理健康領域佔有一席之地。因為心理健康領域的醫療專業人員有嚴重短缺的情形！在美國及其他高收入國家，超過半數的精神疾病患者沒有獲得任何照護，這個比例在中低收入國家更高達 85%[50]！美國有超過 1 億 6 百萬人居住在聯邦政府標示為心理健康專業人員短缺的地區[51]。美國的精神科醫師數量比例為每 10 萬人中少於 8 人，而在大多數中低收入國家更是每 10 萬人中不到 1 人（最糟糕的是阿富汗，只有 0.16 人）[52]。因此，虛擬諮商師雖然永遠不會完全取代真人諮商師，但可能會是醫療 AI 中，數一數二的重要功能！虛擬諮商師是軟體，價格又便宜，照理來說應該可以透過深度學習變得越來越好。如同 Nick Romeo 所指出的：「AI 諮商師不需要機票、食物、保護或薪水，可以輕鬆處理數以萬計的案例，而且任何人只要有手機，隨時都能透過簡訊獲得幫助。[53]」AI 諮商師又特別適合年輕人，使用智慧型手機對他們來說是家常便飯，而他們同時也是最需要關注的族群，有 74% 的心理健康疾病都在 24 歲之前發病[54]！

以虛擬平台進行心理治療的隱憂

　　與心理健康相關的聊天機器人與智慧型手機 App 存在著一項很大的疑慮是聊天內容的隱私安全問題。這類問題大多尚未解決，但是心理健康 App 已經被廣泛使用，這是相當令人擔憂的事！不論跟過去相比有多大的進展，污名化精神疾患的情況依然存在！而且這些是如此高度敏感的資訊，因此大多數人都會害怕資料外洩或失去隱私。雖然 Woebot 及 Facebook 都表示公司本身不會看到任何資料，也不會出售用戶資訊。但大眾對隱私的擔憂依然尚未獲得解決，這些擔憂包括駭客入侵心理病史及資料 —— 不論其目的是出售或竊取都一樣。

　　人們與機器交談、分享自己的親密經歷與情緒的行為，也存在著倫理問題！Allison Pugh 在《New Yorker》上寫道，這種行為類似心理學家 Harry Harlow 在 1959 年進行的「布猴」實驗。在實驗中，Harlow 設計讓猴子必須在布製代理母猴和鐵絲製卻會提供牛奶的代理母猴之間做出選擇 [55]。猴子的困境象徵著人類面對機器時得做出的重要抉擇。弱勢族群可能更願意對機器傾訴那些難以啟齒的事，這種傾向也許會抑制人與人之間的關懷。有些人甚至可能會主張，這種形式的 AI 治療到最後會比完全沒有治療更糟。

藉由 AI 減輕心理疾病也就具有提升全人類幸福感的潛力

討論完 AI 透過治療疾病影響心理健康的潛力之後，我想探討 AI 提升幸福感的潛力。Yuval Noah Harari 在其著作《人類大命運：從智人到神人》中談到，確保全球幸福感會是他所提出的人文主義革命三大目標的其中之一（另外兩個目標是將人類壽命與力量最大化）——他甚至主張，未來衡量文明程度的指標不會是國內生產毛額 (gross domestic product)，而是國內幸福毛額 (gross domestic happiness)[56]。他宣稱人們其實並不想生產，只想要快樂，未來我們的科技與知識將會變得非常先進，先進到我們有辦法提煉出真正幸福的靈丹妙藥。

如果 Harari 描述的世界有可能成真，那我們顯然離那個世界還很遙遠。不過，既然我們可能有辦法透過科技衡量並減輕憂鬱症，我們也可能有辦法透過科技衡量、提升幸福感。麻省理工學院的 Pascal Budner 與同事在一項為期 2 個月、採用 60 人的小型研究中，透過智慧手錶收集了大約 1 萬 7 千筆資料，包括心率、位置、天氣狀況。受試者使用「幸福量表」(happimeter)，每天記錄自己的心理狀態 4 次，選擇 9 種表情符號中的其中 1 種 [57]。這項研究得到結論雖然不多，卻是最早使用 AI 來了解、追蹤幸福感的研究之一。當然，我們依然處在界定幸福感的萌芽階段，但我們很清楚缺乏幸福感的主因 —— 就是心理健康疾病。《2017 年世界幸福報告》(World Happiness Report 2017) 調查了美國、澳洲、英國及印尼 4 個國家，並檢視了所有已知影響因素，包括貧窮、教育、就業、夥伴關係、生理疾病和心理疾病等，發現心理疾病是造成痛苦的最主要因素，顯著降低了人民的幸福感 [58]！

平心而論，我認為我們永遠不會實現全球幸福，儘管如此，我們仍然必須將緩解全球憂鬱症的深沉負擔當成首要目標！數位化憂鬱症的生物標記這項變革再加上 AI 工具，我們現在已經具備大幅減輕憂鬱症問題的優勢。

AI 能檢視並分析個人全面性的資料，也有助理解壓力如何影響疾病

長久以來，我們總是優先處理生理疾病，而非心理疾病。相較之下，**生理疾病容易測量與治療，也較少遭到汙名化。但如今，我們或許正要迎接一場心理健康領域的大變革，這場變革能讓我們對心理疾病的態度更加開放，並採用新穎、客觀的生物標記，讓人類心靈得以「數位化」。此外，新的療法也不必完全仰賴受過訓練的人力。**面對自殺人數增加、憂鬱症以及精神疾病未能獲得治療等全球性心理健康危機，AI 能提供解方。行為及心理狀態的數位表現型分類不僅能應用於診斷心理疾病，一個人的社交和行為動態非常重要，能從各個角度提供個人全面性的寫照，其中包括生理、生物、解剖及環境資料。無縫擷取並處理這些資料，也可能有助於了解壓力與高血壓及糖尿病這類常見疾病的關係。

AI 的出現不僅在個體面影響每位醫師，也會影響總體面的醫療體系

　　無論這些不同因素如何在每個特定案例中、特定患者身上以不同方式結合在一起，全體醫療專業人員都會受到 AI 的影響。如果放射科醫師行使把關職責，限制不必要的掃描檢查，那麼執行醫學掃描需要的技術人員可能會大幅減少。透過 AI 整合處理病歷、基因組篩選和感測器等資料，藥劑師能提供更好的處方指引，像是說明哪種藥物缺乏療效、可能會出現哪些預料之外的交互作用，或是會導致嚴重副作用。正如我親身體會的，物理治療師或許能依據每名患者的詳細個人資料，提供更多量身訂做的治療計畫。AI 對抗式生成網路 (generative adversarial network) 也能為每個患者製作更精確的牙冠，協助修復牙齒 [59]。Corti AI 助理已經開始幫助哥本哈根的急救護理人員，該公司使用語音辨識及緊急救助通話中的資料來準確診斷心臟病 [60]。AI 能進行先進的分析，並針對每位患者提供不同建議，讓臨床護理師和醫師助手有辦法承擔更多責任。我們已經討論過各種類型的臨床醫師，也越來越清楚 AI 潛在的顛覆性影響。但 AI 不僅在個體面影響著每一位臨床醫師，還會在總體面影響所有醫護人員所構成的醫療體系。

　　我們討論完了 AI 如何直接造福患者和臨床醫師之後，現在是時候往外擴大範圍了。下一章我們將會討論 AI 工具將如何改變醫療體系的整體樣貌。

AI 與醫療系統
(AI AND HEALTH SYSTEMS)

護理師們雖然穿著手術服，但手術服都非常、非常乾淨。因為病患人不在醫院裡。

— ARTHUR ALLEN

活了 90 年都很健康的男人突然倒下……

　　幾年前的一個午後，陽光和煦而溫暖，我那 90 歲的岳父原本正打掃著露臺，突然間卻感到一陣虛弱無力、頭昏眼花，只得跪了下來慢慢爬進公寓裡，攀上沙發。由於我們兩家只相隔一條街，所以我太太 Susan 在幾分鐘內就馬上趕到了，當時我岳父雖然身體在顫抖，但頭腦還很清楚。我收到她傳來的簡訊時還在上班，但正好剛結束了診所的工作，她請我也過去一趟。

　　當我抵達岳父家時，他還是很虛弱，無法自己起身，而且不知道為什麼會發生這種狀況。我幫他進行了初步的神經學檢查，但還是無法得到任何線索：他的言語及視力都沒問題，肌肉和感覺功能也都還可以，只是有點肌肉顫抖。智慧型手機的心電圖與超音波也都是正常的。為了找出問題，我建議還是去一趟急診室。

　　身為一位獲頒紫心勳章的二戰獸醫，我岳父可是相當自豪自己從不生病。事實上，我們之前才將他登記到了斯克里普斯研究所的 Wellderly 基因體定序 (genomics sequencing) 研究計畫當中。這個計畫的研究對象是 85 歲以上特別健康的長者，必須從未罹患過慢性病，也從未服用他汀類藥物來治療高膽固醇或其他慢性病。而我岳父也的確是到了幾個月前才開始出現輕微的高血壓，所以內科醫師開了一種低效的利尿劑「氯薩利酮 (chlorthalidone)」給他。否則多年來，他唯一服用的藥物就是每天一顆具預防作用的低劑量阿斯匹靈。

▌ 找不著原因，只好治標不治本？

終於說服他同意看診之後，我們夫妻倆就開車載著我岳父、岳母一起前往附近的急診室。急診室醫師認為他有可能是某種類型的中風，但頭部電腦斷層掃描並未顯示任何異常。然而，之後收到的血液檢測結果非常驚人！上面顯示嚴重低血鉀，只有 1.9 mEq/L，簡直是我看過最低的濃度！這表示利尿劑不太可能是造成他這種狀況的唯一原因。不過他後來被收治入院的理由，仍只是為了透過靜脈注射及口服補充劑來恢復血鉀濃度。

▌ 病情急轉直下

之後風平浪靜地又過了幾個禮拜，直到某一天他突然開始吐出鮮紅色的血來。由於他實在太不願意接受自己生病的事實了，所以還特地交代我岳母不要跟 Susan 說。但我岳母在驚慌之下，還是打給了 Susan。我太太於是再次快速地奔往現場，當時臥室、客廳和浴室到處都是血。由於吐血和黑色的瀝青便這兩種跡象都清楚表明他正在發生嚴重的消化道出血，因此他也明白他得再去急診室一趟了！在醫院待了幾個小時，接受完一份評估和一場與消化專科醫師的會診之後，緊急內視鏡的檢查結果顯示，我岳父的出血原因是食道靜脈曲張 (esophageal varices)。

為了定位出血點，我岳父接受麻醉並注射了 fentanyl（編註：一種強效、類鴉片的止痛劑），當天晚上他終於住進病房時，已經虛弱得說不了幾句話，不久後他就陷入了深度昏迷。與此同時，他的檢驗報告也回來了：肝功能檢查明顯異常，而且血氨濃度極高，超音波顯示為肝硬化。我們很快便意識到他的食道靜脈曲張是由末期肝病所引起的。一個保持了完美健康狀態 90 年的男人，居然就這樣突然陷入昏迷，而且肝臟也壞了。他沒有接受靜脈注射或營養支持 (nutritional support)，只接受了 lactulose 灌腸以降低因肝衰竭而升高的血氨濃度。醫師認為他預後很糟，幾乎不可能復原，所以主治醫師和住院醫師都建議我們為他簽署不施行心肺復甦術同意書 (do-not-resuscitate order)。

▋ 奇蹟般的起死回生

接下來的幾天裡，我們做好了安排，要接他回家接受安寧居家照護，讓他可以在家中安息。在我們要帶岳父回家走完最後一程的前一天晚上，我太太和女兒一起去探望他。她們都學過「療癒性接觸」(healing touch)，因此即使我岳父已陷入昏迷，她們還是花了好幾個小時跟他說話、表達她們深切的愛。

到了當天早上，我太太在病房外遇見安寧療護 (hospice) 的護理師。她跟護理師說想在開始詳細討論之前，先去看看我岳父。而當 Susan 擁抱他並跟他說：「爸爸，如果你聽得到的話，我們今天要帶你回家了」的時候，他的胸口上下起伏，突然張開眼睛看著她大喊：「噢噢噢！」她問父親是否知道她是誰，他說：「是 Susan。」

這好比家庭版拉撒路 (Lazarus)* 的復活故事，所有事情都被翻盤了，

---

* 編註：拉撒路 (Lazarus)，在新約《約翰福音》11 章中記載耶穌的門徒與好友因耶穌而奇蹟似的復活。

讓他接受臨終照顧的計畫中止。他接受了第一次的靜脈注射，我們也通知了住在東岸的其他家人，因為他驚人的起死回生，他們總算有機會前來探望。隔天我太太甚至還接到我岳父打來請她帶些食物給他的電話。

▌令人無法理解的發病原因，終究還是帶走了他

我對那段時間最深刻的回憶，是推著輪椅帶我岳父外出的一段時光。當時他已經在醫院待了 10 天，身上多接了好幾條靜脈注射和一條留置導尿管，臉色非常地蒼白。我不顧護理師的反對，幫他好好打扮了一番，帶他在醫院外的人行道上走著，還登上了醫院前的一座小山。隨風飄來附近尤加利樹的香氣，我們聊著聊著，都哭了起來。我覺得那對他來說是能夠活著見到家人所帶來的喜悅！在我父親過世後的這 20 年裡，我岳父待我如同養父。我們在彼此相識的近 40 年來，感情一直都非常好。我從沒想過會看到他生病，因為他一直都非常硬朗，簡直可說是超級健康！雖然現在他又活了過來，而且神智清楚，但我也不確定這還能持續多久。他會得到末期肝病真的很不合理，他以前頂多也只是適量飲酒而已。雖然後來有份血液檢查顯示他帶有抗體，這表示有個很小的可能性是原發性膽汁性肝硬化 (primary biliary cirrhosis)，但這種罕見疾病實在不太可能出現在一個現年 91 歲（我們整個家族都到醫院為他慶生了）的男人身上。不確定性因素實在太多了！

他並沒有再多活很久。為了避免反覆性出血，我們曾爭論要不要進行食道靜脈曲張的硬化劑注射治療，但這需要再做一次內視鏡檢查，而他之前才差點因此喪命⋯⋯。後來在預定出院日的前一個禮拜，他又發生了一次出血事件並就此過世了。

預測、預測、預測

我說的這些跟 AI 的重大變化又有什麼關係呢？其實我岳父的故事跟醫療照護中**醫院與病患的互動方式**非常相關。

其中最明顯的就是**我們如何面對生命的結束**。安寧緩和醫療 (palliative care) 是醫療服務中曾歷經過爆發性成長的一個領域。但接下來它會面臨到徹底的重新改造：**目前開發中的新工具將能使用電子健康紀錄 (EHR) 的資料，以前所未有的準確率預測出死亡時間，並向醫師提供一份報告，詳細說明導出預測的各項因素** [1]。若能得到進一步驗證，那麼這個工具與相關的深度學習成果，就有可能影響美國 1,700 多家醫院的安寧緩和醫療團隊，大概占了總數的 60%。**在美國，只有 6,600 位醫師獲得安寧緩和醫療的專科醫師認證，等於每 1,200 名接受照護的人只能分配到 1 位安寧療護醫師。在這種情況下，只有更大幅地提升效率，才不會對照護品質造成損害。**不過在需要安寧緩和醫療的住院病患當中，只有不到一半的人真正得到緩和照護 [2]。同時，在面臨到臨終照護的美國人當中，有 80% 的人其實比較希望能在家中過世，但只有一小部分的人可以得償所願，仍有 60% 的人是在醫院中過世 [3]。

▎利用深度學習預測死亡時間來改善安寧緩和醫療

首先必須面對的第一個問題就是：如何預測人們可能死亡的時間。對於那些希望在家中過世的人來說，完成心願的關鍵就在於此。但眾所皆知，預測死亡時間一直都不是醫師們擅長的一件事情。多年來，醫師和護理師們都是使用一種稱為「驚訝問題 (Surprise Question)」的篩檢工具來確認人們是否已經接近臨終。使用方法是請他們根據自己對病患的印象反問自己：「如果這名病患在接下來的 12 個月內過世，我會驚訝嗎？」。一份採用了 26 篇論文的系統性文獻回顧顯示，在對超過 2 萬 5 千人的死亡時間預測當中，此方法的整體準確率僅不到 75%，且研究之間存在明顯的異質性 (heterogeneity)[4]。

史丹佛大學的電腦科學家 Anand Avati 與其團隊之前發布了一套以電子健康紀錄為基礎來預測死亡時機的深度學習演算法，論文題目為「利用深度學習改善安寧緩和醫療」[5]。雖然 2009 年時 *1，Sarah Palin 曾在一場惡名昭彰的選舉辯論會中強烈抨擊了所謂的「死亡小組」(death panels) *2，令許多人為此感到焦慮。但她當時提到的小組是由醫師所組成，而我們現在討論的則是機器。

該演算法可在利用近 16 萬名病患的電子健康紀錄訓練完 18 層的深度神經網路之後，針對測試用的 4 萬份病歷以極高的準確率預測出死亡時間。因為它能挑出一些醫師們看不出關連性，但其實具有預測性的特徵，例如掃描的次數 (特別是脊椎或泌尿系統的掃描次數)，而且研究結果也證明以機率來說，使用這些數據與使用人們的年齡，在統計

---

*1　譯註：原文為 2008 年，經查應為 2009 年。

*2　編註：「死亡小組」(death panels)，為一政治用語，在歐巴馬健保法之中，本來要授權病人可以自願接受「臨終諮商」。但是，前共和黨副總統候選人 Sarah Palin 對此痛批。她認為那會導致形成一個「死亡小組」，決定美國人 (例如她年邁的父母或患有唐氏症的孩子) 是否「值得醫療」，因此這項法案後來取消「臨終諮商」項目。

學上的解釋力是一樣強的。其預測結果相當驚人：被預測將在接下來的 3 到 12 個月內死亡的人，有超過 90% 真的過世了！而被預測壽命將超過 12 個月的人所獲得的準確率也一樣高！

　　值得注意的是，該演算法使用的真實值是實際發生的剛性資料 (hard data)，也就是接受評估的這 20 萬名病患的實際死亡時間。而預測卻只靠電子紀錄中的結構化資料（年齡、進行過哪些治療、做過哪些掃描以及住院日數等）便完成了！該演算法連實驗室化驗結果、病理報告或掃描結果都還沒用到，更不用說是針對個別病患的整體描述（心理狀態、求生意志、步態、手部握力及其他許多壽命相關的參數等）了。想像一下，若連這些資料也用上，準確率該會有多大的提升！

▌ 深度學習除了預測死亡，還能預測更多！

　　AI 的死亡預測演算法很可能會為安寧緩和醫療領域帶來重大變化。而實際上目前也有些公司開始在追求準確地預測死亡的時間點，如 Careskore。但預測住院中的人是否會死亡，只是神經網路利用醫療系統的電子紀錄資料所能預測的其中一個面向 [6]。舉例來說，Google 有一個團隊與 3 個醫學中心合作，利用 11 萬 4 千位病患在超過 21 萬 6 千次的住院治療中產生的將近 470 億筆資料點 (data point) 做為輸入資料，**以深度神經網路進行預測：病患是否會死亡、住院日數、非預期再入院 (unexpected hospital readmission) 以及最終的出院診斷**，而在其研究的醫院當中，上述預測項目的準確率都相當良好且具有一致性 [7]。德國也有一個研究小組**利用深度學習對 4 萬 4 千多名病患進行預測，並在手術後的住院死亡、腎衰竭與出血性併發症等方面**

都有非常出色的準確率 [8]。DeepMind 的 AI 目前正與美國退伍軍人事務部 (US Department of Veteran Affairs) 合作，預測超過 70 萬名退伍軍人的醫療成效 [9]。此外，**AI 也被用於預測病患在接受心臟移植後是否能夠存活** [10]，**以及透過結合電子健康紀錄及基因序列資料 (sequence data) 來幫助基因診斷 (genetic diagnosis) 進行** [11]。數學建模 (mathematical modeling) 與邏輯斯迴歸 (logistic regression) 雖然早就已經被運用在這些病程結果資料上了，但加上利用機器、深度學習以及更大量的資料集之後，其準確率又得到了更進一步的提升！

▌不僅可能影響醫療資源的支配運用，同時也帶來一些隱憂！

這將帶來非常廣泛的影響。正如 Siddhartha Mukherjee 曾經如此反思：**「只要一想到有套演算法可能比大多數人類都還了解死亡率的模式，我就會自然湧現一股與生俱來的不安。** [12]**」**很顯然地，無論是以提供緩和照護還是以恢復健康為目標，演算法都能協助病患及負責的醫師在照護過程當中做出決定。**它們也能影響醫療系統的資源運用，如加護病房、復甦術 (resuscitation) 以及呼吸器等。**但同樣地，**健康保險公司會如何使用這些預測資料進行理賠，也是即將須面對的一個隱憂** [13]。

醫院是美國醫療照護最大的分項成本，幾乎占掉年度歲出 3.5 兆美元的三分之一。因此雖然人力才是成本增加的最大因素，但仍有許多 AI 計畫將焦點擺在如何避免住院治療（無論是初次住院或再入院）的需求之上。經濟因素在這當中成為最重要的考量，因為 30 天內的再入院可能會無法理賠。但試圖限制住院是否會對病患預後 (patient outcomes) 造成負面影響也引起相當程度的關注，目前確實仍存在一些爭議 [14]。

　　許多研究都在嘗試預測住院病患是否會在出院後的一個月內必須再度入院，**尤其是希望能找出那些醫師們未能察覺到的特徵**。紐約市西奈山醫院 (Mount Sinai Hospital) 所進行的一項研究便是其中之一，他們針對一個相對較小的群體，利用電子健康紀錄、藥物、檢驗報告、治療方式與生命徵象 (vital signs) 進行預測，得到的準確率為 83%[15]。另一個深度神經網路 DeepR 用在訓練及驗證上的資料就更多了，總共來自 30 萬名病患 [16]。DeepR 的表現比其他類似的神經網路如 DoctorAI[17] 與 DeepCare 都要來得好。**許多新創公司與學術中心都希望能夠達成這項目標，並開發出可用於個案管理 (case management) 的 AI**。其中 Intermountain Healthcare (山際健康照護聯盟)、University of Pittsburgh Medical Center (匹茲堡大學醫學中心) 與 Sutter Health (薩特醫療集團)，尤其是利用這類演算法的先驅。

▋ 使用 AI 來預測疾病的更多嘗試及必要條件

　　而**另一項更大膽的目標，則是在無典型症狀的患者身上能預測疾病**。北京清華大學的一個小組利用 **1 萬 8 千多筆真實存在的電子健康紀錄資料，準確地診斷出 6 種常見疾病：高血壓、糖尿病、慢性阻塞性肺病 (chronic obstructive pulmonary disease, COPD)、心律不整、氣喘及胃炎** [18]。深度神經網路只需要利用 18 種檢驗項目，就能從一群接近 30 萬名、已被持續追蹤 8 年以上的病患當中，準確預測出某些疾病，如

腎臟疾病 [19]。西奈山醫院的小組利用 130 萬名病患的電子健康紀錄進行訓練，並預測 5 種疾病：糖尿病、失智症、帶狀疹（俗稱皮蛇）、鐮狀紅血球貧血症 (sickle cell anemia) 及注意力缺失症，準確率相當高。不過要能成功預防這些疾病，有兩個條件必須成立：這些利用電子健康紀錄、檢驗與其他資料的演算法必須通過進一步的測試，以顯示它們確實能夠預測這些疾病的發作，而且這些疾病必須存在有效的治療方式。若這兩者都能成立，那麼這些演算法不但可以減輕人類面對疾病的負擔，還能協助雇主與保險公司降低成本。但現階段所有的預測都只是在電腦上進行而已，使用的資料也是來自機器裡的既存資料集，而非來自現實生活中的臨床環境。舉例來說，表 9.1 為 15 份旨在預測各式結果的研究，當中大部分在統計方法學上都有顯著缺失，彼此之間的樣本數與準確程度也有很大的差異 [20]。因此我們現在還無法真正確定 AI 在預測臨床結果上的表現會是如何。

最終如何選擇面對死亡的方式與態度，仍是人類自身！

回到我岳父的例子，**他身上的嚴重肝病之前完全被漏診了！但其實從他第一次住院拿到的那份血鉀濃度極低的檢驗報告，是有可能預測得到的。**AI 演算法甚至有可能辨識出至今仍難以找到的潛在病因。但我岳父在臨終前的那段日子，同樣也帶來了許多演算法永遠捕捉不到的元素，比如說根據他的檢驗報告、肝衰竭、年齡與遲鈍的反應，他的醫師曾說過他再也無法清醒，而且很可能在幾天之內過世。但有一點預測性演算法最終可能還是對的，我岳父確實無法活著出院。**不過這還是無法告訴我們，當我岳父或任何其他病患還活著的時候，我們應該做**

預測	N：病患數量（訓練＋驗證資料集）	AUC：曲線下面積	參考文獻
住院期間死亡率、非計畫再住院、延長住院日數、最終出院診斷	213,221	0.93 * 0.75 + 0.85 #	Rajkomar 等人，Nature NPJ Digital Medicine, 2018
3-12 個月全死因死亡率	221,284	0.93 ˆ	Avati 等人，arXiv, 2017
再入院	1,068	0.78	Shameer 等人，Pacific Symposium on Biocomputing, 2017
敗血症	230,936	0.67	Horng 等人，PLOS One, 2017
敗血性休克	16,234	0.83	Henry 等人，Science, 2015
嚴重敗血症	203,936	0.85 @	Culliton 等人，arXiv, 2017
困難梭狀芽孢桿菌染症 (C. difficile infection)	256,732	0.82 ++	Oh 等人，Infection Control and Epidemiology, 2018
引起疾病	704,587	各項結果	Miotto 等人，Scientific Reports, 2018
診斷	18,590	0.96	Yang 等人，Scientific Reports, 2018
失智症	76,367	0.91	Cleret de Langavant 等人，J Internet Med Res, 2018
阿茲海默症（＋類澱粉蛋白影像 (amyloid imaging))	273	0.91	Mathotaarachchi 等人，Neurobiology of Aging, 2017
癌症化療後死亡率	26,946	0.94	Elfiky 等人，JAMA Open, 2018
133 種疾病的發作	298,000	各項結果	Razavian 等人，arXiv, 2016
自殺	5,543	0.84	Walsh 等人，Clinical Psychological Science, 2017

AUC：曲線下面積 (area under the curve)，衡量準確率的指標

＊：住院期間死亡率　　　　＋：非計畫再住院　　　　　　＃：延長住院日數

ˆ：所有病患　　　　　　　@：結構化資料加上非結構化資料　　＋＋：針對密西根大學

表 9.1：利用 AI 預測臨床結果的 15 項研究範例

些什麼？當我們在思考人類的生死問題時，是很難聯想到機器和演算法的。實際上，光靠它們也是不夠的！儘管當初醫師預測他沒辦法再撐多久，他還是重新活了過來，讓我們大家族能夠跟他一起歡慶生日，分享回憶、歡笑與愛。我不知道療癒性接觸會不會是他恢復起來的一個因素，但我太太和我女兒應該都對它的療效有一套自己的看法。**如果那時候我們放棄了任何維繫他生命的努力，那就會剝奪他能夠跟家人相見、告別，並表達對家人深切的愛的機會。沒有一種演算法能為我們判斷這是否有意義。**

醫療照護工作人員與工作流程

█ 以 AI 實現自動化操作來承擔醫療產業日益增加的人力需求

在醫院及醫療系統當中，AI 除了預測死亡與重大結果之外，還有非常多的用途。**醫療照護的就業總人數在 2017 年首次超越零售業，成為美國第一大產業** [21]。有超過 1,600 萬人口受雇於醫療服務產業，而且 2017、2018 連續兩年全年創造超過 30 萬個新的工作機會，接近八分之一的美國人都在醫療照護產業工作 [22]。美國勞動統計局對未來十年的預測表明，**預期成長最快的工作大多數都與健康有關**，包括個人看護 (754,000)、家庭醫療看護 (425,000)、醫師助理 (40,000)、專科護理師 (56,000) 以及物理治療生 (27,000)。**但人力資源至今仍是醫療照護成本增加的最大因素**，目前美國每年成本已超過 3.5 兆美元。

因此可以想見**人們都在思考該如何利用 AI 實現自動化操作，以降低這種無限制的成長與其他相關成本**。正如哈佛大學的 Katherine Baicker 所說：「隨著醫療照護產業投入人力的增加，醫療照護成本會越來越難以負擔」[23]。

　　一些經濟學家認為，醫療照護領域出現新的工作類型的速度，將會剛好等於或超越 AI 取代這些工作的速度。但 AI 領域的權威李開復則不這麼認為：「AI 幾乎可以零成本地完成人類一半的工作，而且還能做得更好，這點再過不久就會變得非常顯而易見。這將會是人類史上經歷過最快的一場變革，而我們還沒有為此做好準備！」[24]

■ 美國超過 20% 的醫療支出都與行政管理有關，是 AI 的著力點之一

　　醫院、診所及醫療系統都會雇用員工來幫他們從病例中找出正確的給付代碼 (billing code) 交給保險公司，再雇用大量的專職人員來進行收款與理賠管理。美國專業編碼學會 (American Academy of Professional Coders) 有超過 17 萬 5 千名會員在從事處理醫療給付代碼的工作，平均薪資為 5 萬美元。值得注意的是，**在美國看診一次，用來請款的成本就超過 20 美元，占總成本的 15%**。而急診的情況更糟，請款成本甚至會占掉收入的 25%[25]。**整體而言，美國有超過 20% 的醫療照護支出都與行政管理有關**[26]。由於手術室的排程和醫院所有住院組及門診組的人力配置都是以人工手動處理，因此效率非常地低。但其實只要利用**自然語言處理再加上人性化介面做為備援，大部分與病患電話預約看診時間有關的工作都能獲得解決**。一些醫

療系統已經在**使用演算法預測門診預約的失約人數了**，這也是效率低下的一個重要原因，**因為缺診會造成許多人員的閒置**。即使只是使用 Inovia 推出的 AIVA 語音助理來取代或搭配護理師呼叫按鈕，都有可能協助提升生產力 [27]。

▎ AI 利用各種多模態資料 (multimodal data) 可預測急診室、手術室及藥房的運作

所有營運階層都在期待 AI 的運用與效率提升，而這部分目前也有些進展了，Qventus 就是其中一個例子。它**利用來自電子健康紀錄、人力配置、排程、帳務系統及護理師呼叫指示燈的多模態資料 (multimodal data)，來預測醫院內急診室、手術室及藥房的運作情形**。該公司**聲稱已大幅減少住院病患的跌倒事件** [28]、**未經診視即自行離院的病患比例以及醫師為每位病患看診所需的時間** [29]。Conversa Health、Ayasdi、Pieces Tech 及 Jvion 等公司也利用 AI 來承接這些後勤工作，並彌補許多在效率提升與病患參與度 (patient engagement) 上未獲得滿足的需求 [30]。

華盛頓哥倫比亞特區最大的醫療系統 MedStar Health 為其急診室導入的一項計畫，很適合用來說明 AI 將如何改善工作流程。**一位典型的急診病患病史大約含有 60 份文件**，這使得臨床醫師必須花費大把時間在檢視與了解病史上。MedStar 於是開發了一套機器學習系統，**可以快速掃描完整病歷並針對病患出現的症狀提供建議，讓醫師和護理師能有更多時間為病患提供照護** [31]。另一個例子則是**醫學影像的 AI 自動化分析**，它的應用範圍不只限於 MRI 成像的判讀。Arterys 公司

有一套已獲美國 FDA 批准的演算法稱為 Deep Ventricle，**可快速分析心臟血流，將原本需花費一個小時抽血並手動測量的工作，縮短成一次只需要花費 15 秒的掃描。**

　　醫學影像檢查的工作流程已開始出現顯著的改善。許多報告指出，**利用深度學習演算法進行影像重建可減少取得及處理掃描所需的時間、改善生成影像的品質，並可能大幅降低游離輻射的劑量。**這類改善措施的落實，也許將讓我們首次見識到 AI 提升安全性、便利性與降低成本的潛力 [32]。另一項改善則與**癌症的放射治療**有關。倫敦大學學院 (University College London) 與 DeepMind 的研究人員利用自動化的深度學習演算法，明顯加快了掃描的圖像分割 (segmentation) 過程，性能表現也與對頭頸癌病患經驗豐富的放射腫瘤科醫師旗鼓相當，可協助節省大量的時間 [33]。比起我們過往對於傳統演算法與專家監督的依賴，**利用深度學習演算法進行圖像分割，在改善影像檢查的準確率與工作流程上皆大有可為。**

▌利用 AI 進行「即時預測」，便能早一步預知住院感染症

　　AI 另一個努力的方向則是對重大診斷做出更好的即時 (real time) 預測。這個議題對醫院來說特別重要，因為**醫院面臨的主要挑戰之一，便是治療病患住院時的感染。敗血症為醫院常見的一種致命性感染，占了美國 10% 的加護病房住院數。**美國每年花在這上面的治療費用就超過 100 億美元，而且治療還經常失敗：敗血症占美國所有住院病患死亡人數的 20% 至 30%。**即時診斷極為重要，因為病患惡化的速度有可能非常快，這時候通常連適合的抗生素都還沒選定，更不用說是**

服藥並產生療效了。霍普金斯醫療集團 (John Hopkins Medicine) 的 Suchi Saria 進行的一項回溯性研究，使用 5 萬 3 千名確診敗血症的住院病患資料，與他們的生命徵象、電子醫療紀錄、檢驗報告及人口統計資料 (如年齡、性別、收入等)，想了解是否有可能在疾病發生之前，早一步洞察先機。可惜的是，該演算法的準確率並不是很理想 (ROC ~ .70)*1。[34]

院內感染致死率第二高的疾病為困難梭狀芽孢桿菌 (Clostridium difficile or C. diff)*2，這也是 AI 欲解決的一個目標。而且目前為止，這方面的研究成果看起來比較樂觀。美國每年被診斷患有困難梭狀芽孢桿菌感染症的病患超過 45 萬名，其中約有 3 萬人因此死亡[35]。Erica Shenoy 與 Jenna Wiens 開發了一款演算法，預測兩家大型醫院共 37 萬 4 千名住院病患罹患此症的風險，而每位病患的電子健康紀錄資料都使用超過 4,000 個變數加以結構化。這兩間醫院預測結果的 ROC 分別為 0.82 及 0.75，其中有許多特徵為各醫院獨有[36]。**未來希望能藉由自動向臨床醫師提出困難梭狀芽孢桿菌高風險感染者的預警，成功減少這種致命性感染的發生。**

---

*1　編註：ROC 與 AUC 在口語敘述上常混合使用，但 ROC 係指接收者操作特徵「曲線」，而 AUC 則為曲線下的「面積」。AUC 才有辦法量化並表示準確率，故此處所指 ROC 嚴格來說是指 AUC。

*2　編註：困難梭狀芽孢桿菌 (Clostridium difficile or C. diff)，又稱艱難梭菌、難辨梭菌。屬於厭氧性梭菌屬細菌，在無氧條件下要比在有氧環境下生長得好，一般寄生在人的腸道內。如果過度服用某些抗生素，該菌群的生長速度會加快，影響腸道中其他細菌而引發炎症。也是一種導致住院病人腹瀉的常見細菌。

用深度學習和機器視覺來量化醫師的手部衛生以杜絕院內感染

由於每 25 位病患就有 1 位會因為照護人員或環境的關係而發生院內感染，因此如何預防也是醫院非常重要的一個課題。例如，我們都知道**洗手次數不足或不確實是造成院內感染的一項重要因素**。史丹佛大學的 Albert Haque 與其同事在一篇名為〈Towards Vision-Based Smart Hospitals〉的論文當中，**利用深度學習和機器視覺 (machine vision) 以不會造成干擾的方式，用錄影畫面及深度感應*追蹤史丹佛大學附設醫院的臨床醫師以及外科醫師的手部衛生狀況**。這項技術利用紅外線根據感測器與目標之間的距離來建立輪廓影像，能**量化醫師雙手的乾淨程度，而且準確率超過 95%**（圖 9.1）[37]。**未來可安裝在醫院的走廊、手術室及病患的床邊，發揮電腦視覺的警示能力。**

深度學習搭配機器視覺在加護病房的各種應用

機器視覺確實對於將深度學習模式運用在醫院這種動態視覺環境中很有幫助。**加護病房也能依靠機器視覺來提供許多協助。例如幫助使用機械式呼吸輔助 (mechanical ventilation) 的病患脫離呼吸器**，這在之前一直是個困難又無規則可循的臨床管理處置，但現在已經可以靠資料驅動的強化式學習 (reinforcement learning) 來進行自動化脫離

---

*　編註：深度感應 (depth sensing) 旨在改變數位系統理解真實環境的方式，以自動化通常需要人工觀察的過程。這需要圖像獲取、處理和分析三方面緊密配合。而深度感測器 (depth sensors) 是 3D 測距儀的一種形式，它們可以在廣角視野 (FoV) 上獲取多點距離資訊，輸出多個距離讀數的矩陣。

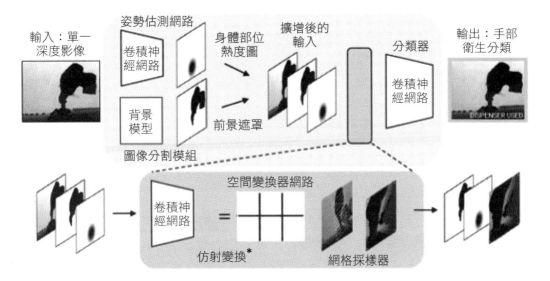

圖 9.1：根據機器視覺分類的洗手活動。資料來源：改自 A.Haque 等人的 Towards Vision-Based Smart Hospitals: A System for Tracking and Monitoring Hand Hygiene Compliance，arXiv (2017): https://arxiv.org/abs/1708.00163.

了 [38]。**透過病患的監控影像，便能協助確定目前移除病患的呼吸器是否有風險，也能掌握其他生命徵象未列入的參數，藉此減輕護理師檢測的負擔。**麻省理工學院計算機科學與 AI 實驗室 (CSAIL) 開發了一款名為 ICU Intervene（加護病房介入）的深度神經網路，可以協助醫師預測病患何時需要機械式呼吸輔助、何時需要升壓劑或快速靜脈灌注來維持血壓，或其他的介入性治療 [39]。計算機科學與 AI 實驗室的另

---

* 編註：仿射變換，又稱仿射映射，是指在幾何中，對向量空間進行線性變換並平移而成另一個向量空間。

一款演算法，則有助於確定由加護病房轉出的最佳時間，以達到減少住院日數與預防死亡之目的 [40]。其他針對加護病房開發的方案，則是透過攝影機自動監控，或利用演算法分析生命徵象來減輕護理師的負擔。

深度學習搭配機器視覺在手術室的應用

雖然我們現在還處於以環境感測器 (ambient sensor) 來運用機器視覺的早期階段，但可以肯定的是，這種形式的 AI 將有助於提高病患安全與工作效率。**另一項有望藉由機器視覺帶來改變的常見醫院任務，則是在病患體內置入中心靜脈導管（或稱中心導管）。**由於置入導管的侵入性較高，造成感染及併發症的風險提高，其中併發症包含肺塌陷及血管損傷。但**若能同時監控正確消毒與管路置入方式，安全性應該就能得到提升。而若能藉由機器視覺系統持續追蹤人員、儀器與工作流程，手術室也可能會產生改變** [41]。AI 視覺也試圖在病患出現較有風險的活動方式或穩定性較不足時發出警示，以防止院內跌倒的事件發生。

自動警示系統也能有效增加醫療效率

目前這種利用自動警示進行快速診斷與治療的方法，也應用到了**中風偵測上。**美國 FDA 已批准由 Viz.ai 公司開發的一款演算法，**該演算法可分析腦部電腦斷層掃描是否出現中風跡象，使神經科醫師及醫療照護團隊得以快速了解當下掃描的病患是否已發生中風，以及發生了何種型態的中風。**由於溶解血栓或移除血栓（取栓術，thrombectomy）這類可減少腦損傷的治療方式都已得到驗證，因此這套 AI 工具將有助於加速治療某些適合介入性治療 (intervention) 的中風。這是一個非常關鍵的目標，因為血栓阻塞每造成供血中斷 1 分鐘，我們就會損失約 200 萬個腦細胞 [42]。即使在中風診斷的初期，也有一套已於 **2018 年經美國 FDA 批准的 Lucid 機器人系統可供高級救護技術員使用，該系統是一種戴在病患頭部的設備，可將超音波經由耳朵發射到腦部，透過 AI 的模式識別 (pattern recognition) 來協助中風診斷，以提醒接收醫院可能需要移除血栓** *。[43]

▎醫師助理、專科護理師與醫師間如何透過 AI 達到工作平衡？

　　醫院內、外部的醫療工作流程將面臨的另一個重大變化，則是**非醫師 (nonphysician) 的醫療從業人員將透過 AI 的協助來承接更多工作**。在美國除了約 70 萬名的執業醫師以外，還有約 10 萬名的醫師助理 (physician assistant) 與 24 萬名的專科護理師 (nurse practitioner)，這些工作人員的數量幾乎是醫師數量的一半。而隨著許多支援臨床醫師的 AI 演算法陸續被開發出來，我們很自然地可以預見，這三種不同的群體之後會有一個更公平的競爭環境，而且**醫師助理與專科護理師將會在未來幾年內扮演更重要的角色** [44]。

---

*　審稿註：因為缺血性中風發生後，能執行血栓溶解或是血栓移除都有時間限制 (therapeutic window 通常是 3 ~ 6 小時)。也就是說，若距離中風發生的時間太久，就不能接受治療 (因為腦細胞通常已經來不及救了)。故此段是在論述 AI 如何縮短診斷的流程，讓還有機會的病患接受治療。原文寫「potential clot removal」指的是還來得及接受治療的人。

■ 在醫療系統中部署 AI 的必要條件！

另外值得一提的是在醫療系統中部署 AI 的關鍵。除了需要事先進行使用者研究 (user research)，了解醫療從業人員與病患使用 AI 的需求有哪些，並且設計完善的系統之外，決策也必須謹慎思考，全盤性地考量到風險與效益。因為當初在推廣電子健康紀錄到臨床醫學時，就是缺乏了這些重要的步驟，才會對病患的日常照護產生了嚴重的負面影響。

消失的病床

■ 以 AI 遠端監控，輔以「非接觸式的溫暖 (touchless warmth)」照護

就目前的情況來看，我們對於計畫中的醫院「滅絕」行動，可說是越來越大膽了 [45]。雖然加護病房、手術室與急診室顯然還是不可或缺的，但要取代掉占據目前醫院絕大部分的普通病房卻非常容易。聖路易市慈愛醫院 (Mercy Hospital) 的虛擬照護中心 (Virtual Care Center) 便能帶你一窺未來 [46]。該中心內同樣設有護理師及醫師，你也能看到他們正在與病患交談，或正在查看監視器上各病患所有資料的圖形顯示並回應各種警報訊息，**但是裡面完全沒有病床！**它是美國第一家虛擬醫院，斥資 3 億美元打造，並於 2015 年開業。他們的病患有可能是住在加護病房裡，也可能是待在自家臥室；有可能只是接受簡單細心的觀察，也有可能必須接受嚴格的檢查，但全程都會由醫院遠端監控。**即便病人還沒展現症狀，AI 監控演算法也可能預先提出警示並通知醫師。**

使用高科技演算法來遠距地提早偵測敗血症或心衰竭，同時也是非常引人矚目的題材。雖然被身在遠處的人觀察，聽起來可能很冰冷，但實際上並不會。因為**他們已經掌握了製造「非接觸式的溫暖 (touchless warmth)」的概念。虛擬照護中心的護理師長期跟許多病患都建立了定期且個別化的互動**，甚至有病患在談到這些護理師時，說他們覺得自己「現在好像擁有 50 個如祖父母般關心他們的人」。[47]

▎長者可能得以安心在家，也能擁有良好的照護資源！

除了協助患有急性病症的老年病患外，**人們也致力於使用 AI 協助長者擁有在家中安穩生活的能力，讓他們不必搬進照顧機構 (支援性居處安排場所 assisted living facilities，ALFs) 或是請護理人員頻繁探訪**。目前有非常多新創公司都在開發感測器和演算法，來監控步態、脈搏、體溫、情緒、認知與身體活動等。此外**也有一些用於改善視力及聽力的 AI 工具，甚至能提升老年人的感官知覺，進而增加他們的安全性並改善生活品質**。舉例來說，如果讓有嚴重視覺障礙的老年人使用一款名為 Aipoly 的手機 App，**只需要將智慧型手機指向某個物體，AI 就會迅速辨識並透過語音回應結果，而且連辨識顏色也行得通。而能夠檢測是否有人倒下的感測器，則可以嵌入地板中**。寵物型機器人助理以及像 Alexa 一樣經過特殊設計的語音助理：ElliQ (新創公司 Intuition Robotics 的產品)，則是可以提升獨立生活能力的 AI 硬體裝置 [48]。

▌需要可整合的家用設備及保險模式才能夠實現「遠端照護虛擬醫院」

遠端監控在未來可能會運用得更廣泛。由於住院的平均每晚費用為 4,700 美元,因此以經濟的角度來看,提供病患另一種包含設備與資料的方案是很合理的。此外,病患在家中還能享受舒適的環境,沒有院內感染的風險,也不會被持續響起的警報聲吵到無法入睡。但儘管如此,聖路易市的照護中心目前仍然是唯一一間遠端照護的虛擬醫院,並且也沒有成為非重症病患就醫時的首選醫院。因為還有一些問題需要解決,有技術方面的,也有法規方面的。例如,雖然現在已有可自動監控所有生命徵象的系統(如 Sotera Wireless 推出的「唯新(Visi)」設備)獲得批准,也被許多醫療系統採用,但卻還未出現任何獲得美國 FDA 批准的家用設備。**在自動、準確、低成本,且可與遠端監控設施整合的家用設備被美國 FDA 批准之前,我們都沒辦法有任何進展。**不過,短期之內更重要的問題,或許是**目前還沒有適用於此類監控的保險給付模式**,並且在取得新的給付碼,以及讓給付碼獲得美國醫療保險 (Medicare) 及私人保險公司批准的手續都會延宕許久。

保險公司與雇主如何從 AI 中獲益

雖然家用版的醫療 AI 目前還有給付的問題存在,但健康保險公司與雇主這些掌握控制權的主導力量,還是很有可能藉由採用 AI 獲益。他們的動機很簡單:**降低成本**。社會大眾對於保險公司抱持的看法是非常負面的,因為他們實在太常拒絕提供病患認為有需要的服務,而病患實際接受的照護當中，也經常只有極少部分被認為有涵蓋在承保範圍之內。因此我們當然不希望再出現任何新的演算法來負責拒絕付款或提前解約，但遺憾的是，這的確有可能是 AI 在此領域找到自己定位的一種方式。

▌AI 可根據病患的體重、睡眠、營養、壓力及身體活動來預測糖尿病的發展與控制病情

藍十字藍盾協會 (Blue Cross Blue Shield Association) 是負責監管美國 36 個 * 區域性保險計畫的國家總部。身為此協會的顧問，我觀察到的是他們已經開始把 AI 視為一種選項了。比如說**為糖尿病病患開發更智慧的演算法，使用深度學習來進行糖尿病預測，可以考慮到個人化因素，包含每日體重、睡眠、營養、壓力等**。他們對 AI 的關注也展現在與 Ouduo 的合作上，這間公司致力於開發這類對抗糖尿病的演算法。事實上，由於糖尿病是最為常見的高花費慢性病，因此目前也有一些保險計畫已經與其他公司合作提供虛擬教練的服務，以達到糖尿病的最佳控制及處理，如 Virta 及 Livongo (請參閱第 11 章)。

▌除了提升後勤行政效率，更聚焦於如何在醫療上實際運用 AI

我曾在 2017 年底拜訪過聯合健康集團 (UnitedHealth Group) 的領導階層，當時新任的執行長 David Wichmann 向我展示了他們在許

---

* 譯註：原文為 37 個，經查目前為 36 個。資料來源：https://www.bcbs.com/bcbs-companies-and-licensees

多特定應用程式中採用 AI 的情形。該公司當時積極推動**在看診期間利用自然語言處理來取代鍵盤打字**，而我看完示範之後，也相信這項措施能在未來全面落實。聯合健康還推出了掛上自家品牌的 Amazon Echo，搭配各種與健康有關的功能。這些舉動顯示了他們確實有意採用 AI 語音平台，而且藍十字也有同樣的打算。同時，聯合健康集團也在先進的糖尿病管理公司上投入巨資，於 2017 年底收購了 Savvy Sherpa，這間公司**開發了使用連續血糖感測器來管理第二型糖尿病的演算法，不只效果較好（就血糖調節而言），成本也較低。**

藍十字和聯合健康是美國最大的兩家健康保險公司。由於公司規模龐大，保險涵蓋近 1 億 7 千萬個美國人，因此他們採用新科技的速度通常會較為緩慢。雖然他們確實有使用 AI 工具在公司業務運營、附屬醫療服務以及大數據計畫（例如 Optum Health) 等方面提升效率，但**保險公司最感興趣的還是如何在實際醫療照護上使用 AI**，而不是在後勤部門。不過後勤部門的功能一定還會在未來有更進一步的發展。像 Accolade Health 公司也在改變他們處理客戶服務的方式，舉例來說，他們利用一款名為 Health Assistant 的手機 App，**提供醫療系統的個人化導航，服務範圍從尋找看診的醫師，到帳務及保險問題處理都有。**

▌AI 分析可能被用於依個人健康風險來劃分保費級距！

隨著 AI 科技正式成為保險經營的一部分，它將為病患帶來的問題也成為了關注焦點。**其中特別令人擔憂的就是 AI 分析有可能被用來根據每個人的健康風險劃分出病患族群，以提高個人的保險費率。**在這個健康狀態預測已越來越準確的時代裡，我們**必須要立好規範才能避免**

個人因風險而遭受歧視。之前光是要以聯邦立法 (federal legislation) 保護個人免受雇主及健康保險公司的基因歧視 (genetic discrimination) 就花了好幾年的時間，而且法規仍不完善，人壽保險及長期失能險還是可以根據基因資訊做出差別待遇。而且即使「患者保護與平價醫療法案 (Patient Protection and Affordable Care Act，PPACA)」規定不可使用投保前已存在的健康狀態做為排除承保條款，但川普政府仍然表明：一切未成定局 [49]。因此針對個人的風險預測，相信將會是下一個有待解決的重點。

雇主也可能利用個人保險資料做出不利當事人的決策！

另一個也許不太有害，但仍然令人擔心的，則是企業對於「健康」計畫 (wellness program) 的依賴。儘管大多數美國中、大型企業的雇主都會提供健康計畫，但實際上這些計畫全都未經驗證能夠促進健康結果。健康計畫通常會將步數、體重、血壓及膽固醇檢驗結果結合一些獎勵，來促使員工參與 (例如健康的員工需負擔的保險費用較低)。但「健康 (wellness)」的定義並不是很明確，這類措施的成本效益也受到了嚴重的質疑 [50]。不過若能利用虛擬醫務教練 (virtual medical coach) 收集每個人更仔細、更深入的資訊並加以善用，這些計畫應該還是有可能獲得改善。但是這又引出了另一個令人擔心的問題，**雇主可能會透過其保險提供者得到這些資料，而使員工陷入經濟困難**，這或許將是降低病患使用這類技術之意願的重大因素！

接下來看看美國以外的情形。發現有限公司 (Discovery Limited) 雖然是一家相對較小的保險公司，卻已經從更全面的資料中汲取到一些經驗。這間公司起源於南非，現在服務已擴展到澳洲、中國、新加坡及英國。它推出了一款名為 Vitality 的保險計畫，利用大數據收集並分析個人的身體活動、營養、檢驗報告及血壓，最近還加入了全基因體定序 (whole genome sequence)。目前還沒有任何學術論文研究出多了這層資料能為健康結果帶來何種改善，但這或許呈現了保險公司的未來趨勢。

國家層級的醫療 AI

▌世界各國都懷抱著 AI 美夢！

比起醫療領域，AI 在全球軍事、網路及超級大國的主導權上所受到的關注或期待更大，俄羅斯總統 Vladimir Putin 曾直言：「能在 AI 領域成為領導者的國家將能統治世界」[51]。雖然我們的目標是為公民帶來更好的健康狀態與更低的成本，而不是世界領導地位。但世界各國仍對 AI 充滿了興趣。加拿大一直都是深度學習的中心，多倫多大學的 Geoffrey Hinton 和他的同事以及數十位以前的學生，現在都成為 Google、Uber、Facebook、Apple 及其他先進科技公司中傑出的 AI 領導階層。Hinton 認為 AI 將徹底改變醫療照護領域，他的公司 Vector 目前正在使用神經網路來處理多倫多各家醫院提供的巨量資料集。Peter Munk Cardiac Centre (彼得蒙克心臟中心) 則專注於心血管疾病的照護，並利用 AI 來實現病患的遠端監控。Hinton 的學生之一 Brendan Frey 創辦的 Deep Genomics 則是利用 AI 進行基因體解析 [52]。這些還只是加拿大 AI 醫療照護計畫與公司的一小部分而已。

印度的醫患比例每千人中僅有 0.7 名醫師，因此極需發展醫療 AI

　　醫療 AI 的重大改變或許在美國以外的國家會更容易發生，尤其印度與中國很可能會是主要的先行者。印度的醫患比例為每千人中僅有 0.7 名醫師，還不到中國的一半 (1.5)，也遠低於美國 (2.5)。**印度在 AI 上的獨創性從當地公司便可見一斑：Tricog Health 利用基於雲端的設備進行心臟疾病診斷、Aindra Systems 利用抹片樣本自動檢測子宮頸癌、Niramai 在做早期乳癌檢測，Ten3T 則開發遠端監控設備**。全球最大的眼科保健體系 Aravind Eye Hospitals（亞拉文眼科醫院）與 Google 合作一項開創性計畫，也成為**利用深度學習演算法檢測糖尿病視網膜病變**的基礎，這種疾病目前有超過 4 億人有罹患風險，但其中大多數的人都未接受過檢查 [53]。

中國同樣缺乏醫療資源且城鄉差距大，不得不傾全力推展醫療 AI

　　不過最有可能在醫療 AI 領域取得領先地位的，是中國。這當中包含了許多重要因素：**無人能及的資料收集量（公民不能選擇主動退出資料收集）、政府與創業基金的大力投資、許多大型大學都有 AI 主修課程以及非常具支持性的法規環境** [54]。除了這些特性之外，他們也確實有這方面的需求。正如中國醫學影像辨識公司依圖 (Yitu) 的林晨曦所說：「**在中國，醫療資源非常匱乏，而且分布不均，最好的資源集中在省會城市。有了這個系統，如果能在鄉鎮醫院使用，會大大改善就醫體驗。**[55]」中國每百萬人中只有 20 名眼科醫師，這一點就概括描

　　不過最有可能在醫療 AI

述了該國的整體趨勢：各種專科醫師在整體人口中所占的比例都只有美國的三分之一或以下。中國目前正利用超過 130 家的醫療 AI 公司來提高醫療照護系統的效率，並擴大其接觸範圍 [56]。

▌中國在影像辨識及語音辨識方面的發展驚人

這些發展的背後仰賴政府的大力扶持。2018 年，中國政府發布宣言，表示希望成為 AI 領域的全球領軍者，將發展 AI 視為中國的阿波羅 11 號登月任務 [57]。雖然中美之間存在人才資源的差異，因為美國擁有大量具 AI 專長的電腦科學家，但此差距已正在迅速縮小當中。從 2014 年開始，中國在深度神經網路領域發表的研究論文數量就超越了美國。在 AI 的專利申請與私人投資方面，中國現在也僅次於美國 [58]。而在中美兩大科技巨頭的寡頭壟斷中，兩者也有驚人的相似之處。例如騰訊類似 Facebook、百度類似 Google，阿里巴巴則類似 Amazon。儘管中國在 AI 方面的成就可能不如美國那般獲得國際關注，但在影像辨識及語音辨識方面的發展卻很值得注意！

因為到目前為止，這些發展在醫療方面的成果相當驚人。廣東省第二人民醫院現在使用的 AI 是由來自全國各地病患超過 3 億筆的紀錄訓練而成的（難怪經濟學人會說「中國的資料量就像沙烏地阿拉伯的石油」）。使用場景幾乎含括了醫院營運的各個方面，如整埋病歷、透過病患與微信聊天機器人的互動提供診斷建議、利用臉部辨識功能識別病患、判讀電腦斷層掃描，以及手術室的工作流程等 [59]。騰訊在醫學影像診斷與藥物探索 (drug discovery) 方面非常活躍，並投資了一間創新型態的醫院：微醫集團 (WeDoctor)。騰訊另外也投資了體素科技

(VoxelCloud)，這是一家眼部影像判讀公司。他們正在推廣糖尿病視網膜病變的 AI 篩檢，以對抗這項導致中國勞動年齡人口失明的主因。而目前為止在醫療領域投入最多的 AI 公司是科大訊飛 (iFlytek)，它是語音辨識領域的全球領導者。2017 年 *，該公司推出的一款 AI 機器人「小易」，甚至通過了中國針對醫師舉辦的臨床執業醫師綜合筆試 (得到 456 分，比合格分數高出 96 分)。[60]

伴隨而來的是無所不在的監控鏡頭及資料隱私權問題

有了可以自行吸收並分析病患個人資料的機器人，接下來科大訊飛也計畫要讓此機器人成為中國各地家醫科與腫瘤科醫師的助力。北京青燕祥云科技有限公司 (PereDoc) 同樣是一間醫療領域的新創公司，目前已有 20 間中國醫院安裝了其所提供的醫學影像 AI 演算法 [61]。螞蟻金服開發的聊天機器人獲得的顧客滿意度已超越了客服人員 [62]，而且他們還收購了開發眼球辨識 AI 演算法的美國公司 Eye Verify (現已更名為 Zoloz)。隨著醫療照護 AI 的取樣 (sampling) 在中國越來越普遍，人們也開始關注監控狀態以及潛藏的資料隱私侵害問題。例如螞蟻金服推出的一款以 3 位數字顯示信用評分的系統，便有可能連結到醫療資料。再加上攝影鏡頭無所不在，大多數城市中每 100 公尺就安裝了一台，每個公民的身分證號碼也有可能因此被連結到臉部辨識 (facial recognition)、基因資訊、虹膜掃描 (iris scan) 以及生物辨識資料 (biometric data) 上 [63]。而目前這些與 AI 辨識及監控相關的廣泛措施，皆尚未證實能改善健康狀況。

***

＊ 譯註：原文為 2018 年，經查應為 2017 年。

▎英法當然也不落人後

　　在推動醫療 AI 方面，印度和中國並不孤單。法國和英國也都投入了大量的資源推動 AI，而且都為醫療照護領域的 AI 設定了優先事項與目標。2018 年，法國總統 Emmanuel Macron 在發表完「邁向有意義的 AI」的政府政策聲明以及鉅額投資（近 20 億美元）之後，接受了 Wired 雜誌的訪問 [64]。雜誌編輯 Nicholas Thompson 問道：「在 AI 的運用上，可不可以舉一個讓你印象最深、讓你開始想說『嗯，這一定會變得非常、非常重要』的例子呢？」Macron 說：「我想應該是醫療照護方面吧，它讓我們能夠獲得個人化的預防醫學與治療。我曾經看過幾次在醫療方面的創新，像是藉由更好的分析方式來預測我們未來可能會得到的疾病，並加以預防或採取更好的治療方式。AI 為醫療照護系統帶來的創新將能徹底改變一切：**可以採用新的治療方式，可以預防各種疾病，可以在不取代掉醫師的情況下，找到降低潛在風險的方法。**」[65]

　　英國也對 AI 的未來寄予厚望，並且著重在醫療照護上。英國政府在提出四項「重大挑戰 (Grand Challenges)」時，其中一項針對的就是醫療。Theresa May 說道：「智慧技術的發展，讓我們得以使用快速且超越人類的準確率來分析大量數據，開闢了一個全新的醫學研究領域，也提供了一種新的抗病武器。[66]」我在 2018 年時受到英國委託，與英國國家衛生局 (National Health Service) 合作規劃其醫療照護的未來，並特別審視在接下來的 20 年中，AI 與其他醫療技術會對該國工作人員所造成的影響 [67]。能夠有機會和 AI、數位醫療、基因體學與機器人學 (robotics) 的領導者，以及倫理學家、經濟學家與教育工作者，一起為了一個明顯願意做出改變及調整的單一支付者醫療照護系統 (single-payer healthcare system) 工作，真的是一次非凡的體驗。完整的報告已於 2019 年發布，我們在其中推測了各個層面的重大影響，包括全國各地的病患、臨床醫師以及醫療系統。

關於醫療 AI 的終極夢想

以上雖然都是以國家為單位來介紹，但**我的夢想其實是在未來某一天，能夠串連所有國家的醫療資料。邁向全球化是徹底發揮醫療 AI 潛力最好的方法：一個以全球健康知識的資源打造出的終極學習醫療系統。**這將可以彌補目前為止，大多數生物醫學都只針對歐洲族裔進行研究所帶來的損失，也就是**醫師常會無法將其研究發現外推到其他種族的個人身上。如果該資源能擁有所有人類的全面性資料，包含治療方式與結果，就能讓 AI 透過近鄰分析 (nearest neighbor analysis) 找出「數位分身 (digital twins)」。**當一個人有罹病風險或得到了一個重要的新診斷時，我們可以找出他的數位分身，也就是在人口統計學、生物學、生理學及解剖學的基準上都與其最相似的個人。**了解分身的醫療結果，就能協助個人或下一代獲得更好的預防或治療方式。**

不過要向全世界的人口收集這種資源的可能性非常低，最大的原因還是對於隱私、資料安全及跨文化分享的擔憂。不過像 Tempus Labs 在癌症方面做的努力，其實已經從較小規模開始實踐了（請見第 6 章）！請大膽想像一下，當所有疾病資訊都不再被地理疆界所侷限，長遠來看將帶給我們什麼影響呢？！即使現在成真的機率不高，我也希望能夠藉由讓更多人意識到這一點來提高成真的機會！一旦證實病患的醫療結果可以透過數位分身提供的最佳治療方式得到明確改善，應該就有希望看到各醫療系統實質投入優先開發這種基礎設施了。

在了解醫療照護系統的可能性之後，現在是時候轉往上游了：看看藥物的開發過程及改善治療的科學方式，並探討健康與疾病的機制。AI在這些方面也開始產生了巨大的影響，而且隨著時間的推移，這些影響也可望再進一步改善醫療實務的結果與效率。

10 chapter

深度醫藥與科學
(DEEP DISCOVERY)

人們以為科技 + 大數據 + 機器學習 = 科學。事實並
非如此。

— JOHN　KRAKAUER

AI 像是個在科學探索方面不斷追趕的學徒

目前生物醫學領域大量湧現的資料集，已使得採用機器學習和 AI 成了當務之急。**因為人類沒有辦法處理這麼多的資料！**舉例來說，癌症基因體圖譜計畫 (The Cancer Genome Atlas，TCGA) 所收集的多維生物資料，就包含了各種「體學 (omics)」*¹，如基因體學 (genomics) 及蛋白質體學 (proteomics) 等。資料來源超過 3 萬名病患，總資料量更超過 2.5 拍位元組 (Petabyte，PB)*² [1]！正如洛克菲勒大學的腫瘤科醫師、神經科學家 Robert Darnell 所言：「身為生物學家，我們頂多也只能找出引起自閉症等疾病的根本原因。**但機器可以在科學家探究十個問題的同時，去追尋一兆個問題的答案，這就是 AI 能夠徹底顛覆現況的原因！**

AI 在病理學與放射線學等較為仰賴影像的醫學領域，已帶給臨床醫師許多立即且持續性的改變，但它對科學家卻還未造成任何明顯的挑戰。它就只是來幫忙的而已！正如 Tim Appenzeller 於 Science 期刊上所提：「AI 仍只是『科學家的學徒』」。但 AI 可提供的協助是非常強大的，Science 期刊曾於 2017 年的封面上高喊：「AI 扭轉了科學！」說它不僅「催生了 AI 神經科學」還「加速了探索過程」，甚至

---

*1 編註：體學，又稱組學 (英語：omics) 通常指生物學中對各類研究對象 (一般為生物分子) 的集合所進行的系統性研究。體學技術讓我們得以從「整體面」、「系統面」探討生物體，解釋其運作，也提供如疾病診斷治療、新藥開發、用藥選擇、農業育種改良、感染性疾病控制與環境保育等許多新發展機會。

*2 編註：拍位元組 (Petabyte，PB) 是一種資訊計量單位，1PB = 1,000 TB。

預見了未來的發展：「全自動科學的前景」、「孜孜不倦的學徒，可能很快就能成為獨當一面的同事」[2]。

在我看來，AI 要成為人類的同事可能還有很長的一段路要走。但無論將來是否會取代科學家，AI 在科學探索的路上，都一直在快速地向前奔走。事實上，AI 在生命科學應用領域的發展速度，甚至還遠遠超越了醫療照護！畢竟基礎科學不一定需要臨床試驗的驗證，也不需要醫學界採納實施，或是接受主管機關監督。這些在科學上的進步雖然尚未投入臨床，但最終一定還是會對醫學實務產生重大影響，可能是透過更有效率的藥物開發，也可能是協助闡明維持健康或引發疾病的生物途徑 (biological pathway)*。現在就讓我們來看看學徒們最新的發展進度。

AI 在生物體學 (BIOLOGIC OMICS) 與癌症上提供的協助

AI 在基因體學與生物學上能夠提供給科學家的協助正在逐漸增加中，它能透過機器的眼睛看到研究人員無法察覺的細節，也能以人類無法實行的方式篩選大量的資料集。

---

* 編註：生物途徑 (biological pathway) 是細胞分子之間的一系列相互作用，導致生成某種產物或細胞發生變化。這樣的途徑可以觸發新分子的組合，例如脂肪或蛋白質，還可以開啟和關閉基因，或刺激細胞移動。

基因體學中有一塊資料相當豐富的領域，特別適合由機器協助。我們每個人都是基因資料的寶庫，因為在我們從父母雙方各複製一套而來的雙套基因體 (diploid) 中都含有 60 億個遺傳字母 (A、T、C、G)。但這當中有 98.5% 未記錄蛋白質密碼，而且這些材料的功能從我們拿到人類基因體第一張完整圖譜到現在的十多年間，仍然是個難解的謎團。

▌演算法可以預測出 DNA 序列將如何與染色質 (chromatin) 交互作用

早期的深度學習基因體計畫當中，有一項名為 DeepSEA 的計畫，即致力於辨識出這些非編碼元素的功能。該計畫的中心是由**普林斯頓大學的周健 (Jian Zhou) 和 Olga Troyanskaya 於 2015 年所發表的一套演算法，他們利用幾個重大計畫的研究結果做為訓練資料，當中包含了上萬個整理過的非編碼 DNA 字母，使該演算法可預測出 DNA 序列將如何與染色質 (chromatin) 交互作用**。染色質是由大分子所組成的一種複合物，可協助包裝 DNA 以進行儲存，或解開 DNA 使其可轉錄成 RNA，最終再轉譯為蛋白質。因此，染色質與 DNA 序列之間的交互作用，會使這些序列具有重要的調節功能。加州大學爾灣分校 (UC Irvine) 的電腦科學家謝曉輝 (Xiaohui Xie) 稱此計畫是「將深度學習應用於基因體學的一個里程碑」[3]。

另一個早期的概念驗證，則是對泛自閉症障礙 (autism spectrum disorder，ASD) 基因體學的研究。在這項工作開始之前，具強力證據顯示與自閉症有關的基因只有 65 個。但該演算法共辨識出 2,500 個有可能促成或甚至導致泛自閉症障礙之症狀出現的基因，而且還能將引起這些現象的基因交互作用 (gene interaction) 定位出來 [4]。

深度學習也能輸出新定序基因體的堆疊影像供科學家辨識變異點

深度學習也能在人類基因體定序並辨識出變異點 (variant) 後，協助解讀變異點的基礎工作。過去在解讀上使用最廣的工具一直都是基因體分析工具包 (genome analysis toolkit)，簡稱 GATK。不過 Google Brain 於 2017 年底推出了一款可使 GATK 及其他既存工具更加完備的工具，名為 DeepVariant。**DeepVariant 將做為基準參考的基因體，以視覺化呈現後建立出「堆疊影像」(pileup image) 來訓練卷積神經網路。神經網路在訓練完成後，便能輸出新定序基因體的堆疊影像，而科學家則可藉此辨識出變異點。**此方法在序列的準確率及一致性上皆優於 GATK，且 DeepVariant 還是開放原始碼。但可惜的是，其所需的執行時間 (CPU core-hour)* 為 GATK 的兩倍，計算負擔過重，導致目前的使用情況仍不普遍 [5]。

將深度學習應用於非人靈長類動物的基因體，可預測人類致病的突變

確定變異點是否具有潛在的致病性，原本就是個充滿挑戰性的任務，若它還處在基因體的非編碼區 (noncoding)，難度就更高了。即使

---

* 編註：CPU core-hour，CPU 核心小時：中央處理器核心數量與執行時間的乘積。

目前已有超過 10 種 AI 演算法可協助完成這項艱鉅任務，但**辨識致病變異點仍是尚待解決的重要課題之一！**前面提到的**普林斯頓大學團隊，透過預測非編碼序列變異點對基因表現 (gene expression)***1 **與疾病風險的影響，使基因體學的深度學習往前邁進了一步** [6]。基因體學公司 **Illumina 主導的團隊，則是將深度學習應用於非人靈長類動物** *2 **的基因體，提高了預測人類致病突變的準確性** [7]。

▌協助了解基因之間如何交互作用

　　除了基因體學 (DNA) 之外，其實深度學習的應用也早已遍及生物資訊 (biological information) 的各個層面，包括基因表現、轉錄因子 (transcription factor) 與核糖核酸結合蛋白 (RNA-binding protein)、蛋白質體學 (proteomics)、總體基因體學 (metagenomics)，尤其是腸道微生物體 (gut microbiome) 與單細胞資料 (single-cell data) [8]。舉例來說，DeepSequence 與 DeepVariant 分別是用於了解突變的功能性影響與準確識別基因體變異點的 AI 工具，兩者的性能表現皆優於先前的模型 [9]。另外，DeepBind 可用於預測轉錄因子、DeFine 則可定

---

*1　編註：基因表現 (gene expression) 是用基因中的資訊來合成基因產物如蛋白質、RNA，以生成生命所需的高分子物質的過程。分為轉錄、RNA 剪接、轉譯、蛋白質的轉譯後修飾等步驟，控制細胞的結構與功能，也是細胞分化、形態發生及生物體的多功能性和適應性的基礎。

*2　編註：非人靈長類不但基因序列與人類極為近似，且在生理構造、代謝、發育等表現出與人類近乎相同的機制。因此，非人靈長類在新藥開發過程的動物試驗一環中，具有相當重要之不可取代性。在藥品開發過程中，以生物製劑如大分子藥品與疫苗，在臨床前試驗與臨床試驗一期，有非人靈長類試驗之需求。

量描述轉錄因子與 DNA 的結合，並協助評估非編碼變異點。其他的應用還包括預測去氧核醣核酸結合蛋白 (DNA-binding protein)、核糖核酸結合蛋白與蛋白質序列 (protein sequence) 之蛋白質骨架 (protein backbone) 的專一性，以及多種細胞型別的去氧核醣核酸 I 高敏感性 (DNase I hypersensitivity)[10]。而 DeepCpG 則可以分析表觀基因體 (epigenome) 的單一細胞甲基化狀態 (methylation state)[11] 與染色質標記，並預測甲基化狀態[12]。深度學習神經網路也改善了原本充滿挑戰性的單細胞 RNA 序列資料分析[13]。**由於各體學內部與各體學之間的交互作用似乎無窮無盡，因此機器學習也越來越常被用來協助了解基因之間如何交互作用，甚至是了解單細胞內的基因交互作用**[14]。

AI 與基因體編輯技術 (genome editing) 的結合已被證明是一組非常強大的搭檔。微軟研究院 (Microsoft Research) 便曾開發一款名為 Elevation 的演算法，可在嘗試編輯 DNA 時，先預測到人類基因體的脫靶效應 (off-target effect)*1，因此可以預測出編輯 DNA 鏈時的最佳位置，也可以為 CRISPR*2 技術設計嚮導 RNA[15]。它的性能表現較其他幾款 CRISPR 設計演算法都要來得好，而這些演算法使用的大多是機器學習。不過這些機器學習演算法不僅對實驗生物學 (experimental biology) 的精確率而言至關重要，未來在利用 CRISPR 編輯技術的血

---

*1　編註：「脫靶」指的是基因編輯時並未照實驗所計畫的，在正確的目標基因上進行基因編輯，因此在非目標基因序列上，產生無法預期的變異。通常序列相似的同源基因，最有可能發生脫靶的狀況。

*2　編註：CRISPR 為 Clustered Regularly Interspaced Short Palindromic Repeats 的縮寫，全名為「常間回文重複序列叢集」，為基因編輯技術之一種。

友病、鐮刀型紅血球疾病 (sickle cell disease)*1 與地中海貧血等疾病的臨床試驗當中，也仍會扮演重要的關鍵角色。

或許這也不足為奇，畢竟機器學習的核心優勢之一即為影像辨識，因此在細胞分析上能夠發揮重要作用：分類形狀與型別、確定細胞譜系 (cell lineage)*2、辨識血液中的罕見細胞 (rare cell) 以及辨別細胞死活 [16]。DCell 就是一套聚焦在細胞內部運作的深度學習演算法，可以預測生長情況與基因之間的交互作用等 [17]。

▍AI 也能協助解讀腫瘤基因定序資料

癌症也是一種基因體疾病，因此腫瘤學 (oncology) 會因為 AI 的引進而獲益良多，其實也是意料中事。腦癌之一的膠質母細胞瘤 (glioblastoma)*3，就曾借用 AI 協助解讀腫瘤定序資料的功能。而 AI 也

---

*1 編註：鐮刀型紅血球疾病 (sickle cell disease) 是指由鐮刀型血紅蛋白 (Hgb S 或 Hb S) 所導致的一類遺傳性疾病總稱。紅血球因失常的鐮刀型血紅蛋白的聚合而改變形狀，由雙凹圓盤狀變為鐮刀型。這種鐮刀型的紅血球在經過微血管時，很容易破裂釋放出絲狀沉澱物導致血管堵塞。另外，紅血球的破裂會失去攜帶氧氣的能力，導致嚴重的貧血。

*2 編註：細胞譜系 (cell lineage) 是指受精卵從第一次卵裂時起，直到最終分化為組織和器官細胞時為止的發育史。細胞間在發育中世代相承的親緣關係猶如人類家族的譜系，故稱為細胞譜系。

*3 編註：膠質母細胞瘤 (glioblastoma) 是一種常見也是最具侵襲性的腦癌。患者可能會出現頭痛、人格改變、覺得噁心、有類似中風等症狀，且症狀通常會快速加重，還可能會意識不清。大多數膠質母細胞瘤的病因及其預防方法尚未釐清，在全力治療下也仍然常會復發。

讓我們對癌症的起因與生物物理學 (biophysics)*1 都有了新的見解 [18]。

腫瘤的 DNA 甲基化資料已被證實非常適合做為 AI 在分類癌症時的輸入資料。病理學家一般都是根據載玻片上的組織切片樣本來診斷腦部腫瘤。但這種做法會碰到以下幾點挑戰：罕見癌症的種類很多，若未曾看過也許會較難判斷、腫瘤中的細胞是由不同型別的細胞形成的鑲嵌體 (mosaic)、活體組織切片 (biopsy) 通常是不完整的樣本、以肉眼觀察樣本必定涉及主觀因素。柏林 Charity Hospital 的 David Capper 與同事於 2018 年進行了一項開創性的研究，利用腫瘤檢體的全基因體甲基化，將腦癌區分成 82 種不同的類別，得到的準確率為 93%，遠遠超越了病理學家。其後該系統又利用學習到的 DNA 甲基化狀態將腫瘤再次分類，這次有超過 70% 由人類標記的腫瘤都被重新分類了，這或許代表機器和人類在預測預後狀況與決定治療方式上都有很大的差異 [19]。這些研究發現對於癌症生物學 (cancer biology) 的實驗室實驗與醫學實務都具有重要的意義。

在 AI 的協助之下，我們對癌症的演化也有了更多的認識。目前已能使用遷移學習 (transfer learning) 演算法 *2，從 178 名病患的癌症演化軌跡中辨識出隱藏訊號來改善病患的預後 [20]。這件事還曾在過度

---

*1　編註：生物物理學 (biophysics) 研究生物的物理特性，是生物學和物理學的交叉學科。生物物理涵蓋各級生物組織，從分子尺度到整個生物體和生態系統。研究範圍有時會與生理學、生物化學、奈米技術、生物工程、農業物理學、細胞生物學和系統生物學重疊。

*2　編註：遷移學習 (Transfer Learning) 是機器學習方法中的一種，AI 能夠從不同任務中學習，並將其學到的知識遷移應用在全新的任務上。

炒作 AI 的浪潮之下,被刊登在英國「每日快報 (Daily Express)」的頭版,成為所謂的「癌症機器人大戰 (Robot War on Cancer)。[21]」此外,AI 工具也曾用來協助發現癌症的體細胞突變 (somatic mutation) [22] 與了解癌症基因交互作用中的複雜性 [23]。

▌預測正常細胞是否會癌化

最後介紹一個以 AI 探索癌症的著名案例,是一項利用一個複雜的生物系統來預測正常細胞是否會癌化 (cancerous) 的研究。研究人員使用能夠觀察腫瘤發展的青蛙－蝌蚪模型 (frog-tadpole model),在幾個蝌蚪族群 (population) 中測試了三種試藥的各種組合,希望能讓某些蝌蚪的黑色素細胞發展成類癌細胞。結果令研究人員驚訝的是,雖然單一族群內的蝌蚪不會全部發展成癌症,但單一蝌蚪身上的黑色素細胞卻全都會有同樣的表現,不是全部癌化就是全部正常發展。於是研究人員便開始尋找能使生物體內只有部分細胞癌化,也就是發展成中間型 (intermediate form) 的試藥組合。

在進行了幾次研究,取得實驗的真實值之後,他們利用 AI 模型執行了 576 次的虛擬實驗,透過計算模擬胚胎在一系列試藥組合下的發育。雖然最後只有一組成功,其餘全數失敗,不過這樣的結果至少充分證實,即使是像此案例般只能**在大海撈針的研究**,也仍然能夠利用 AI 建立模型,來找出能引起中間型癌化的試藥組合。這項研究的發起人馬里蘭大學 (University of Maryland) 的 Daniel Lobo 表示:「如果單靠一位科學家的人力,即使模型完整、正確,也沒有辦法經由人工調整試藥的組合參數來找出符合期望結果的正確試藥組合。因此這項研究提

供了一個概念驗證 (proof-of-concept)，說明 AI 在找出正確的介入性治療用藥組合以獲得特定結果時，能夠提供什麼樣的協助。[24]」

藥物開發

　　成功辨識並驗證新的候選藥物 (drug candidate)，是生物醫學最大、絕對也是最昂貴的挑戰。由於耗資甚鉅，失敗風險也高，因此任何有望減少藥物研發費用或難度的技術，業界都樂於迅速採用。十年前，他們將大量資源投入硬體，採用自動化機器來執行分子的高通量 (high-throughput)*大規模篩選。現在，他們則將重點轉移到能自動化的演算法上。2018 年時，就已經有超過 60 家的新創公司與 16 家製藥公司使用 AI 進行藥物開發[25]。這些團隊同樣運用了許多 AI 工具來協助這項如同大海撈針的任務，包含搜尋生物醫學文獻、以電腦挖掘數百萬個分子結構、預測脫靶效應與毒性，以及大規模的細胞檢測分析等。而其他能夠更快研發出更多有效分子的方法（自動化分子設計）也正在開發當中。甚至有初步資料顯示，AI 的化學篩檢有望大幅減少臨床前動物試驗 (preclinical animal testing) 的需求[26]。這些公司在運用 AI 時採用的策略差異很大，因此我將簡單扼要地介紹一些案例，讓各位能夠了解 AI 可能帶來的影響（見表 10.1）[27]。

---

* 編註：高通量篩選技術 (high-throughput screening) 可以在短時間內對大量候選化合物完成篩選，找出有效的先導藥物 (lead compoud)。以分生或細胞實驗方法為基礎、微孔盤為載體，自動化系統操作、高靈敏快速判讀儀測量實驗數據，最後針對數據分析處理，達到大量快速篩選出有效先導藥物之目的。此技術結合了分子生物學、醫學、藥學、計算科學以及自動化技術等學科知識和先進技術，成為藥物開發的主要方式。

AI 公司	技術	合作夥伴	適應症
Atomwise	針對分子結構進行深度學習	Merck	瘧疾
BenevolentAI	藉由深度學習及自然語言處理搜尋文獻	Janssen	多種
BERG	針對病患資料的生物標記 (biomarker) 進行深度學習	無	多種
Exscientia	藉由配體 (ligand)* 活性的貝氏模型 (Bayesian model) 獲得生物專一性 (biospecific) 化合物	Sanofi	代謝疾病
GNS Healthcare	藉由貝氏機率推論 (Bayesian probabilistic inference) 判斷療效	Genentech	腫瘤學
Insilico Medicine 英科智能	針對藥物及疾病資料庫進行深度學習	無	老化相關疾病
Numerate	針對表型資料進行深度學習	Takeda	腫瘤學、中樞神經系統及胃腸學
Recursion	藉由機器視覺分析獲得細胞表型	Sanofi	罕見遺傳疾病
twoXAR	藉由深度學習進行文獻及檢驗資料的篩選	Santen	青光眼

表 10.1：從事 AI 開發藥物的部分公司名單。資料來源：改自 E. Smalley 的 AI-Powered Drug Discovery Captures Pharma Interest，Nat Biotechnol (2017)：35(7)，604－605.

---

* 編註：配體 (ligand) 在生物化學和藥理學中，指一種能與傳導細胞外信號，並在細胞內產生特定效應的分子 (也就是受體) 結合以產生某種生理效果的物質。

利用自然語言處理擷取生醫文獻和化學物質資料庫中的藥物及分子資訊

首先要介紹的類型是利用自然語言處理，從生物醫學文獻和化學物質資料庫 (chemical database) 中擷取目前所有關於藥物及分子的資訊。這樣做的另一個好處是可以不受既有理論及偏見束縛，以無特定假設的方式分析完所有資料。

小分子的世界，其實就如銀河般地浩瀚，這些小分子的數量遠遠超越了太陽系所有原子數量的總和（圖 10.1），其中具類藥性且可被製備的化合物約有 10^{60} 種[28]。這對 AI 而言，簡直就是完美的發揮空間。因此，目前 Exscientia 公司正在為這些化合物建立完整目錄，而 Epiodyne 公司則已整理出 1 億種尚未製備但易於合成的化合物。不過並不是只有新創公司在做這些工作。加州大學舊金山分校的 Brian Shoichet 便曾主導一個止痛藥物開發計畫，將 300 萬種化合物篩選到僅剩 23 種。德國明斯特大學 (University of Münster) 的有機化學家們則一直在運用深度學習，使化合物的合成更具預測性、更快速與簡便[29]。劍橋大學的夏娃 (Eve) 機器人，具有 AI 資料庫篩選的功能，能夠為一款抗瘧疾藥物找到多種藥效證據[30]。瑞士伯恩大學 (University of Bern) 的 Jean-Louis Reymond 則建構了一個名為 GDB-17 的資料庫，包含了 1,660 億種化合物，呈現出所有由 17 個以下的原子構成，且從化學角度來看是合理的分子。只要利用近鄰分析演算法，便能在短短幾分鐘內篩選過整個資料庫，找出與已知藥物具有相似作用的新分子。不過事實上，Reymond 的資料庫中有許多化合物都難以合成，

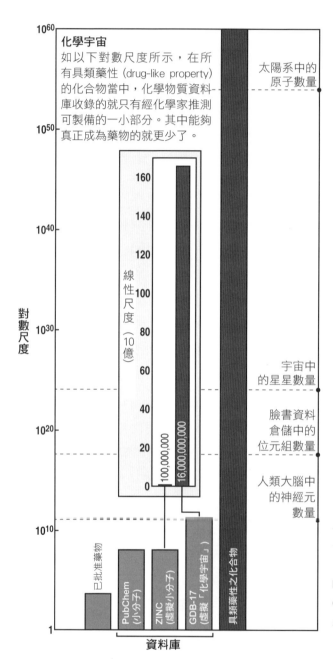

圖 10.1：以對數尺度比較化學物質資料庫與其他度量標準。資料來源：改自 A. Mullard 的 The Drug-Maker's Guide to the Galaxy，Nature（2017）：549(7673)：445-447

圖中文字：

化學宇宙
如以下對數尺度所示，在所有具類藥性（drug-like property）的化合物當中，化學物質資料庫收錄的就只有經化學家推測可製備的一小部分。其中能夠真正成為藥物的就更少了。

對數尺度

線性尺度（10億）

太陽系中的原子數量

宇宙中的星星數量

臉書資料倉儲中的位元組數量

人類大腦中的神經元數量

已批准藥物

PubChem（小分子）

ZINC（虛擬小分子）

GDB-17（虛擬「化學宇宙」）

具類藥性之化合物

資料庫

100,000,000

16,000,000,000

因此他又將其精選成一份只有 1,000 萬個易於合成的化合物「候選名單」。沒錯，「只有」1,000 萬個而已！

藉由機器學習進行化學反應預測

藉由機器學習進行的化學反應預測也有了一些進展，普林斯頓大學的 Abigail Doyle 與其同事於 2018 年發表的研究就是其中一例。他們讓事情變得好像很簡單：**「你只需要描述結構，輸入起始材料、催化劑與鹼基 *1，軟體就能找出它們之間的相關化學特徵，並輸出化學反應的產率 (yield)。機器學習會將所有的化學特徵與產率配對，目標是做到無論你放入任何結構，它都能告訴你反應的結果！[31]」**

使用對抗式生成網路 (GAN) *2 協助開發藥物

英科智能公司 (Insilico Medicine) 目前致力於癌症藥物開發，已從公共資料庫中篩選出超過 7,200 萬種化合物。**他們的做法很有創意，使用了一對對抗式生成網路 (GAN)。第一套用來辨識潛在的治療分子 (therapeutic molecule)，第二套則刪除那些使用到已有專利化合物的分子 [32]。**

---

*1 編註：核鹼基 (Nucleobase) 是指一類含氮鹼基 (nitrogenous base)，在生物學上通常簡單地稱為鹼基 (base)。鹼基在 DNA 和 RNA 中負責配對作用。

*2 編註：關於對抗式生成網路 (GAN)，請參考旗標出版之《GAN 對抗式生成網路》一書。

BenevolentAI 為歐洲最大私人 AI 公司之一，他們建立了可篩選生物醫學文獻與化學物質資料庫的自然語言處理。目前為止，在 AI 藥物開發方面令人印象最深刻的論文之一，便是來自 BenevolentAI 的有機化學家 Marwin Segler[33]。他和明斯特大學的同事設計了一套深度學習演算法，可以自行從數百萬個例子當中學習反應的進行方式。該演算法已根據超過 1,200 萬個已知的單步 (single-step) 有機化學反應，製造出了一些有機小分子[34]。研究人員甚至從兩間享有盛譽的研究所請來一群化學家進行雙盲測試，看看是否能夠辨別出 AI 與人類設計的合成反應路徑，結果他們無法分辨。同樣地，格拉斯哥大學 (University of Glasgow) 的 Leroy Cronin 與他的團隊設計了一個有機合成機器人，可利用機器學習搜尋新的化學反應[35]。該機器人每天能夠進行 36 次反應，而化學家每天只能進行 3 到 4 次。除此之外，機器人也進行了一些無法事先預測結果的反應[36]。Derek Lowe 對這樣的進展提出了反思：「當我們談到智能性任務 (intellectual task) 其實可以被歸類為能夠自動化完成的乏味苦差事時，許多化學家可能會覺得受到侮辱，甚至覺得這是一種威脅。但事實上，**使用 AI 反而將讓他們有更多的時間去思考更多高層次的問題，像是該合成哪些分子以及為什麼，而不是將重心都擺在該如何製備出分子的方法及細節上！**[37]」

利用演算法搭配顯微鏡影像進行高通量藥物測試

影像處理公司 Recursion Pharmaceuticals 利用演算法及自動顯微鏡，針對細胞和細胞核的尺寸與形狀等極詳細的特徵，進行人體細胞的高通量藥物測試。他們建立了超過 2,000 個分子的模型，來觀察其中有哪些可以將基因疾病模型的病態細胞轉變成看起來較健康的細胞[38]。

該公司已利用這種策略辨識出至少 15 種新的潛在治療方式，其中一種針對腦部海綿狀血管畸形 (cerebral cavernous malformation) 的治療方法已進入臨床試驗階段。

Deep Genomics 則從名稱即可看出端倪，是一間針對基因體錨定 (anchoring) 方法進行深度學習的公司。這個位於多倫多、由 Brendan Frey 主導的團隊，曾於 2014 年就人類剪接密碼 (splicing code)*1 發表了一篇令人印象深刻的論文，為泛自閉症障礙*2 和脊髓性肌肉萎縮症 (spinal muscular atrophy)*3 等疾病的病患提供了數千種潛在標的 (target)*4 [39]。

▌ 自動化藥物開發過程目標是：縮減找出潛在藥物標的到研發出候選藥物的時間

Atomwise 公司利用深度學習演算法篩選了數百萬個分子以發展藥物開發計畫，至 2017 年底為止，已成立超過 27 個計畫，治療範圍

---

*1 編註：剪接（splicing，又稱拼接），是一種基因重組現象。在分子生物學中，主要是指細胞核內基因資訊在轉錄過程中或是在轉錄過後的一種修飾。

*2 編註：泛自閉症障礙 (Autism Spectrum Disorder, ASD) 指兒童早期即出現社會互動、溝通表達的困難，對某些事物有強烈的執著性、要求同一性等現象。再依兒童語言能力，從完全無法用口語表達到流利的語言，區分成輕、中、重度障礙。

*3 編註：脊髓性肌肉萎縮症 (spinal muscular atrophy, SMA) 屬於體染色體隱性遺傳疾病，因 SMN 基因缺失而造成脊髓的前角運動神經元漸進性退化，使得肌肉逐漸軟弱無力、萎縮的一種疾病，但不影響智力。

*4 編註：藥物標的為藥物作用的目標，例如找出最可能導致疾病的蛋白質。

包含伊波拉病毒感染 (Ebola)*1 與多發性硬化症 (multiple sclerosis)*2 等疾病 [40]。該公司的神經網路也藉由搭配 3D 模型，提出了一份包含 72 種最有可能與特定疾病在分子層面發生良好交互作用的藥物列表 [41]。瑞士聯邦理工學院 (Swiss Federal Institutes of Technology) 的 Gisbert Schneider 指出：「**自動化藥物開發的概念可協助大幅減少藥物化學 (medicinal chemistry) 計畫所需測試的化合物數量，同時為調適性分子設計 (adaptive molecular design) 建立一個理性、無偏見的基礎。[42]**」

這些新方法也推動了一些新的公私合夥關係 (private-public partnership)。「加速藥物醫療機會聯盟」(Accelerating Therapeutics for Opportunities in Medicine) 為其中之一，簡稱 ATOM。此聯盟集合了數個學術中心，如杜克大學、杜蘭大學，與 Merck、Abbvie 及 Monsanto 等製藥公司**共同開發、測試與驗證跨領域的癌症藥物開發方式，將現代科學、科技與工程學、超級計算 (supercomputing) 模擬、資料科學與 AI 高度整合至一個藥物開發平台，希望最終可與整**

---

*1　編註：伊波拉病毒感染 (Ebola) 為伊波拉病毒所引起的嚴重急性疾病，其初期症狀為突然出現高燒、嚴重倦怠、肌肉痛、頭痛等，接著出現嘔吐、腹瀉、腹痛、皮膚斑點狀丘疹與出血現象。重症者常伴有肝臟受損、腎衰竭、中樞神經損傷、休克併發多重器官衰竭。

*2　編註：多發性硬化症 (multiple sclerosis，MS) 發病原因不明，病灶位於腦部和脊髓，是常見的中樞神經系統非外傷性疾病。正常的中樞神經纖維表面覆蓋了一層神經髓鞘，具有神經傳遞和保護神經纖維的作用。如果人體自身免疫系統攻擊和破壞髓鞘就會導致多發性硬化症的發生。在自身免疫反應引起的炎症停止後，無數受到破壞的神經纖維所形成的疤痕，稱為「硬化」。

個藥物研發社群共享[43]。ATOM 的目標是縮減從辨識出潛在藥物標的 (drug target，藥物作用的目標) 到研發出可擊中標的之候選藥物所需的時間[44]。這段過程通常最快也需要 4 年，ATOM 希望能夠壓低至 1 年。Project Survival 是一個由 BERG Health 資助的公私聯營單位 (public-private consortium)，他們收集了癌症病患的生物樣本 (biological sample)，並在一項為期 7 年的計畫中，仔細分析檢測與每位病患臨床資訊息息相關的整合資料，以促進生物標記探索開發 (biomarker discovery) 與早期發現[45]。

▋ 預測實驗性藥物 (experimental drug) 的正確劑量

AI 在此領域的用途不只有藥物開發，還可預測實驗性藥物 (experimental drug) 的正確劑量。由於最佳藥物劑量可能取決於每個個體身上的許多變數，如年齡、性別、體重、基因體 (genetics)、蛋白質體學及腸道微生物體等，因此是建立模型與使用深度學習演算法的理想題材。不過藥物之間產生交互作用的可能性，也提高了確定正確劑量的困難度。目前已有多間學術中心採取這種預測方式，包括加州大學洛杉磯分校、史丹佛大學、加州大學舊金山分校、維吉尼亞理工大學 (Virginia Tech) 和堪薩斯大學 (University of Kansas)。正如維吉尼亞理工大學的 Josep Bassaganya-Riera 所言：「**每個人都會有一套自己的參數集**，但與其分析每一項特徵，**我們更應該了解的是由各項特徵混合而成的獨特組合所代表的意義。而機器學習能夠幫助我們做到這一點。**[46]」

目前的確有許多針對 AI 與藥物開發的炒作，如「AI 成為救星！可望於阿茲海默症的藥物開發有所突破」等新聞[47]。或是類似

BenevolentAI 之前的宣稱:「可以將藥物研發時程縮短 4 年,並將效率提升至高出製藥業界平均的 60%[48]」。但唯有時間才能證明,這些致力於加速藥物開發的各種方法,是否真的能夠實現。

神經科學

AI 和腦科學 (brain science) 之間的交集簡直多到可以另外畫出一張複雜的配線圖來講解。因為神經科學自「AI」概念萌芽之始,就是 AI 研究人員非常重要的一個靈感來源,尤其是目前在整個 AI 領域中仍然相當普遍的類神經網路 (artificial neural network)。不過正如之後將說明的,**神經科學與 AI 之間,甚至是與定義更廣的電腦科學 (computer science) 之間,其實已發展成一種彼此的知識與突破性進展都會互相改變對方的關係了**,而且這樣的關係未來仍會持續下去。

▎了解果蠅的大腦有助於我們理解人類大腦

目前 AI 在神經科學領域的應用正在蓬勃發展當中。但有件事情或許會令人有點驚訝:**許多研究的對象居然不是人類的大腦,而是果蠅!**其中讓我印象特別深刻的研究來自於霍華德‧休斯醫學研究所 (Howard Hughes Medical Institute) 的 Alice Robie[49]。她在該研究中以 40 萬隻果蠅的影片為基礎,**利用機器學習與機器視覺技術記錄了三種元素:基因表達、性狀特徵與精確解剖圖。最後生成了控制果蠅產生特定行為的神經元分布全腦圖,如倒退走等動作與雌性攻擊性等社會行為。總共量化了超過 2,000 個以基因定位的神經元群體的作用。**

理解大腦也有助於我們了解電腦科學的問題。比如說要在大規模檢索系統中辨識出相似影像或檔案的「相似度搜尋 (similarity search)」即為其中一例。而且特別的是，在此例中協助我們理解基本計算問題的，還是果蠅 [50]！不過果蠅搜尋的並不是影像或檔案，而是氣味。**果蠅的嗅覺系統一共使用了三種非傳統的計算策略，使他們能夠從已知的氣味標籤當中學習，並藉此辨識出類似的氣味來。有誰想得到，近鄰計算搜尋居然會跟果蠅的嗅覺演算法相通呢？**

▋ 嘗試理解網格細胞如何協助大腦定位空間資訊的過程

　　AI 在理解大腦方面有一項驚人的成就，就是為空間導航建立了模型。這是一項複雜的認知知覺映射任務，必須要整合與人體移動速度、方向及空間位置有關的資訊。大腦主要依靠三種神經元來進行這項作業：第一種是會在我們處於空間中特定位置時觸發放電的位置細胞 (place cell)，第二種是會顯示頭部方向的頭向細胞 (head-direction cell)，第三種也是最受矚目的，則是在海馬迴 (hippocampus) 中排列成完美六邊形的網格細胞 (grid cell)。海馬迴通常被稱為大腦的全球衛星定位系統 (GPS)，而其中原因就掌握在網格細胞身上。**當我們位於形成六邊形網格的其中一個頂點時，網格細胞會放電以形成一套內建於腦中的地圖，使大腦可以利用這套地圖來對應我們所感知到的外部環境** [51]。

　　不過網格細胞真正的運作方式，是直到 DeepMind 的研究人員開始進行深入了解之後才釐清的。因為**這當中有一個重要的問題是，**

網格細胞究竟能否協助計算兩點之間的距離與方向，使大腦得知從一個點到另一個點的最短路徑。這被稱為向量式導航 (vector-based navigation)，在之前只是未獲實證支持的一種理論。為了釐清大腦使用的究竟是不是向量式導航，DeepMind 與電腦科學家們合作透過在虛擬環境中定位、模擬齧齒動物的覓食途徑來訓練循環神經網路 (RNN)*1。而在訓練的過程中，類似於哺乳動物網格細胞的活動模式就自發性地出現了，證實了路徑導航的存在。研究人員之後又利用了一個複雜的虛擬實境遊戲環境和一個強化式學習神經網路 (reinforcement neural network)*2 來進行實驗，結果智慧型代理人 (artificial agent) 不只贏過專業遊戲玩家，展現出超越人類的性能表現，還懂得抄捷徑和走新的路線，展示出向量式導航的運作模式。而且當神經網路的網格細胞被關掉時，代理人的導航能力也會同時降低。

這項令人興奮的網格細胞研究，讓我們看到了 AI 為神經科學所揭開的謎團與帶來的影響。Allen Institute 的所長 Christof Koch 也點出了這項成就在世界歷史中的定位：「20 世紀可說是物理學的世紀，因為我們有了原子彈、雷射與電晶體，而**這個世紀則將會是大腦的世紀**。更準確地說，這將會是人腦這個宇宙中已知最複雜物質的世紀。[52]」我們發現電腦科學的進步不僅能夠幫我們整理出大腦的運作機制，**更重要的是還能為我們提供一個理解大腦運作原理的概念性工**

---

*1 編註：循環神經網路是一種可以處理有時間順序之資料的神經網路，一次處理一個元素 (element) 的輸入序列。

*2 編註：強化式學習是可將重點轉移到抽象目標或決策上的一種機器學習的類型，強調如何在現實世界中基於環境刺激而選擇最大化獎勵的行動。

具 (conceptual tool)，協助我們更進一步地了解自己的大腦！我在第 4 章中曾經提過反向傳播，也就是神經網路利用比較「實際輸出」與「期望輸出」之間的差異，沿著執行過程的反方向依序進行調整的一種學習方法。這套關鍵性的概念，原本被認為是無法套用在生物學上的，但近期的研究結果已證明大腦其實也會利用反向傳播來實現演算法 [53]。同樣地，原本大多數神經科學家皆認為生物神經網路不同於類神經網路，只能夠進行監督式學習，但事實也證明並非如此，目前已有充分證據顯示大腦的前額葉皮質可進行強化式學習。隨著以 DNA 為基礎的神經網路越變越強，辨識分子模式 (molecular pattern) 的能力從只能認出 4 個不同的 DNA 分子，進展到可區分出 9 種「類別」，甚至出現在自主性分子系統內進行嵌入式學習 (embedded learning) 的潛力 [54]，生物學與類神經網路之間的界線也跟著越來越模糊了。

利用 AI 在電子顯微鏡下重建神經迴路 (neural circuit)，則是兩個領域相互影響的另一個例子。「連接體學 (connectomics)」是將我們神經系統中的生物神經元網路 (biological neuronal network) 完整繪製出來的一個領域。Google 和馬克斯普朗克研究院 (Max Planck Institute) 的研究人員利用重建迴路的做法，不但自動化了原本的繪製過程，還使準確率提高了一個數量級 (order of magnitude) [55]。

▌AI 與神經科學彼此之間互相影響、關係愈發緊密

其實不只 AI 在我們研究神經科學的過程中發揮了重要作用，神經科學長久以來也在 AI 的發展中扮演著重要角色。隨著我們對於大腦運作方式的了解越來越深入，這兩者之間相互影響的程度也只會越來越

大。由 Frank Rosenblatt 發明的第一代感知器 (perceptron)*，以及由 Geoffrey Hinton 開發的下一代：類神經網路，都曾受到生物神經元與生物神經網路（如人類大腦）運作方式的啟發。而近期許多深度學習系統的架構與功能，靈感也都來自於神經科學。

▌ 電腦與人腦的差異！

大腦內的神經元和突觸，雖然與機器內用於輸入、輸出、中央處理及記憶的分離電路，在結構上確實有些相似之處（圖 10.2），但兩者間的差異也相當顯著（表 10.2）！

我們的大腦能源效率很高，它位在一個比鞋盒還小、容量僅不到 2 公升的迷你空間當中，但消耗的功率大約只有 10 瓦特，比家用燈泡還少。相較之下，日本「京電腦 (K supercomputer)」的占地空間超過 130 萬公升，且需消耗約 10 百萬瓦特 (MW) 的功率 [56]。

據估計，人類大腦擁有 1,000 億個神經元及 100 兆個突觸，使其擁有高容錯性及驚人的學習能力，無論有無老師指導，都只需要使用相當少的範例即可進行學習。然而，即使是最厲害的電腦，只要沒電了就無法正常運作，而且開始學習之前還必須經過大量的程式設計，學習中也必須用上數百萬個範例。不過另一個主要的差異是我們的大腦運作得相對較慢，計算速度比機器慢了 1,000 萬倍，因此機器對於刺激的反應會比我們要快上許多。

---

* 編註：感知器 (perceptron)，設計用來表示或模擬大腦識別和區分能力的計算機模型，是一種二元線性分類器，也被稱為單層的人工神經網路。

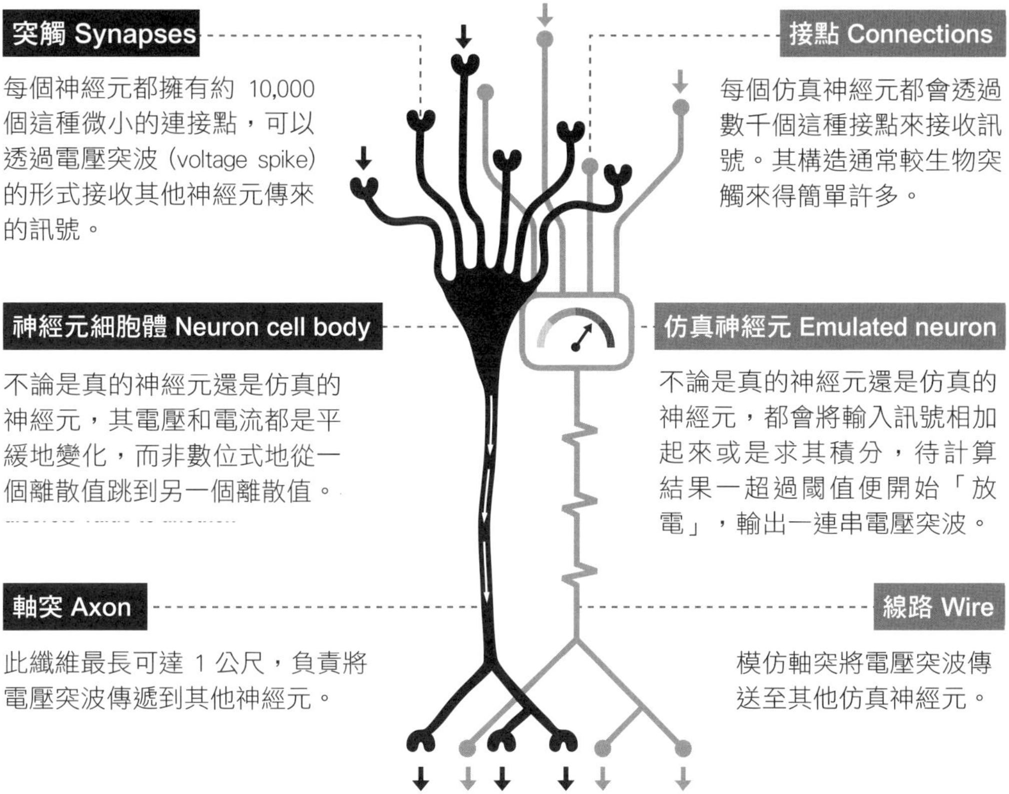

突觸 Synapses

每個神經元都擁有約 10,000 個這種微小的連接點，可以透過電壓突波（voltage spike）的形式接收其他神經元傳來的訊號。

接點 Connections

每個仿真神經元都會透過數千個這種接點來接收訊號。其構造通常較生物突觸來得簡單許多。

神經元細胞體 Neuron cell body

不論是真的神經元還是仿真的神經元，其電壓和電流都是平緩地變化，而非數位式地從一個離散值跳到另一個離散值。

仿真神經元 Emulated neuron

不論是真的神經元還是仿真的神經元，都會將輸入訊號相加起來或是求其積分，待計算結果一超過閾值便開始「放電」，輸出一連串電壓突波。

軸突 Axon

此纖維最長可達 1 公尺，負責將電壓突波傳遞到其他神經元。

線路 Wire

模仿軸突將電壓突波傳送至其他仿真神經元。

圖 10.2：生物神經元和人工神經元之間的相似性。資料來源：改自 M. Waldrop 的 Neuroelectronics: Smart Connections，Nature News，503(2013)：22 - 24.

性能	電腦	人腦
基本單位之數量	接近 100 億個電晶體	1,000 億個神經元 100 兆個突觸
基本運算速度	100 億／秒	<1,000/ 秒
精確率	1/42 億 (32 位元處理器)	1/100
功率消耗量	100 瓦特	10 瓦特
資訊處理模式	大多為序列處理	序列及大規模並行處理
各單位輸入／輸出數量	1 - 3	1,000

表 10.2：電腦與人腦的性能差異。資料來源：改自 L. Luo 的 Why Is the Human Brain So Efficient？Nautil.us (2018)：http://nautil.us/issue/59/connections/why-is-the-human-brain-so-efficient.

▌ 為什麼我們不會忘掉經常使用到的知識、也會自發地拋棄無用的資訊？

電腦與人類另一個重要的區別，是機器通常不知道該如何更新自己的記憶並且覆蓋掉無用的資訊。我們大腦使用的方法稱為赫布學習法 (Hebbian learning)，基本原理是由 Donald Hebb 所提出：「一起放電的細胞，就會連接在一起。[57]」這個原理解釋了我們為什麼不會忘掉經常使用到的知識。這種運作方式歸功於突觸的神經可塑性

(neuroplasticity)：大腦的連接迴路在經過重複的同步放電之後，會強化這種同步放電的行為並增加被覆蓋掉的困難度！

而電腦直到不久之前，都還無法以這種方式運作。不過，現在的類神經網路設計已經可以模仿這種「記憶感知突觸 (memory aware synapses)」的功能了 [58]。這是透過一連串的物體辨識任務達成的，比如說訓練神經網路辨識正在奔跑的狗和正在運動的人。先以無人監督的方式，累積神經網路中各參數的重要程度。之後再重新測試神經網路是否能夠辨識正在奔跑的狗，以確認其性能表現。這種方式可使 AI 學到哪些資訊應該被記住，而哪些則可以忘記。

我們對於大腦的知識正不斷地擴展當中，而這些知識又會透過各種方式重塑我們對於 AI 與電腦的理解。Hinton 在發展第一個類神經網路演算法時，就曾經受到人類神經系統的啟發，而現在的研究人員也正利用著我們對於大腦的了解來重新打造電腦。

▌ 顛覆傳統、改以活腦細胞而來的研究

長久以來，我們對人類大腦的所有了解幾乎都來自於對已無任何腦電活動 (electrical activity) 的死亡組織所做的研究。不過艾倫腦科學研究所 (Allen Institute for Brain Science) 之前發表了一份包含約 300 個活人腦細胞的資料，他們獲得了 36 名病患的允許，將由手術樣本得到的腦細胞接上維生系統，以研究其結構與功能。透過其研究結果，我們不僅得到了 3D 立體圖，也對神經元如何解讀輸入訊號與如何產出輸出訊號有更深入的理解，並藉此發現了腦細胞與仿真神經元在運作上驚人的相似之處 [59]。

雖然這種能夠放大檢視並重建單顆活人腦細胞的新發現相當令人振奮，但目前並非所有人都能認同這是一項重大的進展。英國神經科學家 David Marr 曾說過一句名言：「想透過了解神經元來了解感知，就像想單靠研究羽毛來了解鳥類的飛行一樣。這是不可能的！」。現在歐洲已經有「人腦計畫 (Human Brain Project)」，美國也有「腦科學計畫 (Brain Research through Advancing Innovative Neurotechnologies，BRAIN)」，但即使如此不斷努力地解構，我們對於大腦內部運作的真正了解仍然十分有限。

模仿大腦結構的仿神經型態計算晶片

不過，這並不妨礙我們製造模仿大腦結構的晶片。這個領域稱為仿神經型態計算 (neuromorphic computing)，是由加州理工學院的 Carver Mead 於 1980 年代所開創。他當初其實並沒有打算要做出更好的電腦，而只是想要搞清楚：「大腦到底是怎麼做到它所做出來的事情的？[60]」在對大腦進行逆向工程之後，這類晶片採用了矽神經元 (silicon neuron)*1，不僅耗能較低，也能模仿大腦的架構，在單顆晶片上分散製成許多能夠各司其職的「神經元」。仿神經型態的晶片不只加強了我們對大腦迴路 (brain circuitry) 的理解，也為將來用於腦機介面 (brain machine interface)*2 和神經義肢 (neuroprosthetics) 的硬體系

---

*1 編註：由於矽晶片和生物膜的導電性物理原理相似，因此 "矽神經元"(silicon neuron) 能夠有效模擬引起神經衝動的電位，並控制其放電動力。

*2 編註：腦機介面，顧名思義就是提供大腦和機器（如電腦）之間溝通的介面，一個不需經由周邊神經和肌肉就能讓大腦與外界溝通的系統。例如癱瘓者坐在輪椅上，以意念控制電腦或機械手臂，即為腦機介面功能的展現。

統提前打好了基礎。事實上，AI 之前就曾被用來與植入癲癇病患腦部的深層刺激器搭配，針對每個人記憶事物的方式打造個人化的模型（共 25 位）。被植入的電極平常只會靜置於腦部，當經過訓練的演算法感測到有記憶需要被提取時，才會透過電極向腦部提供刺激 [61]。不過在各種融合了 AI 與神經科學的事例當中，最佳範例也許是**藉由整合矽神經元與生物神經網路所製造出來的「生物混合型（biohybrid）」電腦** [62]。

目前晶片產業正在加緊努力，利用大腦迴路的相關知識設計專用晶片。因為正如史丹佛大學前校長 John Hennessy 所言：「既有的方法已經行不通了，大家正在嘗試重新建立系統架構。[63]」而他們的做法是不再訓練擁有上百種演算法的神經網路，轉而採用低功耗的專用晶片，能在提升效率的同時仍具備極高的運算能力。

▎混合軟硬體的 AI 開發預告著未來的類神經網路將會有更高效率、更低功耗

在神經科學的領域當中，大部分於神經網路中使用的 AI，都涉及軟體與演算法的開發。IBM Research 針對人工突觸採取了一種混合軟硬體的做法，建立一個擁有超過 20 萬個突觸（有短期和長期兩種）的神經網路來進行影像辨識。其所需的功耗減少了 100 倍，但效率卻達到了每瓦每秒超過 280 億次運算（與當前的圖形處理器相比，提高了 2 個數量級以上）。這項成就也預告著未來的類神經網路可望擁有更高的效率以及更低的功率需求 [64]。

當我們將人類大腦的運作方式重現於電腦上，並且讓電腦變得更強大了，這也使我們不得不回頭思考本章開頭的提問：**科學有可能將只由電腦完成嗎？**

AI 能扮演科學家的新工具與學徒

儘管 AI 明顯有能力協助科學家做出新發現，但卻仍未受到廣泛地採用。就連謝曉輝 (Xiaohui Xie) 也曾在讚美周健和 Olga Troyanskaya 的研究時，承認此一困境：「人們不會輕易地被說服。但我認為今後會有越來越多的人接受深度學習。」我當然是同意這個說法的。至於抱持懷疑態度的人們，我相信無論他們質疑的是科學家的工具，還是這些想法的根源，只要 AI 有望徹底改變科學實務，接下來就會有更多證據能夠說服他們。

▌ 無需螢光物質的顯微鏡細胞觀察新技術

顯微鏡在這數百年來，一直都是生物醫學科學家的代表性工具。不過螢光顯微鏡 (fluorescence microscopy) 技術的發展曾為其帶來過一次革命，並且於 2014 年獲得了諾貝爾獎。螢光顯微鏡的樣本製備過程相當複雜，必須先將螢光分子附著到細胞、次細胞 (subcellular) 特徵與分子身上，才能使它們可以在顯微鏡下被觀察到。但除了準備工作耗時之外，**螢光標籤也會傷害或殺死細胞，不但會使檢體變成假象，也會使樣本無法進行長期縱向評估 (longitudinal assessment)**[65]。而深度學習為這一切帶來了改變。Eric Christiansen 和他在 Google 的同事，以及格拉德斯通研究所 (Gladstone Institute) 和哈佛大學的研究人員，合作開發了幾款開放原始碼的演算法，**能夠在省去所有螢光物質的情況下，準確預測出樣本發出螢光的方式。他們透過比對有螢光標籤與未標籤的影像來訓練深度神經網路，並重複此過程數百萬次。這種方法稱為電腦模擬標籤 (in silico labeling)**，而採用這種方法的 augmented microscopy* 則被稱為「細胞生物學 (cell biology) 的新紀元 [66]」。艾倫研究所的科學家們很快就據此結果，另外發表了一篇無標籤顯微技術的報告 [67]，其內容較全細胞再更進一步。他們提出了兩種不同的方法，皆能準確進行大規模的次細胞影像分類。這兩種方法都是採用深度學習模型，而且有超過 32 萬名的公民科學家 (citizen scientist) 參與其中。這當中值得注意的是，機器學習與人類大腦處理在實現高準確率上，具有相輔相成的互補效果 [68]。

█ 鬼影細胞測定儀 (ghost cytometry) 不需要產生影像便能將細胞分類！

另一方面，機器學習也被用來開發出「鬼影細胞測定儀 (ghost cytometry)。」由於血液中的罕見細胞，無論是要辨識、分類，還是擷取都極為困難，因此**日本 Thinkcyte 公司的研究人員開發出了能夠檢測細胞運動的演算法，不需要產生影像，便能進行高感度、準確且高速的細胞分類** [69]。類似的案例還有由東京大學主導的深度神經網路研究，他們所開發出來的「智慧影像活化細胞分類法」[70]，則是可以即時分類各種類型的細胞。

---

* 編註：augmented microscopy 將所有典型的顯微鏡步驟集成並自動化，可自動完成圖像的拍攝、處理和分析。

除了這些**不需影像、不需標籤的突破**之外，顯微技術的深度學習也被證明有助於處理次佳的、失焦的影像[71]，並能加速產生超高解析度，從低取樣 (undersample) 的光學顯微鏡資料中重建出高品質影像[72]！此外也被用於即時檢測轉移性癌症 (metastatic cancer)，加快病理學切片的解析速度[73]。

▌進擊的科學自動化機器人！？

雖然顯微技術的發展已帶來一場徹底的改變，但是若與一些研究人員提出的科學自動化計畫相比，還是顯得微不足道。因為這些計畫中的機器不單只是運行化學試藥實驗而已，還正準備開始設計實驗！其實不管是完全自動化的科學，還是獨當一面的機器同事，這兩種概念對我來說都像是外星人一樣遙不可及。但當我看到文章的副標題寫著「卡內基梅隆大學教授計畫將化學方面的工作逐步外包給 AI」時，我不禁開始猜想我們距離這一切到底還有多遠[74]。而當我繼續讀到有關 Zymergen 公司所開發的機器時，我終於感受到我們正在朝著這些概念邁進。Zymergen 是眾多致力於改變實驗室機器人現有功能的公司之一。他們的機器人一直默默地進行著工作，安靜得像是蟋蟀在唱歌一樣，你甚至都不會注意到它們的存在：

> 這類機器人不只擺脫了使用移液管去吸取微升 (microliter) 的液體再注入到培養皿的每個孔 (well) 中的做法 (這個量已是細胞層級的潮汐)，而且還不用去觸碰到那些液體。因為機器人的做法是製造出每秒 500 次的聲波脈衝 (pulse)，使液體產生漣漪，並彈出比人類可傳送的液體體積還小 1,000 倍的液滴[75]。

將科學家的機械性工作自動化，已經是被廣為接受的一種做法了。但 AI 能夠做得更多。因為 **AI 有許多適合協助科學家的學徒功能，例如它有優秀的文獻搜尋能力（如 Iris.AI 和 Semantic Scholar），可以設計或進行實驗（如 Zymergen 和 Transcroptic）、詮釋資料（如利用資料擷取產生數學理論的 Nutonian）以及撰寫論文（Citeomatic 可以發現論文草稿的漏引）**[76]。**在細胞及分子生物學中，它可以取代細胞培養和計數菌落的勞力活，而且也已經提升了某些實驗在執行上的準確率和效率。**有些研究人員已經開始讓 AI 以資料驅動 (data driven) 的方式來「設計」下一組實驗了（許多人對此術語提出了質疑，因為這涉及到人類的直覺洞察力）。我在此概述的許多發展也都已驗證了「加速科學方法」的概念，而且還有更多的改變正在進行當中[77]。

▌將任務交給機器，讓科學家專心思考更深層的科學問題！

AI 學徒的工作機會仍會持續地在所有的科學學科當中出現。我們在這裡談到的神經科學、癌症、體學和藥物開發領域只是首當其衝的部分，如同醫療領域中與模式關係較密切的放射科醫師和病理學家一樣。提高效率與透過機器看到一些人類無法察覺的事物，在科學上有著驚人的相似之處。我其實並不認為我們將來會被 AI 取代而變成「幽靈」科學家，但是**將許多任務交給機器，方便科學家從事科學工作，本身就會催化這個領域的發展。這和醫師面臨到的情況是一樣的，承認我們能夠開發出可以自己寫程式的軟體，將能使人和機器的生產力都達到更高的層次，為生物醫學的發展提供強而有力的合作力量！**

現在讓我們將注意力從 AI 能為醫師、醫療系統和科學家做些什麼，轉移到它能為消費者做些什麼？首先是在我們的健康當中最重要、也最具爭議性且問題尚待解決的一個面向：我們的飲食。

11
chapter

深度飲食
(DEEP DIET)

我們每個人每天都要服用多次，且最需要個人化的藥物
就是食物了！

— LISA　PETTIGREW

番薯一會兒被列為草酸含量低，一會兒又變含量高，怎麼回事？！

我的泌尿科醫師在我第二次腎結石發作後，叫我一定要去見見他的營養師。那次約診花了幾個星期才終於安排好。由於手邊已經有 24 小時尿液檢查 (24-hour urine test) 的結果，因此我利用這段時間仔細研究了可以幫助降低尿液草酸濃度的飲食調整方法（我的草酸濃度為 64，正常範圍在 20 到 40 之間）。

在瀏覽過一些網站和文章之後，我很驚訝地發現其中有好幾種食物的草酸含量出現明顯的不一致，同樣一種食物有人說沒問題，有人卻認為絕對不行。舉例來說，為我進行尿液分析的檢測公司 Litholink Corporation 認為：「Fiber One」品牌的玉米穀片 (142 毫克草酸／100 克)、黑胡椒 (419 毫克)、巧克力 (117 毫克) 和菠菜 (600 毫克) 的含量都很高，而番薯 (6 毫克)、羽衣甘藍 (13 毫克) 和藍莓 (15 毫克) 的含量則相當低。但匹茲堡大學醫學中心在網站上介紹低草酸飲食時，結果卻完全相反：藍莓、番薯和羽衣甘藍都列為草酸含量高的食物。

這種情況讓我感到非常困惑，因此我很期待跟營養師碰面，希望能好好釐清一切。

▋ 每個資料來源所使用的計算單位都不一致！到底該相信誰？！

我的營養師擁有超過 20 年的專業經驗。她在審視完我的檢驗資料之後，講解了她所提供的飲食建議，並附上一份由美國營養與飲食學會

	藍莓	草莓	羽衣甘藍	番薯
Litholink Corporation 尿液檢測分析公司	非常低	未列出	低	低
匹茲堡大學醫學中心	高	未列出	高	高
美國營養與飲食學會 (Academy of Nutrition and Dietetics)	高	高	高	高
哈佛大學公共衛生學院	非常低	非常低	非常低	非常高

表 11.1：比較 4 種食物在 4 種機構來源中的草酸含量。

提供的 3 頁文件。她建議我不要再吃堅果和菠菜，也要避免吃草莓與藍莓（全都是我最喜歡的食物）。但這些都是 Litholink 列出的低草酸含量食物，這下子我更困惑了。門診結束後，我檢視了之前的資料和其他的網站，寄了封電子郵件請她協助解開疑惑並提供最好的資料來源。她在回信中表示，建議我避開草莓的原因是它們的體積太大，很容易就吃超過建議的半杯份量而導致草酸攝取量增加。此外，**各資料來源使用的單位不一定相同，水果份量可能會以盎司、克或體積來表示，因此才會容易出現同一種食物被不同網站分別列為低、中、高草酸含量的情況。**

　　她提供給我的建議是根據哈佛大學陳曾熙公共衛生學院 (Harvard T. H. Chan School of Public Health) 營養學系的資料，她也把連結寄來給我參考。他們列出的水果類中，半杯藍莓和半杯草莓的草酸含量都非常低，只有 2 毫克。一杯覆盆子則含量較高，有 48 毫克。蔬菜類中，一杯切碎的羽衣甘藍含量非常低，為 2 毫克。相對之下，一杯生菠菜的含量就非常高，為 666 毫克。一杯番薯也算高，有 28 毫克。這樣列出來，各位應該更清楚了：**每一樣食物的草酸含量在各個來源當中的不一致性實在是太過分歧了！這樣我到底該相信誰呢？**

飲食與健康的關係，有時候和你想的不一樣！

▌飲食與健康的相關性分析在實務面上難以執行！

我的這番體驗正好呈現出營養科學 (nutritional science) 的現況！希波克拉底 (Hippocrates) 於西元前約 400 年時曾說過：「讓食物成為你的藥物，你的藥物就是你的食物。」(Let food be thy medicine and medicine be thy food) 數千年以來，我們一直都認為飲食和健康是互相關聯的，但時至今日，這塊領域仍然是一團混亂。**當中有一個主要的問題在於大規模的隨機試驗非常難以執行。由於世代研究 (cohort study) 需要請一群人各自實施被分派到的飲食計畫並堅持數年的時間，之後才能追蹤他們主要的健康結果，因此執行上相當困難，也鮮少有人嘗試。**有個著名的例外是一項針對地中海飲食進行的隨機試驗，名為「地中海式飲食預防醫學研究 (Prevention with Mediterranean Diet, PREDIMED)」，其結果顯示心臟病的絕對風險下降率 (absolute risk reduction)* 為 1 ～ 2% [1]。但這個最大型的飲食隨機試驗也曾被

---

* 譯註：原文為 absolute reduction，經查證應是要表達「絕對風險下降率（Absolute Risk Reduction）」。

指出其統計資料存有瑕疵而引起方法論問題及分析上的爭議，導致必須修訂後再重新發表 [2]。

　　大多數營養科學根據的都是觀察性資料或以回溯方式收集到的資料，也就是**要依靠人們準確地回報他們所有的飲食內容。但「準確地回報」，這句話本身就充滿了矛盾**。備受敬重的科學方法論評論家 John Ioannidis [3] 和 Bart Penders [4] 都曾對當前的營養科學分析方法提出批判。

▌除此之外，相關研究的結論也常出人意表！

　　不過這個問題暫且不談，我們還是先來回顧幾個關注飲食及主要健康結果的大型觀察性研究 (observational study)。「前瞻性城鄉流行病學研究 (Prospective Urban Rural Epidemiology，PURE)」的論文於 2017 年在 Lancet 期刊上發表之後，共獲新聞報導 168 篇、推特推文 8,313 則、臉書貼文 441 則，為當年度另類計量學 (Altmetric) 指數排名第一，研究人數超過 13 萬 5 千人，遍及 18 個國家。**此研究發現導致罹患心臟病及死亡風險的罪魁禍首並非脂肪的攝取，而是高碳水化合物** (圖 11.1) [5]。

▌人們其實是因為吃錯了而死亡！

　　另一項於 2017 年在美國進行的研究則調查了因心臟病、中風或糖尿病而死亡者，攝取 10 種食物及營養素之情形，對象超過 70 萬人 [6]。調查顯示飲食中攝取較多的鹽分或加工肉品，和攝取較少的海鮮、水果

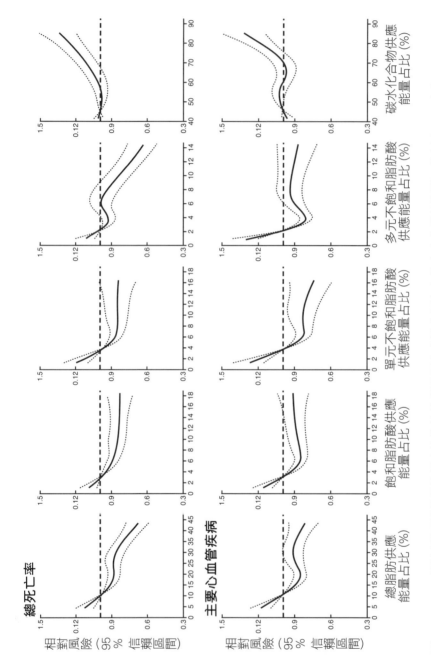

圖 11.1：PURE 研究顯示營養素能量占比估計值與總死亡率及主要心血管疾病之間的關聯。資料來源：改自 M. Dehghan 等人的 Associations of Fats and Carbohydrate Intake with Cardiovascular Disease and Mortality in 18 Countries from Five Continents (PURE)。Lancet (2017): 390 (10107): 2050 - 2062。

及蔬菜，都有可能與嚴重的不良後果有關（圖 11.2）。**研究結論則認為有「相當可信或清楚可信之證據」，證明這些死亡數中有 45% 可歸因於這 10 種因素。若此結論為真，則表示由心臟病、中風或糖尿病所導致的死亡數中，將近一半都與不良飲食有關，也就是每天有超過 1,000 名美國人是因為他們的飲食而死亡。**

▋ 大多數食物都同時對癌症治療有利也有弊！但媒體不會告訴你完整的真相！

　　其他研究顯示，植物性飲食 (plant-based diet) 可以幫助預防第二型糖尿病 [7]。而除了植物性食物 (plant-based food) 以外，一項彙整了 45 個研究的結果顯示，攝取全穀食物 * 可減少因心臟病或癌症死亡之風險 [8]。**不過上述的每一項研究都受到了幾種特性的不良影響：必須依賴受試者對營養攝取的自我陳述 (self-report)、無法顯示因果關係、沒有對照組、其結構設計無法排除大量潛在的干擾因子 (confounding factor)，例如社經地位及教育程度。事實上，Jonathan Schoenfeld 和 John Ioannidis 所做的系統性回顧顯示，大多數食物都能同時找到對於癌症的正面及負面影響（圖 11.3）[9]。但媒體面向公眾進行報導時，通常不會考慮到（或標示）這些重要的條件限制，因此我們會接收到許多即時但卻充滿錯誤或具誤導性的新聞標題！**

---

* 編註：全穀指必須包含果層（糠層、麩皮）、胚乳和胚芽之穀物。

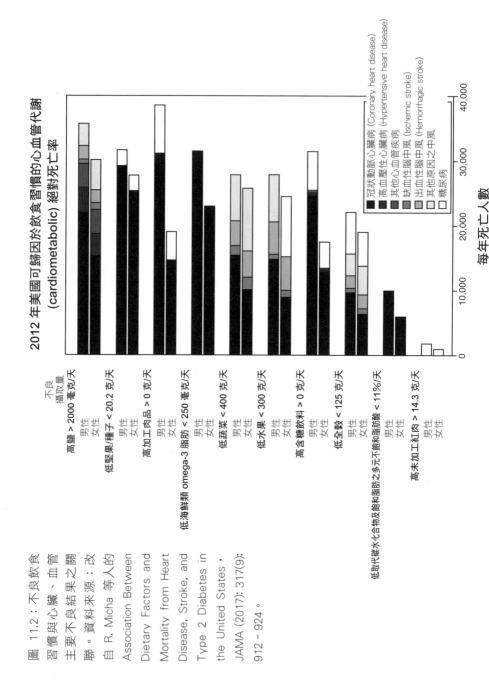

圖 11.2：不良飲食習慣與心臟、血管主要不良結果之關聯。資料來源：改自 R. Micha 等人的 Association Between Dietary Factors and Mortality from Heart Disease, Stroke, and Type 2 Diabetes in the United States，JAMA (2017): 317(9): 912 – 924。

2012 年美國可歸因於飲食習慣的心血管代謝 (cardiometabolic) 絕對死亡率

不良攝取量

高鹽 > 2000 毫克/天
男性
女性

低堅果種子 < 20.2 克/天
男性
女性

高加工肉品 > 0 克/天
男性
女性

低海鮮類 omega-3 脂肪 < 250 毫克/天
男性
女性

低蔬菜 < 400 克/天
男性
女性

低水果 < 300 克/天
男性
女性

高含糖飲料 > 0 克/天
男性
女性

低全穀 < 125 克/天
男性
女性

低取代碳水化合物及飽和脂肪之多元不飽和脂肪酸 < 11%/天
男性
女性

高未加工紅肉 > 14.3 克/天
男性
女性

冠狀動脈心臟病 (Coronary heart disease)
高血壓性心臟病 (Hypertensive heart disease)
其他心血管疾病
缺血性腦中風 (Ischemic stroke)
出血性腦中風 (Hemorrhagic stroke)
其他原因之中風
糖尿病

每年死亡人數

0   10,000   20,000   30,000   40,000

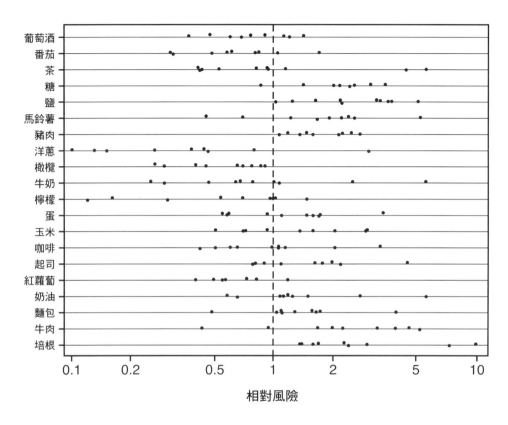

圖 11.3：文獻中針對特定食物與癌症風險的影響評估。資料來源：改自 J. Schoenfeld and J. Ioannidis 的 Is Everything We Eat Associated with Cancer? A Systematic Cookbook Review，Am J Clin Nutr (2013): 97(1): 127 - 134。

▌ 更糟的是，我們還會根據錯誤的研究結論向大眾制訂飲食建議！

　　不過無法執行被視為是黃金準則的隨機分派臨床試驗 (randomized clinical trial)，只是人類營養學面臨到的問題之一。**另一個重大問題**

是劣質研究在制訂飲食建議時所帶來的影響。在「令人大感意外的脂肪 (The Big Fat Surprise)」一書當中，Nina Teicholz 記錄了生理學家 Ancel Keys 如何嚴重影響了我們的飲食。Ancel Keys 曾發表一篇他稱為「七國飲食」的研究，並登上 1961 年的「時代雜誌」封面故事，主張以低脂肪、低膽固醇的飲食來預防心臟病。但這份研究是有瑕疵的，**Ancel Keys 忽略了收集到矛盾資料的 15 個國家，在當時也招致對其研究結果的批評。但即便如此，美國心臟協會仍然大力倡導低脂肪飲食**，包括主張以人造奶油取代奶油以及避免食用蛋類。這些年來，我跟許多讀者一樣，竭盡所能地避免攝取脂肪，就連 1% 的牛奶都不碰！**直到幾十年後，我們才知道原來人造奶油當中含有反式脂肪 (trans fat)，會對心臟產生危害，許多國家也終於禁止使用反式脂肪做為食品成分**。但美國心臟協會和美國農業部仍然在他們的飲食指南中建議限制飽和脂肪 (saturated fat) 的攝取。**從這段故事可以看到在缺乏適當且充足資料的情況下而推廣錯誤飲食建議的例子！**這也使得衛生機構可能因為提倡低脂肪食物而推廣了一種有害的飲食方式，並助長了肥胖症與糖尿病的流行。就連長期以來避免攝取乳製品和鹽分的建議，也在最近的幾篇研究報告中受到了嚴重的挑戰 [10]。

你知道他們被收買了嗎？

接下來我想用一樁與糖有關的醜聞來說明食品業界的貪腐問題。所有的包裝食品中，有四分之三都含有糖 [11]。

▋ 吃 1 卡路里的糖果並不會比吃其他食物更胖？！

製糖業從 1950 年代開始，就一直在推廣一種觀念：1 卡路里就是 1 卡路里，吃 1 卡路里的糖果並不會比吃 1 卡路里的其他食物更容易導致肥胖 [12]。美國糖業協會 * 將心臟病歸咎於飽和脂肪。數十年來，製糖業也一直在委託研究人員來附和這種主張，包括頗具影響力的 Ancel Keys。1967 年，三位哈佛大學科學家在「新英格蘭醫學雜誌」上發表了一篇經典的評論性文章，指出心臟病的罪魁禍首就是飲食中的脂肪，但他們其實都被美國糖業協會收買了 [13]。該協會也反對在新版食物標籤上揭露包裝食品所添加的糖分多寡。2015 年，我們也發現可口可樂和科學家合作，試圖打破糖分與肥胖症有關的概念。這種情況不只出現在製糖業。Marion Nestle 表示，在將近 200 項的食品研究當中，由企業資助的研究與沒有企業資助的研究相比，正面評價比例為 13 比 1[14]。食品「科學」不僅因為缺乏確鑿證據而大打折扣，還蒙上了金錢利益所帶來的陰影。

▋ 政府帶頭搗亂？！

而由美國農業部、國家衛生院、疾病管制與預防中心、食品藥品監督管理局及國家環境保護署等機構共同參與推出的**食物金字塔 (food pyramid)，更加劇了飲食建議的混亂局面。因為由政府發布的資訊，更容易被大眾當成真理接受，但實際上其基礎並不穩固！**或許正如我們常說的「人多誤事」，機構一多也誤了飲食指南。

---

* 譯註：原文為 the sugar trade association，經查證應為「美國糖業協會 (Sugar Association)」。

數十年來，我們一直認為飲食中攝取過多鹽分會嚴重提升心肌梗塞與中風的風險，美國心臟協會目前也仍建議每日鈉攝取量不要超過 1.5 克。然而，鈉攝取過量會增加心臟、血管疾病發生風險的說法，也已經被推翻了！2018 年，一項調查了 18 個國家超過 9.5 萬人的研究顯示，雖然增加鈉攝取量（藉由尿液測量得知）確實會使血壓小幅升高，但不良結果只會在每日攝取超過 5 克的鈉時才會出現 [15]，而美國人平均每天只攝取約 3.5 克的鈉而已 [16]。事實上，若每天攝取少於 5 克的鈉，則鈉攝取量甚至和心肌梗塞及死亡是呈現負相關的！**這個例子再次顯示我們長期使用的全國性營養建議在證據上是站不住腳的，同時也顯示我們仍執著於追求平均值，而不去承認或理解每個人對食物的反應上有顯著的個人化差異 (individuality)。**

每個人都不一樣，不該是每個人都遵守同一套飲食模式！

這種所有人都該遵循單一飲食方式的觀念，確實是營養科學面臨的最大問題。這種想法在生物學和生理學上都是不可行的，因為**牴觸了我們的獨特性，我們在新陳代謝、微生物體 (microbiome) 和環境等各方面都有顯著的異質性 (heterogeneity) 和個人化差異。**由以色列 Weizmann 科學研究所 (Weizmann Institute of Science) 的研究人員進行的一項開創性研究讓我們得知，**每一個個體對於相同食物的反應皆不相同，即使攝取完全等量的食物亦然。**營養基因體學 (nutrigenomics) 的研究方向原本被認為可以揭露人體獨特的 DNA 將如何與特定食品進行交互作用。但到目前為止，仍然沒有太多證據顯示我們可以透過基因體變異 (genomic variation) 來獲得個人化飲食的指引，相關資料少到幾乎是不存在！不過這也阻擋不了許多公司去行銷這種觀念。目前一些營養基因體學的公司正在推廣透過化驗特定的 DNA 序列變異點來打造專屬的飲食方式，雖然相關做法不是有效證據極少，就是毫無證據支持 [17]，甚至證據已被隨機試驗推翻了 [18]。事實上的確有許多食品科學來源的真實性受到質疑 [19]。類似案例還有一些透過智慧型手機 App 提供虛擬營養師以建議食物內容的公司，如 Suggestic、Nutrino 和 LoseIt。但這些個人化指南都沒有確實的科學理論作為基礎。**要擺脫現行無充分證據並追求全體適用的飲食概念，就必須使用計算取向、資料驅動且不帶偏見的方法，而這就是 AI 能夠發揮所長之處！** Weizmann 科學研究所的調查不僅顯示了不同的人在攝取相同食物時會產生不同的結果，同時**這也是機器學習第一次在理解此問題、預測每個人對食物的獨特血糖反應上發揮了關鍵作用！**

▌ 整合對食物的血糖反應與用餐時間、睡眠和腸道微生物體等資料

2015 年 11 月「細胞」期刊刊登了一篇具有里程碑意義的論文，題目為「藉由預測血糖反應打造個人化營養 (Personalized Nutrition by Prediction of Glycemic Responses)」，作者是 Eran Segal、Eran Elinav 和他們在 Weizmann 科學研究所的幾位同事 [20]。該研究招募了 800 名無糖尿病的受試者，在接受監測的期間內總共食用超過 5,000 份的標準化餐點，其中也包括了由研究人員提供的巧克力及冰淇淋等，另外 47,000 份餐點則與他們平時的飲食一致。並透過皮下感測器監測他們的血糖，測量次數超過 150 萬次。

研究人員將每個人對於食物和其他刺激所產生的細微血糖反應，跟許多不同面向的資料結合在一起，如用餐時間、餐點和飲料內容等飲食習慣以及身體活動、身高、體重、睡眠狀態、腸道微生物體和血液檢查等。這些資料大部分都是由受試者透過專用的智慧型手機 App 所輸入的。對食物的餐後血糖反應正如預期一般，變化很大（圖 11.4)[21]。

▍由決策樹 (decision tree) 機器學習模型來處理並預測個人對特定食物的血糖反應

　　這數百萬個的資料點 (data point) 都是由決策樹 (decision tree)* 機器學習模型來處理的，它挑出了 137 項因素來預測每個個體對於特定食物的血糖反應。此做法已由另一群 100 人的世代研究中獲得了驗證！為了進一步確認此演算法的正確性，他們之後又針對 26 名受試者進行了一項隨機試驗。結果顯示與對照組相比，使用機器學習推薦的個人化飲食計畫者，餐後血糖反應明顯得到了改善。該演算法預測血糖反應的準確率相當高，且優於專業營養師之預測。

▍原來，腸道中的微生物體菌種才是關鍵！

　　這些發現也蘊含著重要的意義：對於需要使用胰島素的糖尿病患者而言，碳水化合物計數法 (carbohydrate counting) 是計算劑量最主要

---

*　編註：決策樹 (decision tree) 類似流程圖的結構，能夠對輸入資料進行分類，或是預測輸入資料的輸出值。決策樹是一種從資料中學習「問問題」的機器學習方法，經由問問題而將資料做分類。

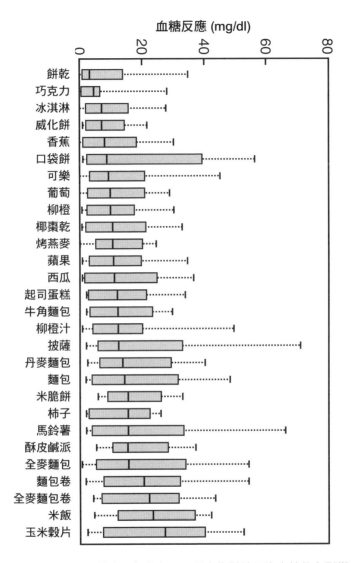

圖 11.4：Weizmann 科學研究所的研究當中，不同食物對於平均血糖值之影響（第 25 百分位數及第 75 百分位數）。請注意到所有食物的反應變化都很大，尤其是麵包（口袋餅、全麥）、披薩、柳橙汁及馬鈴薯。資料來源：改自 E.Segal 和 E.Elinav 的 The Personalized Diet: The Pioneering Program to Lose Weight and Prevent Disease，New York: Grand Central Life & Style, 2017。

的方法。進食時的血糖反應上升與碳水化合物有關，膳食纖維雖然也是，但它會在隨後的 24 小時內使血糖反應下降。**這份研究不單只是強調每個人對於相同食物的反應各異，更重要的是還能解釋原因。原來血糖反應的驅動因素並不是食物的成分，研究證實腸道微生物體中的菌種才是決定每個人對於飲食的血糖反應之關鍵因素。**舉例來說，狄氏副擬桿菌 (Parabacteroides distasonis) 與高血糖反應有關，多氏擬桿菌 (Bacteroides dorei) 則相反。該研究發表時，細胞期刊還評論該研究為「朝向個人化營養邁出的第一步！[22]」

　　這篇由 Weizmann 研究小組所發表的論文，只是他們一系列學術論文的一個開端。在那之後，他們又嘗試以調整麵包的攝取量來控制血糖濃度。麵包在全球人類吃進的卡路里中占了大約有 10%（在某些地區甚至超過 30%），因此他們選擇以麵包來測試。2017 年時，他們發表了一篇利用兩種不同類型的麵包進行的隨機交叉研究 (randomized crossover study)*，兩種麵包分別是工廠生產的白麵包以及手工製的老麵麵包[23]。該研究的 20 位受試者都使用連續血糖監測 (continuous glucose monitoring) 系統，資料收集協定則與第一項研究幾乎完全相同。他們將麵包的準備過程描述得非常生動，可以看出研究人員對於細節的講究：

---

* 　編註：在臨床試驗的前期，交叉試驗 (crossover trial) 是被廣使用的設計方法，用來測試人體對藥物的反應，最常見的交叉設計 AB-BA 設計。也就是說每一個受試者隨機進入試驗後都要接受二種不同的治療方式，一組先接受 A 再 B，另一組則是先 B 再 A。而在接受不同的治療方式中間，會有一段洗滌期間 (washout period)，目的在消除治療方式造成的延續性效應 (carry-over effect)，以正確測試出真正的治療成效。資料來源：以斯帖統計顧問公司部落格 https://reurl.cc/OqqR8D。

我們為受試者準備的白麵包來自於一個廣受歡迎的品牌，由工廠統一生產，以確保每個人都能吃到相同的麵包。老麵麵包則交由經驗豐富的製粉業者先以石磨將新鮮的硬質紅小麥 (hard red wheat) 研磨成粉，再過濾掉最大的麩皮顆粒。之後聘請經驗豐富的手工麵包師傅來製作，材料只有特殊研磨的麵粉、水、鹽和發酵成熟的老麵麵種，完全沒有任何其他的添加物。麵糰經過分切、整形及二次發酵後，會放入石窯爐中烘烤。我們每隔兩天就會帶著新鮮出爐的全穀物老麵麵包到實驗室去交給受試者。

實驗結果令人非常訝異。沒想到整體來看，不同麵包引起的血糖反應居然沒有差異！但這是因為原本觀察的是群體平均。**若改由個體層面來看，差異性就相當大了！有些人對於白麵包的血糖反應低，有些人則相反。上一次的研究結論再次出現：腸道微生物體才是真正的驅動因素！**事實上就這兩種麵包而言，腸道微生物體不僅是驅動因素，而且還是唯一的預測因素 [24]。

▌ 微生物體菌種也有自己的生理時鐘！

我們的腸道微生物體大約含有 4 千萬個分屬不同菌種的細胞，他們對食物攝取產生的反應比我們所預期的還要來得重要！許多研究都將腸道微生物體與飲食相關的問題連結在一起，如肥胖症、糖尿病、免疫失調和一長串其他的疾病，但是都缺乏證明因果關係的明確證據。這也許是因為我們每天都會透過糞便排出約 10% 的腸道微生物體，或許菌群的變化太大，才導致無法產生可靠的結果。不過菌種的多樣性和含量往往會保持不變。此外，微生物體的組成也會受到其他因素的影響。有一點值得注意的是，**這些細菌也有自己的生理時鐘 (circadian rhythm)，有些是早上數量較多，有些則是晚上。他們的生理時鐘是由我們的飲食模式和我們自己的生物時鐘 (biological clock) 所控制的。** 舉例來說，Weizmann 科學研究所的小組做了一項研究，免費提供受試者從以色列到美國的來回機票。他們將受時差影響最大的受試者體內的腸道微生物轉移到無菌的小鼠體內，結果導致小鼠們出現肥胖症及葡萄糖耐受不良 (glucose intolerance)[25]。此團隊也在另一項研究中證明，因攝取人工甘味劑 (artificial sweetener) 產生的有害影響 [26]，如體重增加及肥胖症等，與微生物體的變化有關 [27]。

■ 一切都與個人化有關！通用的飲食建議根本就行不通！

Segal 和 Elinav 合著的「個人化飲食 (The Personalized Diet，中譯本書名為「血糖瘦身飲食解密」)」一書當中，集結了他們大量的研究成果。在累計研究超過 2,000 人後，他們以這段話總結了在營養科學中發覺的真相：「我們意識到自己意外發現了一項令人震驚的認知：**原來一切都與個人化有關！** [28]」我在此引述他們書中一個主要的結論：「由於我們的資料集夠龐大、我們的分析夠全面，才使得這些結果足以產生巨大的影響。這些證據比以往任何時刻都更不容質疑地表明**泛用、萬能的營養方法根本就行不通！**」這種大膽的陳述雖然不可能出現在經同行審查的期刊文章當中，但他們藉由書籍提出了強力的主張。

血糖反應與個人化有關，它是一種衡量營養影響和人類健康的重要指標，不過並不是唯一的指標。餐後血糖飆高，尤其是當血糖值尖峰 (glucose spike) 很明顯時，可能代表發展成糖尿病的風險增加 [29]，而高血糖又與腸壁通透性 (permeability)*1 的機制有關，會增加感染 [30] 及癌症 [31] 的風險。除此之外，血糖反應與血脂異常、肥胖症、心臟疾病和神經退化性疾病 (neurodegenerative disease)*2 的關係也一直受到關注。但到目前為止，健康個體的血糖值尖峰與疾病之間的關係還未有定論。

個人化研究正好適合用機器學習演算法來進行！

　　這些研究人員已經證明血糖反應的個人化模式毫無疑問地與腸道微生物體有關：有些人對脂肪非常敏感、有些人對纖維有反應、有些人對鈉很敏感、有些人則受睡眠影響很大。這種錯綜複雜的關係，正好適合利用機器學習演算法進行映射 (map)、建立模型並做出預測。因此史丹佛大學的研究小組針對 57 名健康人士進行了連續血糖監測，評估他們的血糖波動，並以機器學習分析他們對特定食物反應的資料。結果指出進食後出現血糖值尖峰的情況很普遍，可分為三種「血糖型

---

*1　編註：腸道的黏膜是由一層薄薄的黏膜細胞 (enterocyte) 構成，黏膜細胞會分泌黏液到黏膜表面。在正常健康的情況下，黏膜細胞彼此間緊密連結結合在一起，形成一道防火牆，負責吸收我們需要的營養，同時也阻擋有害物質入侵。若緊密連結被破壞或功能異常，造成細胞間的縫隙變大，腸道通透性就會因而增加。資料來源：《腸漏，發炎的關鍵》。

*2　編註：神經退化性疾病 (neurodegenerative disease) 如：阿茲海默症、帕金森氏症、亨丁頓式跳舞症及肌萎縮性脊髓側索硬化症等，都是因為人類大腦中的神經元功能漸漸喪失而引發神經細胞死亡後，造成失智及行動障礙等問題。

(glucotypes)」（圖 11.5）[32]。某些食物的影響特別明顯：「在我們的研究當中，由玉米片 (cornflakes) 和牛奶組成的標準化餐點導致 80% 的個體血糖上升至糖尿病前期 (prediabetic) 的範圍 (> 140 mg/dl)。這表示這類常見食物很可能會對世界上大多數成年人的健康有害。」Weizmann 科學研究所和史丹佛大學的報告中有關血糖值尖峰與腸道微生物體的關聯，皆已被其他研究人員證實[33]。

▋ 個人化研究有多繁瑣複雜，看了你就知道！

　　Segal 和 Elinav 知道我對個人化醫學 (individualized medicine) 很有興趣，因此邀請我審閱他們新書的印前樣本。書中將他們的重要研究成果做了明確的總結，也提供了有力的證據顯示我們的血糖反應會隨著食物產生變化。他們那時已決定 2015 年要在以色列成立「DayTwo Health」公司，幫助人們藉由血糖反應找出最佳的個人化飲食。雖然我在那之前就已被他們的學術論文吸引，但讀了這本書後，更讓我忍不住主動詢問是否能夠試用 DayTwo。我的體驗過程從在網路上填寫一份基本資料問卷開始，之後下載 DayTwo health 的 App，並收到了由亞培藥廠 (Abbott Laboratories) 提供的 Libre 血糖感測器＊。正式開始使用之後，我透過智慧型手機記錄了一切吃的、喝的、睡眠、運動以及藥物等資料，為期兩週。這段時間內，我的感測器一直都戴在左手臂上，其大小跟 50 美分的硬幣差不多，只要透過隨附的專用讀取器，就能隨時快速檢查我的血糖。我也必須收集糞便檢體以進行腸道微生物體的評估。

＊　審稿註：Libre 血糖感測器，是帶有感測器之穿戴式連續血糖監測儀。

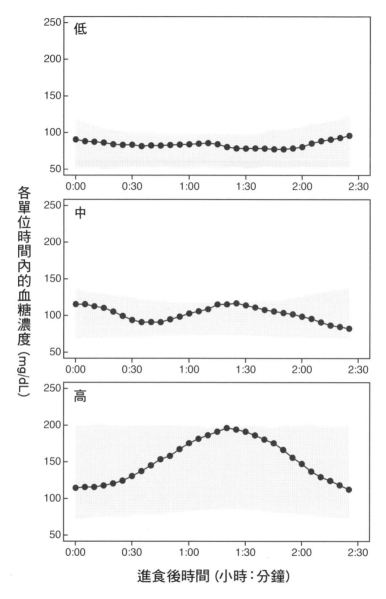

圖 11.5：57 名健康個體進食後的低（上圖）、中（中圖）、高（下圖）血糖型。資料來源：改自 H. Hall 等人的 Glucotypes Reveal New Patterns of Glucose Dysregulation，PLoS Biol (2018): 16(7): e2005143。

收集兩個星期的資料，確實有點困難！血糖跟微生物體的部分還算簡單，睡眠和活動資料我也能從 Fitbit 智慧手錶匯出。但要手動輸入所有飲食內容到手機上，真的比較繁瑣！雖然食物、飲料和份量都可以從選項清單中選取，但通常還是不甚準確！我還經常會因為太忙或忘記，而必須回頭填寫一、兩天前的資料。我也接到一則提醒，叫我飯後至少兩個小時內不要再吃任何東西，以免混淆血糖反應。但有時候我也想吃點零食，所以遵守起來有點辛苦。這項規定也讓我想起索爾克生物研究所 (Salk Institute) 一篇有趣的文章，作者是 Satchin Panda，他利用一款智慧型手機 App 來監測日常飲食模式。Satchin Panda 的研究顯示，人們的進食時間點並非集中於三餐，而是平均一天有 14.75 個小時都在吃吃喝喝 [34]！然而**當受試者知道自己正在被觀察時，他們的行為表現會跟平常有所不同，這種現象稱為霍桑效應 (Hawthorne effect)。我相信這對我和其他的 DayTwo 計畫受試者一定也有影響，可能促使我們特別去吃或特別不吃某些食物。**

我在這些限制因素之下得到的血糖、微生物體及飲食建議的結果，顯示我在進食後出現了數個血糖值尖峰（圖 11.6)，相當於「中」血糖型。

雖然過程有些麻煩，但我的微生物體報告（圖 11.7) 和飲食建議都非常有趣。尤其是發現我似乎有個特別的同居者，一個叫做糞便擬桿菌 (Bacteroides stercoris) 的傢伙。我的飲食建議（圖 11.8) 則顯示我對碳水化合物的血糖反應非常敏感，但是對於脂肪還好。它在每種類別都提供了許多可選擇的食物清單，範圍比我在資料收集期間所吃的要廣泛許多。DayTwo 也利用其演算法推薦了可以讓我將血糖控制在較窄範圍內的餐點。此外，它還有一個收錄超過 10 萬種食物的資料庫，可以讓我搜尋看看有哪些食物被他們預測會導致我的血糖升高。

不過 DayTwo 在我收集完資料之後，也改變了策略。他們一開始在以色列做的是血糖監測與廣泛的自我追蹤，但後來在美國推出的方案只需採集腸道微生物體樣本，即可交由演算法預測最佳飲食建議，費用為 329 美元。以色列隨後也改採與美國相同的方案，因此我試用的版本目前已經不再提供。DayTwo 並不是這個領域唯一的一家公司，他們的競爭對手 Viome 對微生物體（不僅包括細菌，還包括病毒和真菌）進行了更全面的評估，並以此資料推薦個人化飲食，收費為 399 美元 [35]。不過不同於 Weizmann 科學研究所曾發表過一系列的報告，Viome 至今則未發表過任何經同行審查的研究。

除了 Segal 和 Elinav 的實驗室以外，也有其他研究同樣強調微生物體是個人對食物產生反應時的關鍵因素。史丹佛大學遺傳學系主任 Michael Snyder 主導的一項多體學 *(multi-omics) 研究便針對 23 位體重過重的個體評估其微生物體、轉錄體 (transcriptome)、蛋白質體 (proteome)、代謝體 (metabolome) 和基因體，並歸納了體重增加和減少時會出現的情形。結果發現體重僅增加 6 磅，腸道微生物體便會出現巨大差異，有超過 300 個基因的功能發生顯著變化，血液中也釋出了促發炎介質 (pro-inflammatory mediator)[36]。而只要體重下降，這些顯著的變化就會完全逆轉！

＊ 譯註：原文為 multi-omic，經查證應為 multi-omics。

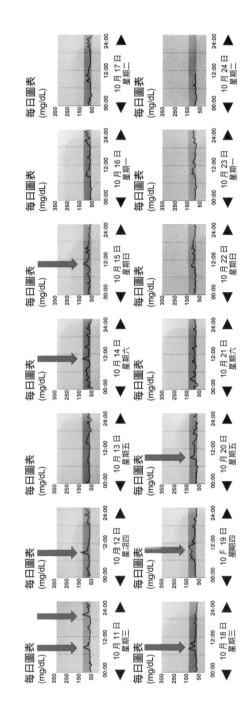

圖 11.6：我的兩週血糖監測結果顯示進食後出現多個尖峰（箭頭處），最高達到 150 mg/dl。

微生物體

項目	百分比
糞便擬桿菌 (Bacteroides stercoris)	你：27.45% / 群體平均：1.74%
普通擬桿菌 (Bacteroides vulgatus)	你：9.37% / 群體平均：2.49%
單形擬桿菌 (Bacteroides uniformis)	你：9.25% / 群體平均：2.75%
直腸真桿菌 (Eubacterium rectale)	你：5.96% / 群體平均：4.81%
腐敗另枝菌 (Alistipes putredinis)	你：5.62% / 群體平均：3.16%
梭狀芽孢桿菌 L2-50 (Clostridium sp. L2-50)	你：4.13% / 群體平均：0.84%
普氏棲糞桿菌 (Faecalibacterium prausnitzii)	你：4.09% / 群體平均：6.80%
布氏瘤胃球菌 (Ruminococcus bromii)	你：3.90% / 群體平均：3.10%
糞п副擬桿菌 (Parabacteroides merdae)	你：3.49% / 群體平均：1.33%
腸道巴氏桿菌 (Barnesiella intestinihominis)	你：3.31% / 群體平均：1.36%
卵形擬桿菌 (Bacteroides ovatus)	你：2.46% / 群體平均：0.98%
解纖維素羅斯氏菌 (Bacteroides cellulosilyticus)	你：1.83% / 群體平均：0.61%
腸道羅斯氏菌 (Roseburia intestinalis)	你：1.38% / 群體平均：1.06%
多氏擬桿菌 (Bacteroides dorei)	你：1.22% / 群體平均：1.53%
糞擬桿菌 (Bacteroides faecis)	你：1.10% / 群體平均：0.33%
奧登多克氏安愛羅斯代普菌 (Anaerostipes ondardonki)	你：1.02% / 群體平均：0.57%
嗜黏蛋白阿克曼氏菌 (Akkermansia muciniphila)	你：0.88% / 群體平均：1.50%
青春雙歧桿菌 (Bifidobacterium adolescentis)	你：0.87% / 群體平均：2.57%
胺基酸球菌屬 D21 (Acidaminococcus sp. D21)	你：0.86% / 群體平均：0.06%
狄氏副擬桿菌 (Parabacteroides distasonis)	你：0.86% / 群體平均：0.53%
乳酸瘤胃球菌 (Ruminococcus lactaris)	你：0.85% / 群體平均：0.52%
長鏈多爾氏菌 (Dorea longicatena)	你：0.77% / 群體平均：1.59%
霍氏真桿菌 (Eubacterium hallii)	你：0.73% / 群體平均：1.53%
紋臭桿菌 (Odoribacter laneus)	你：0.69% / 群體平均：0.09%
毛螺菌科細菌 3157FAA (Lachnospiraceae bacterium 3157FAA)	你：0.44% / 群體平均：0.23%

項目	百分比
人羅斯氏菌 (Roseburia hominis)	你：0.44% / 群體平均：0.44%
沙氏另枝菌 (Alistipes shahii)	你：0.41% / 群體平均：1.01%
扭鏈瘤胃球菌 (Ruminococcus torques)	你：0.39% / 群體平均：1.16%
卵瘤胃真菌 (Ruminococcus obeum)	你：0.39% / 群體平均：0.84%
凸腹真桿菌 (Eubacterium ventriosum)	你：0.37% / 群體平均：0.27%
兩形真桿菌 (Eubacterium biforme)	你：0.36% / 群體平均：0.87%
陪伴糞球菌 (Coprococcus comes)	你：0.32% / 群體平均：0.79%
毛螺菌科細菌 1157 FAA (Lachnospiraceae bacterium 1157 FAA)	你：0.29% / 群體平均：0.52%
脆弱擬桿菌 (Bacteroides fragilis)	你：0.29% / 群體平均：0.27%
渾東戴阿利斯特菌 (Dialister invisus)	你：0.28% / 群體平均：0.07%
食鞋真桿菌 (Roseburia inulinivorans)	你：0.26% / 群體平均：0.54%
挑剔真桿菌 (Eubacterium eligens)	你：0.23% / 群體平均：1.31%
靈巧糞球菌 (Coprococcus catus)	你：0.15% / 群體平均：0.39%
長雙歧桿菌 (Bifidobacterium longum)	你：0.14% / 群體平均：1.22%
產甲酸多爾氏菌 (Dorea formicigenerans)	你：0.12% / 群體平均：0.51%
伶俐瘤胃球菌 (Ruminococcus callidus)	你：0.12% / 群體平均：0.27%
產氣柯林斯菌 (Collinsella aerofaciens)	你：0.11% / 群體平均：0.98%
分流感德血桿菌 (Haemophilus parainfluenzae)	你：0.08% / 群體平均：0.12%
芬戈爾德另枝菌 (Alistipes finegoldii)	你：0.07% / 群體平均：0.40%
塞內加加爾另枝菌 (Alistipes senegalensis)	你：0.06% / 群體平均：0.08%
多形擬桿菌 (Bacteroides thetaiotaomicron)	你：0.05% / 群體平均：0.46%
嗜熱鏈球菌 (Streptococcus thermophilus)	你：0.04% / 群體平均：0.24%
沃氏嗜膽菌 (Bilophila wadsworthia)	你：0.03% / 群體平均：0.08%
米氏梭菌 (Clostridium miele)	你：0.03% / 群體平均：0.03%
毛螺菌科細菌 5163 FAA (Lachnospiraceae bacterium 5163 FAA)	你：0.03% / 群體平均：0.37%

圖 11.7：我的腸道微生物體評估結果，我的優勢菌 (predominant) 同居者為糞便擬桿菌。

麵包、玉米穀片、米飯及義大利麵

品項	等級
辮子麵包法式吐司	A
烤燕麥	A-
薄脆餅乾	B+
法式長棍麵包佐康門貝爾起司	B
牛奶燕麥粥	B
全麥麵包抹奶油	B
藜麥	B-
麥麩薄片加豆漿	B-
無麩質全麥麵包佐橄欖油	B-
墨西哥玉米餅	C+
多穀物薄脆餅乾	C+
燕麥粥	C+
熟的蕎麥	C
香蕉堅果脆片穀物加牛奶	C
酪梨巧巴達麵包	C
奇多 (Cheetos)	C-
無麩質麵包	C-
義式香料佛卡夏麵包	C-
多穀物米餅	C-
鹽味米餅	C-

蔬菜

品項	等級
熟的綠花椰菜	A+
熟的白花椰菜	A+
韓式泡菜	A+
蠟豆	A+
加工調理白花椰菜	A+
朝鮮薊	A
甜菜	B+
印度南瓜	B
熟的抱子甘藍	B-
烤番薯	B-
皇帝豆	B-
山藥	C+
烤南瓜	C
黃椒	C
烤馬鈴薯	C-
根芹菜	C-
醃白蘿蔔	C-

飲料

品項	等級
低咖啡因即溶咖啡	A+
淡啤酒	A+
馬丁尼	A+
卡布奇諾	A
鳳梨可樂達	A
美式拉格淡啤酒	A-
甜香草咖啡	A-
可樂	B-
蔓越莓汁	B-
柳橙汁	B-
水果潘趣酒	C+
芭樂百香果汁	C+
香料蘋果酒	C+

蔬果、豆腐及堅果

品項	等級
杏仁醬	A+
巴西堅果	A+
綜合堅果	A+
葵花籽	A+
芝麻醬	A+
毛豆	A
無鹽什錦乾果	A
堅果、種子、葡萄乾什錦乾果	A-
鹽烤南瓜籽	B+
綜合莓果什錦乾果	B+
家庭自製鷹嘴豆泥	B
大豆素肉漢堡	C+
辣味黑豆素肉漢堡	C+
烤栗子	C
小扁豆素食漢堡	C
素食漢堡	C

水果

品項	等級
楊桃	A+
草莓	A+
無糖椰子	A+
黑莓	A
亞洲梨	A-
芭樂	A-
覆盆子	A-
桃子	B-
西洋梨	B-
李子	B-
石榴	B-
橘子	B-
香蕉	C+
櫻桃	C+
櫻桃乾	C+
枸杞	C+
柳橙	C+
甜瓜	C
葡萄乾	C
葡萄柚	C
木瓜乾	C-
柚子	C-

肉、魚及蛋

品項	等級
德國小牛肉熟香腸	A+
全熟水煮蛋	A+
燻鮭魚	A+
酥炸小牛肉片	A+
炸烏魚	A+
烤雞胸肉	A
辣味檸檬醃生蝦	A
鱈魚餅	A
醃大西洋鯡魚	A-
鮭魚生魚片	A-
炸魷魚	B+
炸魚柳	C-

乳製品及牛奶替代品

品項	等級
杏仁乳	A+
藍紋起司	A+
羊乳	A+
高達起司	A+
大豆切達起司	A+
原味全脂優格	A
全脂奶	A
希臘優格	B+
豆奶	B
莓果豆漿優格	B-
脫脂奶	B-
豆漿優格	B-
巧克力豆漿	C-
零脂優格	C-

點心及甜點

品項	等級
起司丹麥酥	A
起司蛋糕	A
杏仁布朗尼纖維棒	A-
杏仁布朗尼蛋白質棒	A-
紅蘿蔔糖霜蛋糕	B+
覆盆子白巧克力瑪芬	B+
巧克力奶油夾心餅乾	B
杏仁葡萄乾肉桂捲	B
蘋果肉桂葡萄乾草莓丹麥酥	B
配咖啡的甜蛋糕	B
覆盆子丹麥酥	B
白巧克力夏威夷豆餅乾	B
迷你巧克力豆瑪芬	B-
桃子派	B-
胡桃派	B-
水果榛果棒	C+
冰淇淋三明治	C+
草莓霜凍優格	C+
蘋果肉桂瑪芬	C
巧克力餅乾	C
全麥蜂蜜薄脆餅乾	C
香蕉堅果瑪芬	C-
麥麩葡萄乾瑪芬	C-
全麥無花果棒	C-

圖 11.8：DayTwo 演算法為我量身打造的個人化飲食等級建議

這是 AI 首次應用於消費者健康的工具，整合了相當多的個人化資料！

　　我必須很明確地說明一點：我在此寫出我對 DayTwo 的研究結果，並不是為了要推薦這家公司或者這種做法。我之所以很感興趣，是因為**它是 AI 首次應用於消費者健康的代表之一，而且它整合了非常多的個人化相關資料，這是之前未曾出現過的**。不過若要證明它能夠帶來什麼改變，還需要進行一個大型的隨機試驗，一半的人要遵循演算法提供的飲食指南、另一半則否，之後再追蹤多年以確認臨床結果的差異。我們現在對於食物引起的血糖反應已經有所認知了，但只是營養學其中一個面向的一小部分。這跟比如說要預防糖尿病或是預防糖尿病引起的併發症，還有一大段的距離。而且我也很好奇**如果沒有每天追蹤飲食、活動和血糖，演算法的預測效果是否就會降低？**當我詢問該公司，目前只評估微生物體而非評估整體，ROC 曲線是否有所不同時，我收到的回覆只表示利用微生物體所得到的結果相當準確。加州大學聖地牙哥分校中最優秀的微生物體專家 Rob Knight 曾說過 Weizmann 科學研究所的研究報告「非常扎實和嚴謹，這讓他們得以處於領先地位。」但**我認為要將這樣的研究結果套用到受試者以外的人群上，還是非常具有挑戰性**[37]！

要全面收集個體的所有資料，才有辦法提供真正的個人化飲食建議！

最後還有一個問題，讓我必須回到本章的開頭。我有草酸鈣腎結石，這和尿液中的高草酸含量有關，因此我應該遵循低草酸飲食。至少在某些資訊來源的說法當中，這代表了我應該避開某些我最喜歡吃的食物，但這其中卻有幾項在 DayTwo 的建議中被評選為 A+。在不了解我整體健康情況下所提供的一般飲食建議，和針對我的代謝失調 (metabolic disorder) 擬定的特定飲食計畫產生了衝突，**這也顯示出其中的複雜性。我們必須考慮到一個人的所有資料，才能貼切地提供真正的個人化飲食建議！**目前的一些新技術，例如透過感知不同氣體來監測腸道微生物體的可吞型電子膠囊 (electronic capsule)，未來也有可能被證明能在這方面提供一些關鍵的資料 [38]。我們現在已經有利用基因改造的細菌，在靈長類動物身上透過腸道微生物體來治療代謝疾病的方法了 [39]。但**就目前而言，要擁有科學驗證過的個人化飲食，還有很長的一段路要走。不過即使如此，繼續走在這條路上，應該也會比卡在原地堅持全體適用的飲食建議，更容易得到良好的結果。**

看完 AI 如何提供量身打造的個人化飲食之後，正好適合進入下一章的主題。下一章中，我們將看到 AI 展現更強大的力量來促進消費者的健康，也會討論虛擬助手將如何肩負起輔導醫務的責任！

12 虛擬醫療助理

(THE VIRTUAL MEDICAL ASSISTANT)

如今我們不只信任機器做事，也相信它們能夠決定要做什麼以及何時去做。我們的下一代將會在自動代理人 (autonomous agent) 的環繞之下成長，無論它們是否還會像現在這樣有個可愛的名字。

— RACHEL BOTSMAN

我們能用 AI 處理所有的資訊，讓自己更了解自身的健康狀況。

— 王俊 (JUN WANG)

AI 語音助理的趨勢

▍第一個安裝於智慧型手機上的語音助理

2011 年，當 Siri 開始出現在 iPhone 時，它曾經是個博君一笑的絕妙素材。即便數年後，當我去上「荷伯報告 (Colbert Report)」時 *，Stephen Colbert 問 Siri：「我是不是快死了？」它的回答也不改幽默本色：「天機不可洩漏！」不過當時的 Siri 雖然身為助理，實際上能做到的事情仍然非常有限，因此即使有 95% 的 iPhone 使用者曾基於興趣試用過 Siri，卻都因為糟糕的第一印象而放棄使用 [1]。但 Microsoft 在 2015 年推出的 Cortana 帶來了一些轉變，我們開始可以在手機上收到由 AI 提供的機場航班資訊，也會被提醒該出發去機場了！接著在 2016 年時，Google 也憑藉著自身優勢發表了搜尋功能最為強大的虛擬助理 Google Assistant。到了當年底，開始使用上述其中一款助理的智慧型手機用戶已突破 40%[2]！而現在，我們又比過去更加熟悉使用 AI 個人助理了！

▍語音助理堪稱是另一個「科技獨角獸 (tech unicorn)」！

我剛才在介紹時刻意先跳過了 Echo 與 Dot 語音控制智慧音箱，因為它們似乎早已聲名大噪（至少也已席捲全美）。這兩款產品都是由 Amazon 所推出，內建大家熟知的 Alexa 語音助理。Jeff Bezos 曾在

---

* 編註：荷伯報告 (Colbert Report) 是美國深夜時段的政治諷刺類節目，由政治喜劇演員 Stephen Colbert 對時事進行點評，自 2014 年 12 月 18 日播出最後一集後已停播。

2011 年如此描述他對 Alexa 系統的願景：「它會是一台將所有『大腦』存放於雲端的低成本電腦，你可以透過語音跟它互動 —— 你跟它說話，它也會跟你回話[3]！」Amazon 從 2014 年底便開始向會員推薦 Alexa，雖然花了一兩年才開始大受歡迎，但是到了 2016 年底，Echo 的銷售量甚至一度超越 Amazon 的生產速度而導致全面缺貨。當時 Echo 已住進全美超過 600 萬戶的家庭當中，而 Alexa 的人氣也高漲至該年有 25 萬人想要跟它結婚[4]！2016 年也因此被一些愛好者封為「對話式商務 (conversational commerce)」之年。到了 2018 年，語音驅動的 AI 裝置已擁有超過 6,000 萬名美國使用者，其中運行 Alexa 的裝置就占了 70% 以上[5]。這些足以被稱為「科技獨角獸 (tech unicorn)」*1 的裝置，是罕見能夠徹底改變人類生活方式的產品之一 *2 [6]。美國史上可與之比擬、能在兩年之內被四分之一美國人接受的另一項技術，只有 2007 年推出的 iPhone (圖 12.1)。

---

*1　編註：「獨角獸」是指估計市值達到 10 億美元以上的新創公司。

*2　編註：在 2020 年 Covid-19 疫情肆虐期間，另外有一篇紐約時報報導〈"How Do I Get Help?" Dying Coronavirus Patient Asked Alexa〉提及 66 歲的 Lou Ann Dagen 因感染 Covid-19 而逝世後，被發現她在過世之前孤獨的求助於 Alexa 語音助理的錄音檔中問到：「我該如何獲得幫助？我該怎麼去警局？」預告了 AI 將成為人類最後的依伴！儘管 Alexa 仍然存在著侷限性，無法代為聯繫警察局、提供緊急聯絡服務。資料來源：https://www.nytimes.com/2020/04/09/us/Coronavirus-Alexa-ask-for-help.html

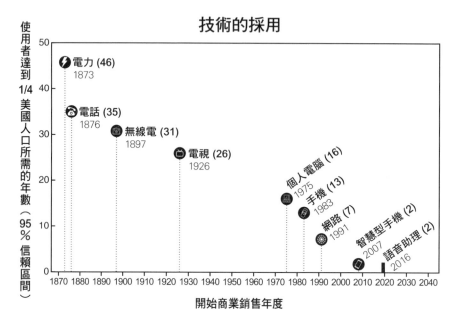

圖 12.1：新技術自引進至有 1/4 美國人採用所需之時間。資料來源：改自 Happy Birthday World Wide Web，Economist (2014): www.economist.com/graphic-detail/2014/03/12/happy-birthday-world-wide-web。

▍語音助理不僅使用上直覺化，AI 辨識錯誤率也低！

為什麼個人助理的語音平台當時會出現這種突破呢[7]？現在回頭看，理由應該相當明顯：對人類來說，講話還是比用鍵盤打字要來得自然多了！正如我的朋友 Ben Greenberg 所說：「我們很可能會被孫子輩嘲笑一輩子都只會使用鍵盤[8]。」不僅如此，由圖 12.2 的初步語音轉譯 (initial speech-transcription) 階段也可看出，無論是英文還是中文，說話速度都會比鍵盤打字要快上兩到三倍，即使加上修正轉譯錯誤的時間也一樣。而且以打字輸入較為困難的中文來說，利用語音輸入還能明顯降低錯誤率！然而，AI 的語音辨識直到 2016 年才開始充分發揮作用，當時 Microsoft 和 Google 的語音辨識技術才終於追上人類的打字技術，錯誤率為 5%。而目前 AI 的性能表現則已經超越人類。

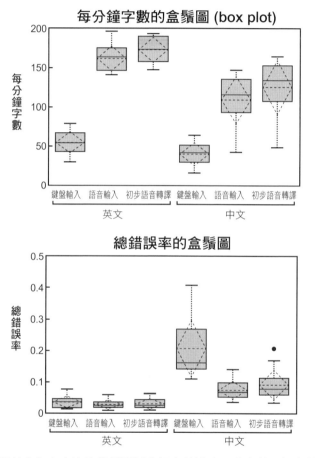

圖 12.2：利用英文和中文比較我們說話和打字的速度。中文使用語音輸入的錯誤率明顯較低。資料來源：改自 S. Ruan 的 Speech Is 3x Faster Than Typing for English and Mandarin Text Entry on Mobile Devices，arXiv (2016): http://hci.stanford.edu/research/speech/paper/speech_paper.pdf。

▌ 語音辨識百家爭鳴

目前市面上大量湧現各種整合機器學習與自然語言處理的裝置，如 Google Home、Apple HomePod、百度的 DuerOS、Clara Labs、x.ai、DigitalGenius、Howdy、Jibo、三星的 Bixby＊、靈隆科技的叮咚（喚醒詞就是叮咚叮咚！）及許多其他產品，各家品牌都想與 Alexa 競食這塊大餅。之前曾有預測表示到了 2020 年 [9]，美國 75% 的家庭都將擁有至少一台的 Alexa 或其他個人語音助理。我有許多同事早已擁有好幾台，他們為了方便，會在家裡的不同房間內各放上一台 Echo 或 Dot。

▌ 目前尚未有語音助理能展開如人類般意義深刻的對話！

但這項技術會帶給我們什麼影響呢？麻省理工科技評論 (MIT Technology Review) 宣稱：「正如當初智慧型手機改變了一切，使人們從約會禮儀到行走速度都與以往不同，以語音為基礎的 AI 也將為家庭生活的各個面向帶來顛覆性的改變 [10]！」雖然目前改變的幅度還很小 —— 使用者只是從盯著手機螢幕看，變成對著圓柱體說話。而且語音助理能做到的，大多也都是些簡單的任務，如購物、播放音樂、關燈、講老掉牙的笑話、做筆記、預測天氣、叫 Uber、訂衛生紙及外賣等。Microsoft 在中國推出的「小冰 (Xiaoice)」雖然是與人類持續對話時間最長的軟體之一，但這只是一種技術指標，對話得較久並不代表就較接近真實的人際互動，事實上**目前還沒有任何一個語音助理能夠與我們展開如人類之間的對話**。Amazon 公司內有超過 3,000 名的工程師在

＊　譯註：原文只寫出 Samsung 品牌，未列出所開發之語言助理 Bixby。

開發 Alexa。但當我向華盛頓大學的頂尖電腦科學家 Pedro Domingos 問起他對此事的看法時，他跟我分享了一個小故事：「我之前去參加一場 Amazon 的研討會時，拿到了一台 Alexa，回家後也真的把它安裝起來了。結果我們家最喜歡它的是我的孩子，他很愛叫 Alexa 講一些謎語給他猜。但如果你反問 Alexa 它自己講的謎語，你會發現它根本連題目都聽不懂，更不用說是要回答了 [11]！」2018 年，當 Google Duplex 展示出它能夠像人類聊天一般，用「喔，我懂」、「嗯哼」、「嗯」等詞句順利完成餐廳預約及其他真實世界的任務時，人們還以為看到了重大進展即將出現的一道曙光！但與真實的人類互動相比，這也只是表面功夫而已 [12]。

我這麼說，並不代表我不認為這些裝置將會隨著時間的推移而變得更有智慧、更有經驗。畢竟它們正不斷在從數十億次的語音互動當中學習。自 2018 年起，「Alexa Prize」競賽更祭出 350 萬美元的獎金希望能夠鼓勵研究，促使 Alexa 如人類般自然地持續閒聊 20 分鐘，相信這對於增進 Alexa 的能力也會有所幫助 [13]。另一方面，Alexa 也已透過 Amazon 及其他開放原始碼開發者加入了成千上萬的「功能」(相當於智慧型手機的 App)。而且雖然學習新的文化以提供語音支援並不是件容易的事，但目前 Alexa 已可使用德文、日文以及法文操作，其他語言也正在開發當中！

▌AI 語音助理持續進步，在特別領域也前景可期！

AI 語音平台還有一些特別的優勢，其中較為明顯的是**能讓全世界超過 2.5 億的盲人及視力受損者使用**，這可使美國國內將近 60 萬名

18 歲以下的兒童及青少年，和超過 300 萬名 65 歲以上的長者受惠 [14]。如 **Microsoft 推出的一款免費應用程式「Seeing AI」，即可辨識人臉、掃描超市食品條碼、辨認紙鈔面額和閱讀手寫文字。而 Alexa 則進一步將這項功能延伸至家中協助使用者的日常生活，如朗誦簡訊及電子郵件內容、尋找電視節目，或提供穿搭建議（利用 Echo Look 智慧攝影機）等。**同性質的延伸產品還有 Aira 及 MyEye 等附有攝影機、感測器並與網路連接的智慧眼鏡。

此外，全球約 7.8 億無法讀寫的成年人也同樣有機會因此受惠。許多性能優異的翻譯 App 也有助於打破不同語言使用者之間的交流障礙。舉例來說，**科大訊飛有一款可在中英文之間將語音轉換成文字訊息的 App，目前中國的使用人數已超過 5 億** [15]。**甚至還有針對嘈雜環境開發的語音 App**，例如**專為中國司機設計的「小飛魚」**。由於語音辨識的發展已獲得不少益處，因此**深度神經網路目前也正在學習辨識唇語，希望未來有機會藉此協助聾人** [16]。

▋ 隱私疑慮還是免不了造成人們的不安全感

然而，我必須強調這項技術還是有一些相當明顯的缺點。雖然 Alexa 與其他產品都必須透過喚醒詞才能啟動（呼叫它們的名字），但**一台監聽裝置就這樣住進家裡，難免還是令人毛骨悚然吧！**想想看，就連 Mark Zuckerberg 都會因為擔心被監視而貼住筆電的視訊鏡頭了！當然，我們也可以從系統中關閉「永遠開啟（Always-on）」設定，藉此來稍微保留一點隱私，但我們都很清楚，這些公司還是會趁裝置被啟動時，錄下其中一些對話內容來訓練並改進其平台。使用者雖然有權能將這些內容全數刪除，但其實很少有人特地這樣去做。這也就是為什麼 Alexa 會被稱為 George Orwell 筆下那位監控人民一舉一動的「老大哥 (Big Brother)」*1 [17]。若光是被竊聽還不足以令人生畏，Amazon 還在 2017 年推出了新一代搭配相機的 Echo plus、附有螢幕的 Spot、附有觸控螢幕的 Show 以及利用機器演算法提供時尚穿搭建議的 Echo Look[18]，甚至還有 AI 技術能夠支援這項功能 [19]！不知道 Alexa 在欣賞完你的衣櫃之後，會建議你到哪裡置裝呢？

除此之外，目前已知駭客可透過一種稱為「海豚攻擊 (dolphin attack)」的技術，利用人耳聽不到的超音頻率 (ultrasonic frequency) 暗自操縱語音裝置 [20]。而數年前，Amazon 曾經被要求為一樁謀殺案提供 Echo 在未啟動的聆聽狀態下所錄到的環境音，當時語音助理是否同樣受到美國憲法第一修正案 (First Amendment)*2 [21] 的保障也成為一大爭議。住在奧勒岡州波特蘭市的一對夫婦，則是在不知情的狀況下被錄下對話內容，且錄音檔還被寄給了他們的親友 [22]！這些例子全都呈現出未妥善保護資料與隱私將產生的問題。

語音助理對兒童產生的不良影響也引起極大關注，因為小孩子們特別容易受到這些裝置的吸引 [23]。從新聞標題：「當孩子第一次開口叫

---

*1　編註：老大哥（Big Brother）是英國左翼社會評論家 George Orwell 在其諷刺寓言小說《一九八四》中塑造的一個人物形象，老大哥象徵著極權統治及其對公民無處不在的監控。「老大哥在看著你」這句話在書中隨處可見。自由主義派也常常用這個詞語代指政府。

*2　編註：美國憲法第一修正案 (First Amendment to the United States Constitution) 禁止美國國會制訂任何法律以確立國教、妨礙宗教自由、剝奪言論自由、侵犯新聞自由與集會自由、干擾或禁止向政府請願的權利。

的可能不是媽媽，而是 Alexa！」即可看出人們對於年幼的孩子與一個似乎無所不知、無所不聽，卻無人類形體的圓柱體建立起親密關係的擔憂 [24]。

語音助理仍是開發虛擬醫療助理的平台首選！

即便人們對於這些重大問題仍懷有各種不安，**虛擬助理還是很有可能採用語音做為其平台！**目前 Alexa 的技術雖然尚未具備可攜性 (portability)，畢竟大家都看得出來，家用型圓柱體喇叭並不適合隨身攜帶，但**理想中的虛擬助理應該是要具有無縫整合性 (seamlessness)，例如可在智慧型手機和喇叭之間自動切換。這一點在未來比較有可能的做法應該是利用搭配頭像化身 (avatar)、語音以及文字模式的增強型智慧手機平台來完成。**而目前 Amazon 公司也已將 Alexa 導入智慧型手錶和耳機當中了 [25]。另一個問題則是**語音輸出在文字量較大時，不見得能夠發揮優勢**，例如在推薦餐廳時，菜單內容還是比較適合以螢幕呈現。此外，不同裝置之間的最佳介面以及環境噪音的問題也都有待解決。經過了以上介紹，相信各位對於一般用途的虛擬助理已經有了基本概念，接下來我們將接續之前的內容，討論它在健康以及醫療方面的應用。**目前為止 AI 在醫療方面的發展，大部分都還是專注在協助醫師與臨床醫師上，而非病患或是健康人士。**但既然目前已有接近 80% 的人口都擁有智慧型手機，且專用語音助理的持有率也正在上升當中，這兩種平台應該都很適合用來滿足消費者的醫療需求。或許哪天我們真的能夠打開冰箱詢問：「Alexa，我可以吃掉最後一塊披薩嗎？」不過現在先讓我們將目光移向那些正在努力促成這類技術的團隊吧！

當前的虛擬醫療助理功能受侷限且仍有漏洞

目前雖然已經有許多促進健康或加強慢性病管理的 AI 應用程式，但它們的功能仍然較為侷限。第 4 章所介紹的 AliveCor 錶帶就是一個例子，它利用深度學習對照一個人的心率與身體活動之間的關係，可以在使用者心律不整時，適時提醒記錄心電圖，也可以偵測心房顫動。目前已開發出來的助理，都是像 AliveCor 手錶這類的產品。以下我會介紹幾個案例，讓各位掌握目前仍處於起步階段的醫療型 AI 教練的發展情形。但首先我希望各位知道的是，**這些產品有一個重要的共通點：沒有任何隨機對照試驗 (randomized controlled trial) 顯示它們能夠改善臨床預後。它們目前主要依賴的是小型的回溯性研究或觀察性研究。這一點將會是它們未來主要需要填補的漏洞。**儘管如此，目前的發展狀態仍然相當值得關注！

▌ 利用 AI 語音助理搭配其他裝置成為糖尿病管理教練

糖尿病一直都是相當熱門的 AI 應用指標。目前發展得最好的公司，應該算是由 Verily 與賽諾菲 (Sanofi) 共同創立的 Onduo，它能透過智慧型手機對食物與餐點進行 AI 辨識，並結合連續血糖感測器的資料與身體活動，透過文字提供相關建議。Wellpepper 以 Alexa 的技術為基礎，開發了一個兼具體重計與足部掃描器功能的裝置。該裝置會在糖尿病患站上體重計的同時掃描其足部，而掃描影像在經過機器學習分類器的處理後，可以檢測出使用者是否患有糖尿病足部潰瘍 (diabetic foot ulcer)。其語音提示功能也能用來收集其他資料，或提供衛教與管理技巧 [26]。Virta 是一項昂貴的智慧型手機 App 服務（月費 400 美元），其目的是透過演算法遠端指導個人的血糖量測、飲食、運動和用藥，以逆轉第二型糖尿病 [27]。Omada Health 和 Accolade 等新創公司則是以 AI 搭配人類教練來進行糖尿病的管理。此外值得一提的是，Dexcom、亞培和美敦力 (Medtronic) 等製造連續血糖感測器的公司，其實都未擁有能將營養、身體活動、睡眠、壓力、腸道微生物及其他可能幫助人們管理身體狀況之資料包含在內的深度學習演算法。他們使用的是以規則為基礎 (rule-based)、「不會思考」的演算法，因此基本上就只是單純依照之前的測量值來提醒使用者的血糖是升高還是降低。

在上一章提到的 DayTwo 的機器學習系統，其可以透過分析腸道微生物資訊來提供個人化的飲食建議以改善血糖。Veritas Genetics 則是第一家以不到 1,000 美元的價格提供全基因體定序的公司，他們之前收購了一間 AI 公司，希望藉此將個人基因資料與個體化營養結合，以回應使用者關於健康方面的問題，如：「Alexa，我可以吃掉最後一塊披薩嗎？[28]」但由於我們對於營養基因學的知識仍然非常有限，因此目前距離該公司的理想還有很長的一段路要走。此外還有許多 AI 應用將目標放到了減重上，如 Lark 就在一個小型的世代研究中，利用智慧型手機聊天機器人達到了適度減重的效果 [29]。類似產品還有 Vida Health* 用於減重、糖尿病及血壓管理的 AI App，他們宣稱可藉由追蹤使用者自行回報的心理壓力、飢餓程度及活力狀態，擬定個人化的行動計畫以協助達成減重目標。而 Noom 及 Iora Health 等公司的成果則證明人類教練可在多種情況中提供有效協助，這一點也可做為 AI 往後於此方向發展的基礎，或許最終我們會發現 AI 與人類教練的搭配才是最佳選擇！

＊ 譯註：原文為 Vida，經查應為 Vida Health。

虛擬醫療助理收集廣泛資料協助癌症治療與偏頭痛預防性治療

　　Tempus Labs 目前正在尋找一種適用範圍較窄、只專注於特定癌症的治療方式。之前第 7 章在介紹癌症醫師時也有提到，該公司正在收集病患全面性的資料，包括基本人口統計資料、腫瘤的基因序列及個別的 RNA 序列 (individual RNA sequence)*、免疫反應、醫學影像、循環腫瘤 DNA 定序之液態切片、類器官 (organoid) 以及治療方式和結果。

　　該公司不只與大多數美國國家癌症研究所指定的中心都有合作，還在 2017 年底從美國臨床腫瘤學會主導的 CancerLinQ 計畫獲得了超過 100 萬名病患的資料。這對上述指定中心的幫助很大，因為 CancerLinQ 的資料庫可反映來自全美 100 多個臨床實踐團隊、2,000 多位腫瘤科醫師的社區腫瘤學 (community oncology) 臨床實踐。在獲得如此前所未有的資料挹注之後，Tempus 目前正與 Precision Health AI 的人員共同合作開發演算法，希望能藉此進一步改善癌症的治療結果 [30]。

　　Second Opinion Health 在 2017 年推出了一款名為 Migraine Alert 的智慧型手機 App，能夠提醒間歇性偏頭痛的病患收集誘發頭痛

---

* 審稿註：由於在同一個組織內，不同細胞的 RNA 表現可能都不一樣，所以此處才會加上 individual 以表示此情形。目前也有研究使用分析 RNA sequence 來判斷腫瘤的惡行程度或適合的療法等。RNA 是 DNA 的下游產物。

的潛在因素資料，如睡眠、身體活動、壓力及天氣等。其機器演算法可從 15 次的發作當中（看來得先痛個幾次）學習到病患的發作模式，並以 85% 的準確率預測到偏頭痛的來臨，使病患有時間提前服用預防性藥物，而不用再等到頭痛發作時才進行治療 [31]。

▋ 虛擬醫療助理利用手機聆聽呼吸聲診斷肺部疾病

ResApp Health 利用智慧型手機的麥克風來聆聽使用者的呼吸。據稱其機器學習演算法可診斷出數種不同的肺部疾病，如急性和慢性的氣喘、肺炎及慢性阻塞性肺病 (chronic obstructive pulmonary disease)*，而且準確度很高（約 90%）[32]。AI 還可用來整合病患與基礎醫療醫師的各項特徵，使病患分配到最有可能產生信任感的醫師。以此方式預測出來的信任程度，準確率也相當高 [33]。

▋ 琳瑯滿目的 AI 虛擬醫療助理，但適用範圍都非常狹小

此外還有許多 AI 聊天機器人（其中有些是透過 Alexa 或 Google Home 運行）和智慧型手機 App，具有檢查症狀、促進用藥配合度 (medication adherence) 和回覆健康相關問題等功能，如 Ada、

＊ 編註：原文為 chronic obstructive lung disease，但正式名稱應為「慢性阻塞性肺病 (chronic obstructive pulmonary disease，簡稱 COPD)」，是一種呼吸道長期發炎導致無法恢復之呼吸道阻塞，使得氣體無法通暢地進出呼吸道的疾病，其中包括「慢性支氣管炎」與「肺氣腫」兩大類型。由於肺部氣體交換功能不良，病患往往出現「咳、痰、悶、喘」的症狀。

Florence、Buoy、HealthTap、Your.MD、MedWhat 和 Babylon Health。其中 Babylon Health 曾在 2018 年舉辦一場公關活動的同時，於網站上發表了一份白皮書，比較聊天機器人與 7 位醫師的診斷結果，並聲稱前者的表現較為優越，但隨後即因其方法論 (methodology) 和誇大的內容而遭受到了嚴厲的批評 [34]。同樣地，一位來自 Quartz 的記者也在醫師的協助下評估了 65 項 Alexa 的功能及其提供的健康資訊，獲得的結論是：「Alexa 真是位糟糕的醫師。」[35]

還有一類 AI 產品專為年長者量身打造。care.coach 的做法很有趣，他們利用機器小狗做為語音助理的化身，使它們與老年人互動並協助監測狀況 [36]。瑞典一家新創公司 Aifloo 則設計了一種腕帶，結合 AI 偵測使用者的跌倒風險，並適時提醒照顧者 [37]。這類技術雖然永遠無法完全取代人性化的關懷與照護，但還是能夠扮演稱職的輔助角色，尤其是在當前老年人口激增，照護設施有限但費用卻加劇等供需失衡的情況下，更需要它們來提供協助。

綜上所述，應該不難看出目前 AI 虛擬健康教練的發展仍然不夠完整。整體而言，各項產品的適用範圍都非常狹窄，收集到的資料也短淺有限，並且缺乏驗證及更為深遠的目標。

打造未來的虛擬醫療助理，讓病患或健康人士也能受益

不過要創造更強大的虛擬醫療助理，就必須先解決技術上和政治上的挑戰。而且事實上，若以之前所提到和接下來將要說明的理由來看，政治問題可能還大於技術問題！了解這一點是非常重要的，因為這些助理不只是看起來酷炫而已，**它們還代表深度醫療 (deep medicine) 能夠帶給我們最重要的效益之一：除了讓醫師在工作上做得更好，也讓所有人能自己照顧好自身健康。但是若沒有虛擬醫療助理來協助我們，深度醫療是無法充分發揮出所有潛力的。**因為無論是醫師還是病患，只要是人類，都沒辦法處理這麼大量的資料。唯有使 AI 充分發揮資料處理與分析的潛能、盡全力協助病患，才能讓我們從擁有自身資料中享受到演算法所帶來的好處。《Lancet》期刊的總編輯 Richard Horton 經常表露出對於科技的懷疑，但他也曾經寫道：「那種所有醫師都被智慧型醫療機器人取代的劇情，只會繼續存在於科幻小說當中。但是能夠根據智慧型手機上的自我監控資料，提供個人化醫療建議的數位助理，似乎已不再是超脫現實的概念。」不過就目前而言，我們還缺少了幾種組裝助理的關鍵零件。

整併一個人的所有資料是虛擬醫療助埋的關鍵性第一步！

虛擬醫療助理的表現再好，也不可能突破輸入資料所帶來的限制。正如 Jonathan Chen 與 Steven Asch 所寫：「沒有任何一種演算法可以用計算能力榨取出不存在的資訊！[38]」因此我們首先要做的，就是收集一個人所有與健康相關的資料，最好是從胚胎時期就開始收集，並終

其一生不斷更新。醫學領域一直以來都抱持著一種化約論 (reductionist) 的觀點 [39]，這一點從「人類基因體計畫 (Human Genome Project)」當中也可以看得出來，因為此計畫的假設就是認為只要能夠理解基因體變異，便能了解每一個個體的疾病風險與治療風險。但這是線性思考 (linear thinking) 的模式，此假設未意識到健康與疾病的複雜性，也未考慮到微生物體、免疫系統、表觀基因體、社交網絡和環境以及更多因素之間多方面的交互作用。

整併一個人的所有資料將會是關鍵性的第一步！我們必須像在培育生命一般，餵養所有相關的資料，**例如來自感測器的資料、生活壓力事件、職涯路徑改變、腸道微生物體的檢測結果和分娩等等。這些資料全都必須持續不斷地收集與分析，而且不能對個人造成干擾。這表示不應該存在任何需要手動登入、登出或是主動執行的任務。而這可不是那麼容易做到的事情！**以我的親身經歷來說，除了透過 App 或網站手動輸入之外，似乎也沒有其他方法可以記錄下我們每日攝取的飲食。因此當我知道必須持續這樣輸入兩個星期（細節請見第 11 章），而且還要再加上運動和睡眠資料時，我真的非常慶幸這只需要持續兩個星期。**任何需要記錄每日資料並進行長時間訓練的 AI 虛擬教練，都不能指望由使用者自己主動輸入資料！**

▌越來越多自然而然就能收集資料的方式正在開發中！

幸好目前有許多創新的被動解決方案已經被提了出來或正在積極尋求當中！Google 在我擔任顧問的期間與羅徹斯特大學的生物醫學工程師合作，設計了一款坐著就可以量血壓的馬桶座墊。雖然我不是很確定這樣測量出來的結果是不是最具代表性的數值，不過他們還有其他不會干擾到使用者就能取得有用資料的方法，例如趁一個人站上體重計或看向浴室鏡子的時候收集其生命徵象。除了 Onduo 的智慧型手機 AI 影像偵測功能可以掃描食物之外，還有許多公司正在開發利用光譜法 (spectroscopic method) 或比色法 (colorimetric method) 來掃描食物的智慧型手機 App。這些方法若能證實是準確的話，應該會有所幫助，但是因為它們都還是需要使用者預先計畫和主動執行，因此吸引力還是不大。況且用餐時間還是放下智慧型手機專心享受美食比較好。

▌能正中要害的資料項目收集才能提供 AI 虛擬醫療助理價值！

新一代智慧型手錶能夠收集到的資料已經比以往多出許多了，像是 Fitbit 推出的 Ionic 和 Versa 就都能取得連續的心率、睡眠及身體活動資料。理論上，這些資料對 AI 教練來說都是很有價值的輸入，但**其中一些資料的問題在於它們的品質！**正如之前所討論過的，睡眠過程中的肢體動作只是腦部活動監測的替代品，並不如直接透過腦波圖 (electroencephalogram) 監控腦波活動來得好。而且我們也都知道，數位追蹤器雖然能夠計算步數，但也只適用於某些活動，例如散步，而無法用於騎自行車或是游泳等其他活動，我要強調的是，**輸入資料的品質是至關重要的，勉強接受品質不佳的輸入資料，只會讓 AI 助理無法提供有意義的輸出！**

個人資料不僅量多、種類也繁雜！

我在圖 12.3 中，描繪了用於指導個人健康的深度學習模型的複雜性。由此圖可以看出，一個人的「大數據」真的包含了非常大量的各式資料，這一點雖然構成了資料收集上的艱鉅挑戰，卻也非常符合 AI 的需求。這個神經網路可能需要用到數百個隱藏層才能提供我們想要的輸出：一個即時、準確、可預測、有價值的健康指導者。或許有些 AI 專家會認為這種單一模型太過於簡單和不切實際，但這正是我們所需要的端對端 (end-to-end)*¹ 深度神經網路！只是它的網路架構較為複雜，而且很有可能必須與新的 AI 演算法結合 (如第 4 章中提到的 AlphaGo，因為結合了深度學習、強化式學習和蒙地卡羅樹搜尋法 (Monte Carlo tree search)*² 而獲勝)。

如何選擇正確而適當的檢測標的，又是一個大哉問！

其實從很多方面來說，我們都還不了解一個人的「整體」到底是由哪些資訊所組成的，而且這種資訊全景圖也很有可能因人而異。舉

---

*1 編註：端對端 (end-to-end) 的方法指的是「一端輸入在原始資料中提取的特徵，一端直接輸出想得到的最終目標結果，只關心輸入和輸出。」而特徵可以靠演算法自己去學習，所以特徵提取這一步也就融入到演算法當中，不需要人為干預。

*2 編註：蒙地卡羅樹搜尋法 (Monte Carlo tree search) 是一種人工智慧問題中做出最優決策的演算法，它結合了蒙地卡羅方法隨機模擬的一般性和樹搜尋的準確性。蒙地卡羅方法基於隨機抽樣而來：「當一個問題未能用邏輯推理解決，就嘗試用隨機方法解決，使用數以萬計的隨機數不斷隨機試到正確為止」。而樹搜尋是指在圍棋等遊戲中所有的棋局可能性發展出來的樹狀結構中搜尋最佳解。

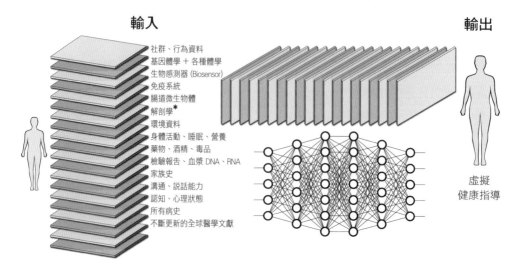

輸入　　　　　　　　　　　　　　　　　　　**輸出**

社群、行為資料
基因體學 + 各種體學
生物感測器 (Biosensor)
免疫系統
腸道微生物體
解剖學*
環境資料
身體活動、睡眠、營養
藥物、酒精、毒品
檢驗報告、血漿 DNA、RNA
家族史
溝通、說話能力
認知、心理狀態
所有病史
不斷更新的全球醫學文獻

虛擬
健康指導

圖 12.3：深度神經網路示意圖：輸入一個人的所有資料及醫學文獻，以輸出健康指導。

例來說，要預防或管理疾病，會需要哪些特定的感測器呢？轉錄體學 (transcriptomics) 與表觀基因體學 (epigenomics) 並不會在整個身體當中都是一樣的。相反地，它們對於特定的細胞型別來說是獨特的，只是大部分我們都無法擷取。一個人的身上有數千種代謝物 (metabolite) 可以被化驗，但是需要使用到質譜儀 (mass spectrometry) 而且所費不貲。同樣地，即使我們試圖描述一個人的免疫系統特徵，該資料也只能適用於某一個時刻，而且各種不同的資料收集方式，如自體抗體 (autoantibody)、T 細胞組庫 (T cell repertoire)、B 細胞組庫 (B cell repertoire)、主要組織相容性複合物 (major histocompatibility

---

*　譯註：原文為 anatome，應指「解剖學 (anatomy)」。

362

complex)*¹ 的定序和流式細胞分析技術 (flow cytometry)*² 等，也會造成資料的複雜化。哪些個體應該監測血漿循環腫瘤 DNA，以進行癌症早期檢測呢？哪些個體應該監控 RNA 信號，以追蹤器官完整性（包括大腦、肝臟、腎臟和心臟）呢？檢測的頻率又該多久一次呢？哪些環境資料和環境感測器適合用於監控呢？是空氣品質還是花粉含量呢？希望像這樣的舉例能夠讓各位了解，我們可以選擇的生物、生理、解剖學、社會心理和環境資料，真的是多到無窮無盡！

▌ 更慘的是，繞了一大圈發現只是一個充滿偽陽性的結果

不過問題還不止於此。當我們在研究一個人的指標時，看得越多就越容易掉進沒完沒了的無底洞。我的同事 Isaac Kohane 都暱稱這種發現為偶見瘤 (incidentaloma)。最好的例子就是每次在做全身核磁共振或電腦斷層掃描影像時，都會意外發現一些需要進一步評估的缺陷或異常，甚至還經常會需要動用到活體組織切片來評估，但到頭來卻都只是良性囊腫或結節而已！這造就了一個難題：我們為 AI 教練收集了大量的輸入資料，卻只得到一個充滿偽陽性的輸出，而非疾病的預防及改善等預期的目標。

---

*1　編註：原文為 histocompatibility complex，經查應為「主要組織相容性複合物 (major histocompatibility complex，MHC)」，是一種細胞表面醣蛋白複合物，存在於大部分脊椎動物基因組中的一個基因家族，與免疫系統密切相關。人類的 MHC 醣蛋白，又稱為人類白血球抗原 (human leukocyte antigens，HLA)。

*2　編註：流式細胞技術 (flow cytometry) 是指在流體狀態下觀測細胞的一種技術。而利用流式細胞儀則能夠在細胞於流體狀態下移動時，觀測及記錄細胞特質。除了可鑑定細胞型態外，還可分析細胞的分裂週期、DNA 含量、細胞凋零死亡 (apoptosis)、細胞內鈣離子的濃度變化、pH 值之改變等等。更可將細胞篩選出來，供進一步臨床研究及腫瘤學、免疫學、血液學與藥理學應用。

▌每個人無時無刻都處在動態變化的發展中,這也造成資料收集與評估的困難與限制!

　　人體中藏有無數的交互作用,只是我們目前對此還知之甚少。神經網路和系統醫學可以利用 AI 協助我們找出並理解當中的連結,就像找出三維空間中 X、Y、Z 的關係一般,例如大腦發出的訊號可能會影響到血壓,或腸道微生物體發出的訊號可能會導致癌症風險等。但是除了醫學領域的化約論思考過分簡化了人類的健康與疾病,並對「交互作用體 (interactome)」*的了解不足之外,**還有一項艱難的挑戰來自於第四維:時間!我們每個人都是動態的,都在不斷地以某種方式發展,無論好壞。因此,我們必須認知到,不論過去已經收集到了什麼資料,要用其來解釋未來都會有限制存在。同時,為資料決定標籤或真實值是件十分困難的事情!**

▌AI 虛擬醫療助理的最終考驗

　　假設所有問題都被一位標榜促進健康的 AI 醫務教練成功克服了。這位 AI 醫務教練還是必須經過隨機對照試驗,才有可能被醫界接受並通過最終的臨床驗證。但截至目前為止,在前往這個目標的道路上,我們只能看到中國的碳雲智能 (iCarbonX) 一間公司而已。碳雲智能在中國最大基因體公司華大基因 (BGI) 的王俊帶領之下,已吸引超

---

*　編註:交互作用體 (interactome) 為交互作用蛋白體分析,由於蛋白質的運作是經由數個蛋白質之間的交互作用所達成,所以建立蛋白質之間的交互作用與其聯絡網可以探討各蛋白之間的生物特性與關係,而非只是「兩個」蛋白質之間的交互作用。

過 6 億美元的資金和許多合作夥伴，包括 SomaLogic、HealthTell、AOBiome、General Automation Lab Technologies*、天津強微特生物科技 (Robustnique)、Imagu，以及中國最大的兩間保險公司：友邦保險 (AIA) 和中國人壽 (China Life)[40]。碳雲智能的資料收集計畫非常有野心，其中也有部分與「圖 12.3」重疊：生活方式、DNA 定序、蛋白質體學、代謝體學 (metabolomics)、免疫系統（透過自體抗體）、轉錄體學、腸道微生物體、連續血糖監測，而且除了智慧型手機之外，**他們也利用智慧馬桶和智慧鏡子來收集資料**。他們希望能利用 100 萬人的資料來訓練機器學習，開發出終極 AI 虛擬醫療助理聊天機器人。不過根據一些推估，碳雲智能要執行這項影響深遠的任務，至少也需要 1,000 萬人的資料而非僅 100 萬人，所需資本也應會遠遠超過 6 億美元！但儘管如此，至少我們知道已經有一組團隊真的開始在追求一個功能更廣的 AI 健康教練了！

　　但即便是碳雲智能集結起來的這種合作規模，要追求人類的整體健康，可能還是太過渺小！相較之下，關注那些可預防的特殊急性病症 (acute condition)，例如心肌梗塞、氣喘、癲癇發作 (seizure) 及敗血症，或是一些有機會能夠控制得更好的慢性病，如高血壓、糖尿病、憂鬱症，或者是一些不同型態的癌症，應該會是更合理的一種選擇。

＊　譯註：原文為 General Atomic Lab Technologies Corp，經查應為誤植，有合作的應該是「General Automation Lab Technologies」。

▌吸收所有生物醫學文獻也是 AI 虛擬醫療助理的必備能力

　　AI 虛擬醫務教練還必須持續不斷地吸收所有生物醫學文獻，才能發揮最大作用！比如說，當我的骨科醫師忘記我有先天性罕見疾病：剝離性骨軟骨炎 (osteochondritis dissecans)，或不知道我的術後物理治療必須與常規方法不同時，虛擬助理必須先掌握到這些資訊，才有可能適時提出協助！但是要理解所有醫學文獻，可是遠比 IBM Watson 擷取維基百科要複雜得多！生物醫學領域每年都會出版超過 200 萬篇的文章，但至少**到目前為止，都尚未出現能夠透過 AI 自動收集、篩選所有資訊，並鑑別其品質的方法**。所幸利用 AI 從文字中萃取資訊的方法已在開發當中，而且也確實有所進步，相信之後將能成為醫務教練的重要支柱 [41]！至於過渡期間的策略，或許會是限定只使用頂級生物醫學期刊的資源。在與 Google 的 AI 團隊和其他人談過之後，我現在十分堅信未來 AI 一定會征服醫學文獻的語料庫！

▌用來訓練 AI 虛擬醫療助理的個人資料必須講究完整性及真實性

　　不過我們還有一些與科學無關的重大挑戰需要克服，其中最大的挑戰就來自於掌握一個人的所有資料！電子健康紀錄雖然被視為完整記錄病患狀態的一種神聖的資料來源，但是正如我們之前所見，事實並非如此！電子健康紀錄之於個人健康方面來說，是一種狹隘、不完整且充滿錯誤的觀點。這也是未來虛擬醫療助理將會面臨到的瓶頸！在進行深度學習時，做為輸入的個人資料必須講究完整性和真實性，但許多人都誤解了美國電子健康紀錄的價值，因此我特地在推特上寫下了這篇題為「你的。醫療。資料。(Your. Medical. Data.)」的文章 (表 12.1)。

1. 這是你的身體。
2. 是你出的費用。
3. 它比其他任何類型的資料都更有價值。
4. 它被廣泛地出售、竊取，並遭到駭客入侵。而你完全不知情。
5. 它充斥著不斷被複製貼上的錯誤，而你無法編輯。
6. 你將持續製造出更多資料，卻沒有地方可以完整收納。
7. 你的醫療隱私非常寶貴。
8. 確保它安全的唯一方法是去中心化 (decentralized) (編註：亦即分散管理)。
9. 它為醫師和醫院合法擁有。
10. 醫院之間不會或不能共用你的資料 (「資訊封鎖 (information blocking)」。)
11. 你的醫師 (> 65%) 不會讓你取得你的病歷複本。
12. 你比你的醫師更願意分享你的資料。
13. 你想將它分享給醫學研究，但連你自己都拿不到手。
14. 你在一生中會遇到許多醫療服務提供者，但沒有一個醫療系統或保險公司擁有你所有的資料。
15. 基本上在美國沒有一個人擁有他們從出生開始終其一生的所有醫療資料。
16. 你的電子健康紀錄是為了最大化請款費用而設計，而非為了對你的健康有所助益。
17. 你在擁有資料之後會更加地投入並擁有更好的醫療結果。

18. 擁有病患資料完整存取權的醫師，只將其視為例行公事。

19. 它需要全面、持續、無縫的更新。

20. 只能存取或「控制」你的資料是不夠的。

21. 有接近 10% 的醫學掃描為非必要的重複檢查，原因是沒有資料存取權。

22. 你可以掌握真相。

23. 你必須擁有你的資料，這應該是一項公民權利。

24. 它或許能夠救你一命。

表 12.1：我列出的 24 個為什麼你必須擁有醫療健康資料的原因。

　　以下簡單回顧這 24 點。既然身體是你的，資料也是由你付費，那麼你才應該是資料的所有者，而非醫師和醫院。但目前全美除了一州之外，醫師和醫院都能合法擁有你的資料。如果你能擁有並控制你的資料，就較有可能防止它在你不知情的狀況下被盜取、被駭客入侵或是被出售。儘管已有許多人斷言這是個隱私終結的時代，但這完全不適用於醫療資料。資料的隱私性和安全性取決於它們的去中心化 (decentralization)，因此資料應該要從被網路黑盜 (cyberthieves) 視為主要目標的大型伺服器群 (server farm) 轉移至盡可能小的單位（理想中為一個人或一個家庭），並儲存於私有雲或區塊鏈平台當中。我們已經知道每一份電子健康紀錄都含有許多錯誤，但這些錯誤又會從一次就診延續到下一次當中，而且在不同醫院就診還會再帶給我們許多不同版本的電子健康紀錄。即便電子健康紀錄是準確的，也別忘記，它們當初被設計出來的目的就是為了方便請款，而非要成為全面性的個人資訊來源。

在當前這個可利用感測器追蹤連續血糖及心率等生理參數 (physiologic parameter) 的時代，光是資料的不完整性就已經夠引人注目了，但基因體資料現在甚至連不完整都談不上，因為根本就還不存在。當然了，以目前這個時間點來說，應該也很少人會想主動將基因體資料儲存在由醫療系統或醫師所擁有的醫療紀錄當中，因為這些資料很有可能會落入保險公司手中。而且我們也必須意識到，並不是所有人都想要擷取其他類型的資料，例如飲食或甚至是以馬桶量測到的血壓。許多人其實是不希望參與這類資料收集的，而我也絕對尊重他們的意見。況且在醫療資料的隱私保護及所有權的問題被解決之前，我們對於自身資料的全面性持續整合，也只會越來越無法放心而已！

▌ 美國醫療體系習以為常的「資訊封鎖」非常不利於虛擬醫療助理發展

在現行規定之下，要取得自己的資料是非常困難的一件事情。**大多數的美國醫師都不願意分享他們手上的（實際上是你的）病歷。全美各地的醫院及醫療系統都在積極執行「資訊封鎖」，因為他們擔心一旦共享了病患的個人資料，就會失去對病患的控制權。而確保控制權的其中一種方法，就是使用互不相容的專屬系統，讓處於競爭關係的醫療系統無法存取到自家的檔案。這對任何想要創造虛擬助理的團隊來說都是一大難題！**儘管美國衛生及公共服務部 (U.S. Department of Health and Human Services) 正在呼籲醫院停止採取這種做法，也要求制定法律及規範來防止這種情況發生，但問題依然還是存在。

■ 愛沙尼亞、芬蘭及瑞士則不同於美國

我和我的同事們都認為擁有自己的醫療資料是一項公民權利[42]。而我也相信這個期盼中的目標，未來一定會在美國實現！但若要徹底發揮虛擬醫務教練的潛力，我們不能再這樣默默等上幾十年了！世界上已經有許多國家都為此做好了妥善的安排。以愛沙尼亞為例，《The New Yorker》雜誌稱其為「數位共和國」(the digital republic)：「**愛沙尼亞的系統使用區塊鏈平台來保護資料的隱私及安全，該系統的原則是由個人擁有自身所有的紀錄。[43]**」任何人在查看他人的醫療資料之前，一定都會先接到系統監管者 (system overseer) 的電話，詢問其必要性。與美國相比之下，愛沙尼亞醫療資訊系統的效率驚人，他們有一個 App 可以在急救護理人員抵達病患住處前，先提供病患的相關資訊，並且還有先進的遠距醫療功能 (telemedicine) 可以藉由 AI 演算法解讀生命徵象並進行即時監控，以便提供遠距治療和避免藥物交互作用的不良反應。

其他國家如芬蘭及瑞士，即便缺乏深度學習的數位基礎設施，也都為其公民提供了醫療資料的所有權！這些既有案例在在證明了這不但可行，還能帶來好處，而這些國家的公民一向都積極提倡自身健康資料的控制及所有權！

■ 可攜帶性的外型會是未來的 AI 虛擬醫療助理樣貌

接下來，讓我們看看助理們的樣貌。現在與我們對話的這些圓柱體，遲早有一天會改頭換面，跳脫出目前 Amazon 和 Google 的設計。我

的朋友，同時也是加拿大急診室醫師的 Brian Goldman，在《Power of Kindness》一書當中，以一整章的篇幅描述了「最體貼」的機器人在與人類溝通時，尤其是與有認知障礙的老年人溝通時所傳達出的力量[44]！在各式各樣的機器人當中，**我認為紐西蘭 Soul Machines 公司製造的擬人頭像，由於具備極佳的可攜帶性，才會是未來教練的原型。**這些擬人頭像具有內建的 AI 感測器，可以偵測一個人的情緒或是疲勞程度，它們的眼神會與你密切接觸，也會在你移動時跟隨著你，而且它們參與對話的能力也正在迅速提升當中[45]。這些頭像化身已經實際運用在一些航空公司和銀行的資訊服務站了，下一步就是將該軟體再轉移到智慧型手機、平板電腦或手錶平台上。目前他們也正在紐西蘭進行基礎醫療診斷和治療方式的前導研究 (pilot study)。

▌如何讓人們願意配合 AI 虛擬醫療助理來維持自身健康？

虛擬醫療助理最終能否成功，很大程度將取決於人類行為的改變，畢竟有太多的疾病都與不良的生活方式有關！近年來，我們對於行為科學的了解雖已增進不少，卻還是不夠了解該如何促使人們採取更健康的生活方式。劍橋大學的 Theresa Marteau 是這個領域的領導者之一，他指出**我們在看到鯊魚出沒水域的警告標誌時會立刻停止游泳，但在看到需要改善生活方式的警告時，卻都不予以理會**[46]！但是一項來自芬蘭的新研究非常鼓舞人心！該研究在 18 個月中追蹤了 7,000 多名由遺傳風險評分 (genetic risk score) 顯示具有心臟病風險的受試者，結果發現在風險最高的人群當中，戒菸 (17％) 和減重 (14%) 的比例也都特別高[47]。這項研究結果打破了之前的觀念，證實「個人化風險資

訊 (personalizing risk information)」是有效的 [48]。**或許隨著 AI 的進步，其對健康促進的有效性搭配個人化風險資訊可以讓人們樂於使用 AI 醫療助理吧！**

▌未來與 AI 虛擬醫療助理的可能對話

自駕車是目前被視為 AI 最先進的一種形式。而未來，我認為**醫療照護的巔峰之作將是能夠促使人類自動維持自身健康的虛擬醫務教練！**雖然過程中的阻礙不會少，我仍相信它總有一天會被建造完成，並完全通過臨床驗證。若人類已經可以將人送上月球、發展網路、創造出整個地球的 Google 地圖了，那麼沒道理我們不能再實現這個目標。以下就讓我舉幾個與虛擬醫務教練的對話案例，試著描繪出未來有可能出現的情境：

> 「鮑伯，我注意到你過去 10 天的休息心率 (resting heart rate) 和血壓一直在上升。可以請你拿出智慧型手機，用視網膜影像的 App 拍張照片給我嗎？」
>
> 「好的，瑞秋，我拍好了。」
>
> 「鮑伯，太好了，你的視網膜顯示你沒有任何血壓失控的跡象。那你最近有任何胸悶的感覺嗎？」
>
> 「沒有，瑞秋」
>
> 「那就好，因為你有心臟病的基因風險，我只是想確定你沒事。」
>
> 「謝謝，瑞秋。不過我上次在用跑步機的時候，下巴有點異樣的感覺，雖然說幾分鐘之後就消失了。」
>
> 「鮑伯，那有可能是心絞痛。我認為做個運動心電圖應該可以幫忙釐

清。我看過你下星期的行程了，先幫你安排在星期二的下午 4 點，請你在下班回家的路上順道去見瓊斯醫師，可以嗎？」

「謝謝，瑞秋。」

「記得要帶慢跑鞋跟運動服喔。我也會再提醒你的。」

....

「大衛，我的肚子有點不舒服。」

「凱倫，這消息真是令人難過。你已經不舒服多久了呢？」

「大概兩個小時吧，而且好像越來越不舒服了，大衛。」

「凱倫，你的肚子是哪一個位置在不舒服呢？」

「肚子的右邊，大衛。」

「你上一次吃東西是什麼時候呢？還記得吃了什麼嗎？」

「我在一點的時候吃了一個漢堡，還有薯條跟冰紅茶。」

「好的，凱倫，你還有其他症狀嗎？比如說反胃之類的。」

「沒有，大衛，只有肚子痛而已。」

「好的，那請你拿出智慧型手機的超音波探頭，並將它放到肚子上。」

「我放好了，大衛。」

「凱倫，目前的影像沒有拍到正確的位置。你必須將探頭往上移，而且要再往右放一點。」

「現在這樣可以嗎，大衛？」

「可以，好很多。我發現你有膽結石，也許這就是讓你不舒服的原因。你母親的家族史和你的基因體風險評分也都顯示有這種可能性。」

「聽起來的確很有可能，大衛。」

「不過好消息是從超音波看起來，那些結石應該可以被藥物溶解。但我必須先打個電話給瓊斯醫師，問問他的建議。」

....

「蘭迪，我剛拿到你的腸道微生物體資料，可以開始進行分析了。」

「好的，羅賓，上面怎麼說？」

「你的優勢菌 (dominant bacteria) 是糞便擬桿菌。它在你體內的數量是一般人的 20 倍。我剛剛查了一下文獻，上星期在《Nature》期刊上發表的一篇文章說，這會使你在吃完碳水化合物後出現血糖飆高的情形。」

「羅賓，我之前就在擔心這件事了，因為我的血糖感測器在我吃飯後出現好幾次血糖值尖峰，而且我有罹患糖尿病的傾向。但是你也知道我已經瘦了 10 磅，而且過去一個月運動得比以前還多。」

「對，蘭迪。讓我諮詢一下 YouBiome 的醫學專家，看看他們推薦什麼樣的微生物體調節方式。我馬上回來。」

〔在等待的 5 分鐘內，會播放你最喜歡的音樂。〕

「蘭迪，他們說沒有必要立刻服用益生菌製劑。他們建議你進行至少4 星期的低碳水化合物飲食，之後再重新評估一次你的血糖。」

「好的，羅賓。」

「蘭迪，報告上還有另一種叫做糞鏈球菌 (Streptococcus faecalis) 的細菌，顯示你罹患大腸癌的風險增加了。你最近一次大腸鏡檢查是在7 年前。我可以先幫你預約，還是你比較想用血液樣本取得腫瘤 DNA呢？」

「我看還是用血液樣本好了。準備大腸鏡檢查實在太折磨人了。」

「好的，我已經訂購採樣工具組了。星期三就會送到。」

....

「莎拉，你的呼吸怎麼樣？」

「很好，凱蒂。」

「你正在接近容易引發你氣喘的地點，莎拉。」

「謝謝你的提醒。」

「莎拉，讓我們做一下肺功能檢查吧。」

「好的，凱蒂。……我吹完吐氣器了。」

「收到了，莎拉。你的一氧化氮濃度低，吐氣量也低。我建議你吸入兩劑吸入劑。」

「我吸完兩劑了，凱蒂。而且我看到你提供了一條繞開前面那條街的路線。」

「這樣走應該只會多花 2 分鐘。」

「你對改善我的肺功能有什麼建議嗎？」

「莎拉，這看起來應該是你的運動量不足，再加上花粉含量較高的關係。不過家裡跟公司的環境汙染感測器都很穩定，沒有在上升。」

「好吧，我會多走點路的，凱蒂。」

···

「約翰，我發現你昨天晚上的血氧飽和度 (oxygen saturation) 降到 67。」

「安，我忘了戴上我的 BiPAP 口罩了。」

「約翰，可是你的血壓那時候高到 195，而且整個晚上血壓都很高，平均收縮壓為 155。」

「所以不只是因為我的睡眠呼吸中止症嗎，安？」

「沒錯，約翰。應該因為是你的體重增加了 12 磅，而且過去一星期都沒有運動。」

「那是因為我的背出了點問題，而且我整天都坐在那裡吃東西。」

「沒錯，我一直有在警告你！」

「好了，安，你說夠了沒。我受不了了。你被開除了！」

···

希望這些例子能讓各位稍微了解這個領域未來的發展樣貌。我在當中也**特別強調了全面性整體資料、備援醫師以及人類專家的必要性！**儘管目前距離目標還很遙遠，但我相信總有一天，虛擬醫務教練將被證明是消費者真正的福音！

現在我們準備進入深度醫療的最後一章，讓我們利用未來重現過去！

深度同理心
(DEEP EMPATHY)

醫師學習與病患交談,可能會重新愛上自己的工作。
讓病患進入自己的心,這麼做對醫師來說幾乎沒有什
麼損失,卻有很多收穫!

— ANATOLE BROYARD

也許,我們希望實現的,並非一個美麗新世界、一個
完美主義者的烏托邦,而是一個更為謙虛、更令人渴
望的目標 —— 一個充滿人性的社會。

— ALDOUS HUXLEY

從前的美好

　　1975 年秋天,我剛從大學畢業進入醫學院,我們一群同學都是理想主義者。《Marcus Welby,M.D.》是當時最火紅的醫療電視劇,主角是一位善良的家庭醫師,服務病患的態度無懈可擊!另一齣感人的《Dr. Kildare》也經常重播。當時的醫療世界單純多了,醫師有時間跟病患建立真摯的關係,可用的療程、X 光以外的花俏掃描和檢驗種類也沒那麼繁多。訪視和巡房紀錄用手寫在表格上,新患者到門診看診的時間從 1 小時起跳,回診也有 30 分鐘。當時沒有零售診所 (retail clinic)*,沒有用來評估醫師表現的相對價值單位 (relative value units),也沒有針對每位醫師的每月生產力報告。那時候醫院和診所的行政人員很少,當然也沒有電子健康紀錄,有些醫療院所甚至連打字機都沒有。不像現在,醫師花費在電腦上的時間是與病人相處時間的兩倍!「醫療體系」這個詞語還不存在,整個美國醫療照護領域的從業人員少於 400 萬,而每位患者每年花在醫療照護上的費用不到 800 美元,佔美國國內生產毛額不到 8%[1]。

---

* 編註:零售診所 (retail clinic) 是位於大賣場、超市和藥房中的非預約式診所,可現場掛號,用於治療簡單、無併發症的小病並提供預防性保健服務。在美國,零售診所通常配有醫師助理或執業護士,但不一定會有醫師。

醫療逐漸失去人性，變成一門生意！

40 年過後，滄海桑田。如今醫療已經成為一門大生意，是全美規模最大的產業！目前在美國從事醫療照護工作的人超過 1,600 萬人，而且許多「非營利」醫療體系的收入都高達上百億。現在，我們每人每年在醫療照護上的支出超過 1 萬 1 千美元，全美則超過 3 兆 5 千億美元，接近國內生產毛額的 19%。某些藥物和治療的療程費用接近 100 萬美元，大多數的癌症新藥一次療程都從 10 萬美元起跳，許多特殊專門用藥每月需花費約 2,000 美元。依據通貨膨脹以及人口成長和老化調整這些數據，你很快就可以發現這是一列失控的火車！現代的醫療機構設有創投部門，坐擁驚人的資產，例如 Kaiser Health 就擁有超過 400 億美元的資產，Ascension Health 擁有超過 170 億美元的資產，Cleveland Clinic 則有超過 90 億美元的資產 [2]。

隨著醫療照護經濟的爆炸性成長，醫療實務逐漸變得越來越非人性化！令人驚訝的是，Francis Peabody 早在 90 年前就預測會發生這種情況：「醫院…很容易就退化為非人性化的機器。[3]」（如果你想閱讀本章所引用的論文，這篇是上上之選！）儘管有許多聲音呼籲醫療應該「個人化」，但現實是商業利益早已凌駕於醫療照護之上！臨床醫師遭到壓榨，以便獲得最大的生產力和利潤。**我們花在患者身上的時間越來越少，而且這些與患者相處的時間還缺乏人際連結，因而品質欠佳。長久以來，醫界一直處在效率低落、錯誤叢出、資源浪費和效果欠佳的困境裡，近幾十年甚至還從「提供病人真正的照顧」這條路上走偏了！現在，新患者的平均看診時間為 12 分鐘，回診則僅有 7 分鐘。**《Marcus Welby，M.D.》的年代早已一去不復返了。

擒賊先擒王：正確駕馭 AI 的發展方向，才能控制其未來的影響！

AI 會使醫療產生巨變，但不一定是往好的方向！現在，這項科技的應用可能既狹窄又專業化，帶來的許多益處仍處於初步階段，但 AI 終將影響醫療界中每個人的工作模式，不僅是放射科醫師、病理學家、皮膚科醫師這種仰賴模式的醫師，所有類型的醫師、護理師、醫事助理、藥師、物理治療師，安寧療護提供者和急救護理人員也都會受到影響。不論是人力還是醫院診所的營運，生產力和效率都會顯著提高。**這需要很多年的時間才能完全實現，但最終 AI 應用仍會成為醫療史上範圍最廣的變革！**未來極度優化效率後的工作流程會影響現在所知的每一個醫療層面，情況可能會大幅改善，也有可能會大幅惡化，端賴我們對科技的使用方法。因此，**我們必須趕在科技的前頭，確保它朝著正確的方向發展！**

AI 最重要的成果是將寶貴的時間還給醫師！

醫療 AI 最重要的潛在成果之一，就是能讓醫師騰出寶貴的時間！超過半數的醫師有過勞問題，患有憂鬱症的比例更是驚人（四分之一以上的年輕醫師都患有憂鬱症）[4]！在美國，每年有 300 至 400 名醫師自殺 [5]。**過勞會導致醫療疏失，而醫療疏失又會助長過勞。顯然我們必須做點什麼。在工作與生活間取得更好的平衡 —— 包括花更多時**

間與自己、家人、朋友,甚至是病患相處 —— 也許解決不了所有問題,但至少是個開端。

▌醫師得到更多時間,病患也會得到更多受關注的時間而減少再入院

　　病患被關心的時間長度對其獲得的照護品質和健康結果至關重要!美國國家經濟研究局 (National Bureau of Economic Research) 在 2018 年發表了 Elena Andreyeva 與賓州大學同事的論文,他們研究急性病患接受治療出院後,居家訪視 * 時間長度對病患的影響。根據護理師、物理治療師和其他臨床醫師共 6 萬多次的居家訪視,他們發現**每多 1 分鐘訪視時間,再入院的風險就降低了 8%** [6]。**其中兼職照護人員每多待 1 分鐘,再入院的風險就會減少 16%,而護理師每多待 1 分鐘,風險就會減少 13%。研究人員發現,時間是最可能影響再入院風險的一項重要因素!**

---

* 編註:美國的急性後期照護或稱急性期後照護 (post acute care, PAC),係指住院病人急性期過後,若屬於可復原的疾病且仍有照護需求,則不會繼續住院,而是轉至社區或家中,由護士、醫師、物理治療師、社工師等人員進行居家訪視,提供連續性照護、物理治療等,以避免個案過早進入長照體系或發生再入院的情形。台灣為因應人口老化也已逐步建構急性後期照護模式,自 103 年 1 月 1 日起分階段實施 (腦中風急性後期照護自 103 年 1 月 1 日起實施,燒燙傷急性後期照護自 104 年 9 月 9 日起實施,其餘各類照護自 106 年 7 月 1 日起實施)。台灣為因應人口老化也已逐步建構急性後期照護模式,自 103 年 1 月 1 日起分階段實施 (腦中風急性後期照護自 103 年 1 月 1 日起實施,燒燙傷急性後期照護自 104 年 9 月 9 日起實施,其餘各類照護自 106 年 7 月 1 日起實施)。

William Osler 在 1895 年也曾寫道：「**對一個病例的檢查花不到半小時，是無法讓人滿意的！生病的人希望別人在他身上花費大量時間，而不是 10 到 12 分鐘的倉促檢查！**[7]」這句話在 120 年後的今天依然正確，未來也不會改變！

延長病患的訪視時間能得到比你所想像的更多！

芝加哥大學的內科醫師 David Meltzer 研究了與醫師相處時間跟其他關鍵因素之間的關係，關鍵因素包括照護的連續性：「假如你需要到大醫院看診，在診所看過你的醫師，是不是也會在大醫院為你看診？[8]」該研究顯示：**與病患相處更多的時間可讓住院率降低 20%，不僅節省大量金錢，也有助於避免院內感染和其他院內不幸事故的風險。**隨後 Kaiser Permanente 和范德堡大學也效法了這種帶來巨大好處的做法。

這些研究證實了臨床醫師花時間與患者相處的重要性，延長醫院內、外的訪視時間不僅可以增強溝通和建立信任，還可以改善病患的健康並降低後續成本！

能以人性化的方式工作是每個人的願望

就像我在 1975 年的同學一樣，大多數從醫的人都因為具有照顧病人的能力而充滿動力，並感到自豪！醫師會對自己的職業失去憧憬，在很大的程度上，都是因為無法以人性化的方式執行自己的工作！David Rosenthal 和 Abraham Verghese 解釋得很好：

簡單來說，我們定義的「工作」絕大部分都要在工作室、在電腦上完成，而與患者距離遙遠。因此，**我們的注意力經常不在那些將生命、身體、靈魂交付到我們手上的人們，以致於醫師盯著螢幕而忽略病患已經成為我們文化中的常態**！科技使我們能夠從遠離病床和護理人員的地方照顧患者，因此我們逐漸與病患的個體產生疏離，也跟我們的同事拉開距離，轉而在電腦上工作[9]。

醫療不是生產線！

AI 能幫我們爭取與病患相處的寶貴時間。2018 年，公共政策研究中心 (Institute for Public Policy Research) 發表了一份標題為〈Better Health and Care for All〉的報告，**估計 AI 將能讓各種臨床醫師平均騰出 25% 以上的時間進行病患照護工作** [10]。**最重要的影響是讓臨床醫師從電子健康紀錄的束縛中解脫**！在科羅拉多大學，將電腦移出診間並以醫事助理輔助醫師的作法，顯著地降低了醫師過勞的情形，從 **53% 下降到 13%**[11]。在與患者會面時使用自然語言處理來輔助醫師理應也會有相同的效果。但是，**除非人們認知到醫療不是生產線，否則光靠科技本身是沒辦法解決問題的**！正如 Ronald Epstein 和 Michael Privitera 在《Lancet》期刊上所寫：「**讓醫師感到理想破滅的是管理階層以生產力為取向、人們對於維繫醫師使命感來源的醫病關係價值缺乏肯定，醫師需要開明的領導者，體認到醫療是人類努力的大業，而不是生產線**！[12]」他們說的很對，除了這一點：我們需要所有人的參與，而不僅只是領導者！如果提升效率只是管理階層用來提高生產力的手段，藉以讓醫師能夠看更多病患、判讀更多掃描影像或切片，讓產量最大化，那麼就不可能真正把時間還給醫師！這種情況完全有可能發生！畢竟，當初也是醫師自己允許讓嚴重不適用的電子健康紀錄入侵醫院，而從未抵抗像 Epic 這樣的公司，Epic 在與醫院和醫師的合約中放入了封口條款，禁止他們貶低電子健康紀錄與發表電子健康紀錄的螢幕截圖 [13]。這一次，醫師必須起身維護自己的權益！

不幸的是，醫師的倡議行為不太可能得到專業醫療組織的支持，至少在美國是如此。其中一個原因是美國沒有醫師代表團體，美國醫學會 (American Medical Association) 的會員人數甚至不到執業醫師的三分之一 [14]。更糟糕的是，這類組織也不一定能真正代表醫師。專業醫療組織本來的主要功能是作為工會，保障其成員的酬勞。但是，這類組織擁有的大量資本會造成潛在的影響力。在 2017 年，對美國政府遊說的前 7 大團體有 4 個是醫療照護組織：Pharma Research and Manufacturers（資本達 2,580 萬美元）、Blue Cross Blue Shield (2,430 萬美元)、American Hospital Association (2,210 萬美元) 和美國醫學會 (2,150 萬美元) [15]。然而這些團體現在都只保護組織自身的財務利益，而不是患者或臨床醫師的利益！

要真正達到深度醫療，醫師必須改變看待病患的思維，以及與病患互動的方式！即便科技讓醫師擁有更多時間，仍然不足以改善現在的困境。然而充足的時間，的確正是讓這些改變有機會生根發芽的先決條件！

生而為人的價值是什麼？

現今的醫療界嚴重缺乏同理心，時間不夠只是其中一個原因而已。

▌我們與機器的差異

　　人類的表現不太可能隨著時間推移而發生重大變化，而機器在各項特定任務表現上會逐漸超越人類。為了讓人類進入另一個層次，我們需要提升我們的「人情味」，這永遠會是我們與機器不同的地方！值得注意的是，儘管人們不斷努力設計能促進同理心的社交機器人或App，但機器永遠沒辦法真正仿效人類的同理心。我們的確在發展有辦法偵測人類情緒（例如憤怒、悲傷、疲勞和焦躁）的 AI [16]，最先進的機器人公司製造的虛擬人類已經內建某些同理能力，但即使如此，這些公司的 AI 專家也坦承機器與人類始終存在著差距，無法「在機器中注入人性」，也就是日本人口中難以言喻的「存在感」[17]。同理心只是生而為人的一項基本特徵，除此之外，人類還有以下這些能力：愛、歡笑、哭泣、作夢、害怕、悲傷、感受喜悅、互相信任和關懷、受苦、探索、說故事、啟發、好奇、發揮創意、心懷感恩、樂觀、善良、表達情緒、理解、表示慷慨和尊重，還有適應能力、創新能力、直覺能力，具備常識、文化以及了解抽象和脈絡的能力。人類擁有靈魂，以及更多更多！

　　AI 專家 Brian Christian 在《The Most Human Human》一書中談到生而為人是什麼樣子：「我們作為人類，具有獨一無二的生命歷史、習性和態度、觀點。如果 AI 要弭平機器與人類之間的界線，結果會是四不像。」

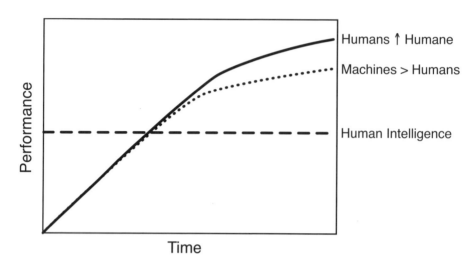

圖 13.1：人類的智力和表現不太可能隨著時間有重大的改變。在許多特定的任務上，機器將逐漸超越人類的表現。我們在醫療領域的職責是將人性特質提升到新的層次。

▌同理心是醫病關係的基石！

Hippocratic Oath（醫師誓詞）中很重要的一條寫道：「同情與理解可能更勝過外科醫師的手術刀及藥師的藥物。」同理心是醫病關係的基石！一份系統性文獻回顧了 964 項原創性研究，這些研究觀察了醫師同理能力的影響。結果發現同理心和臨床結果的改善、患者滿意度、患者遵守建議和處方的情形，以及減輕焦慮和壓力之間呈現明顯的正相關關係 [18]。

同理心對於我們目睹他人受苦時的應變能力至關重要！諷刺的是，醫師所受的訓練是要避免使用「受苦」(suffer) 這個詞 [19]，因為我們無法對受苦採取行動。《美國醫學會文獻格式手冊》(The American Medical Association Manual of Style) 寫道，醫師應該「避免將人描述為受害者，或使用其他表示無助的情緒性用語，例如：病魔纏身 (afflicted with)、受苦 (suffering from)、病痛打擊 (stricken with)、殘廢 (maimed)。」Thomas Lee 在《新英格蘭醫學雜誌》上寫道，我們雖然「可以用抽象的方式去體會人類的痛苦」，但重要的是「患者必須被描述成單純『患有』(have) 某種疾病、併發症或副作用，而不是因疾病而『受苦』」。他寫道，醫師仍想方設法「避免使用『受苦』這個詞，儘管我們知道這個詞對患者而言千真萬確！因為一想到要承擔的責任就讓我們不堪負荷 —— 而我們早已被其他責任義務壓得喘不過氣了！」這也難怪有專門用於治療焦慮的帳單代碼、給付費率和藥物，而減輕痛苦卻什麼都沒有！**機器當然也無法減輕人的痛苦，因為減輕痛苦取決於人與人之間的情誼連結，需要時間，以及醫病之間的信任基礎。**

▌深度醫療的意義在於能以科技解決人們在醫療上的困擾！

一位年輕女病患，最近經歷好幾次心律不整造成的「瀕死經驗 (aborted sudden death)」，而來找我尋求第二意見。「瀕死經驗 (aborted sudden death)」這個詞所傳達的冰冷感比「心臟衰竭」更糟糕 * —— 我們必須用一個比較溫暖的詞彙取代，因為**我們用來討論患者病痛的詞彙相當重要，會影響患者的生活與他們對自身生命的思考方式！**這位患者為了防止不正常心律危及生命，於是在體內植入了除顫

---

* 審稿註：「aborted sudden death」中文沒有特定翻譯，可翻成「瀕死經驗」，通常是因為心律不整所造成。

器，動手術將大量器材植入她的心臟和身體裡。但她所受的苦不光只是手術而已，她向我傾訴她的恐懼和擔憂：她和丈夫想生個孩子，但是……她開始不斷啜泣，很費力忍住不哭才能好好說話，她說不想將不良基因遺傳給嬰兒。我聽完也跟著哭了起來，因為我女兒當時也懷孕了，所以我完全能體會她的憂慮！

她之所以受苦，不僅是因為自己經歷的病痛，也因為她害怕自己會讓子女將來也承受同樣的病痛。我握著她的手，試圖安撫她，也安撫我自己。幾分鐘後我告訴她，我們會對她的基因組定序，找出可能導致心律不協調的突變。如果找得到，就有助於篩選胚胎，避免將突變遺傳給她的孩子。幾個月後，我們成功找到突變基因。她和丈夫鬆了一口氣，終於可以不必在令人提心吊膽的焦慮和懷疑之下嘗試受孕。這次的經驗讓我感受到「深度醫療」這個詞是很有意義的！

▌同理心是可以培養的！

同理心對改善醫師和社會心理結果非常重要，因此我們必須了解同理心是否能培養，或者會不會受到影響而降低。Zak Kelm 和他的同事對 64 項研究進行大型分析，而這些研究中有 10 項是經過精心設計的。**研究顯示醫師的同理心是可以培養的** [20]。不幸的是，由於發展同理心在執業環境中受到的挑戰很多，因此醫師的同理心分數會在培訓期間下降。正如住院醫師 David Scales 所指出的，執業醫師照顧患者的時間達不到醫師自我的期望，也不足患者所需。醫師抱怨「帳務系統造成的時間壓力，使醫師重視看診人數勝過看診品質、無從控制的混亂工作環境，以及無止盡的行政工作 [21]。」醫療專業人員也因此而在情緒

商數 (EQ) 測試的得分通常較低。神經解剖學已經賦予同理心明確的定義，可以精確指出哪部分的大腦迴路掌管同理心，也藉此了解同理心在生物學、心理學和社會學上如何發揮作用。**更令人鼓舞的是大腦具備可塑性，可以發展同理心、憐憫心、以他人眼光看待事情等等重要的軟技能！**像在倫敦計程車司機身上，就出現大腦負責辨認路線方向的部分肥大的現象。另一個實例是超過 300 名健康的成年人接受心理訓練，目的是強化他們感同身受 (presence) 的能力，訓練內容主要有以下三項：① 基於正念 ***1** 的注意力和內在感受覺察，② 關懷、同情、利他動機、處理難熬情緒的社會情感能力和 ③ 換位思考、後設認知 (metacognition) ***2** 等社會認知技能。訓練期間這些人也持續接受 MRI 影像拍攝，結果顯示他們的大腦在與這些能力相關的部位在 9 個月內都發生了顯著變化 [22]！由此來看，**解剖學證據和實徵證據都給了我們希望，顯示同理心等軟技能確實能夠培養，我們可以採取更積極的方法提升所有臨床醫師的同理心。**

感同身受：專注於看診當下，與患者同在！

同理心是起點，但是醫病關係的問題遠遠不只是有沒有同理心而已。人與人之間要達到真誠、深度連結的關係，有許多必要的因素！我

---

*1 編註：正念 (mindfulness) 是一種覺察當下的狀態，願意抱持著開放、好奇以及接納的態度去了解自己內心與周遭的狀態，而且不去批判所有的覺察。

*2 編註：後設認知 (metacognition) 是對自己的認知過程之思考（包括：記憶、感知、計算、聯想等）。後設認知可用於學習上，透過認識自己的思考模式而能進一步引導及控制心智歷程，達到學習效果。

請好友 Abraham Verghese 為本書寫序，主要的原因在於他是推動「感同身受 (presence)」—— 人類相處的藝術與科學 —— 的先驅，他還為了推廣這個理念發起了重要行動 [23]。正如 Verghese 所說：「**感同身受對於病患和照護者的福祉至關重要，也是所有人際互動建立信任的基礎。**」他為感同身受下了一個明確的定義：「**感同身受讓患者和醫師團結一心**，是我們能共同分享而絕不妥協讓步的事情。感同身受是改革的起點，如果有一個詞是我們應該放在匾額上、將之視為志業的，那就是感同身受！」[24]

▍讓病人好好闡述自己的故事將有助於醫師的工作！

多發性硬化症患者 Sharon Roman 寫道：「當醫師的雙手開始變得粗暴無情，當他們對病人的話左耳進右耳出，當他們的問診變得像審問的時候，就該開始考慮要不要換醫師了！[25]」病患們毫無疑問地都希望醫師看診時能夠專心聆聽、全神貫注，但這樣的情形現在已經很少見了。現在的醫師非但不傾聽病人，反而還會打斷病人。從醫師與病人會面開始到打斷病人，平均只有短短 18 秒 [26]！**醫師總是想要趕快切入重點，而不讓患者有機會講述自己的故事，無疑是因為他們也面臨極端的時間壓力。這本來應該是一個大好機會，讓醫師認識人們、好好觀察他們的情緒，將患者的擔憂、症狀，以及他們對於自身疾病的解釋連結起來。**現代醫學之父 William Osler 說過：「傾聽你的病患，他會告訴你診斷結果。」我的朋友 Jerome Groopman 也以這個主題寫了一本書 ——《How Doctors Think》—— 當中講述了不傾聽、不讓患者發聲的負面影響。記者 Andrea Mitchell 回顧自己的職業生涯時，說 Tim Russert 給她的忠告很有幫助：「**永遠要仔細聆聽對方字裡行**

間的意思！」在醫學上也是一樣的 [27]！我們得讓患者自由講述故事，因為即使 **AI** 有辦法將病歷筆記、檢驗結果和醫學影像結合成可操作的工具，它也永遠無法以病人的方式講述病人自己的故事。作為醫師，我們受的訓練是要從過去經驗中學習，但這種觀念顯然是錯誤的，會限制對話的發展，而**對話是一種給予和獲得的過程** [28]。**最深刻、最親密的感受都是在對話中傾洩而出，醫師的心願莫過於「有時間和患者交談，因為他們知道這種互動的價值。」** [29]

這讓我想到醫學院學生 Julia Schoen 在第一次看診後寫的文章，Schoen 講述了她與 B 先生的相遇，她的團隊對 B 先生的描述是「一個 63 歲男性，患有正常收縮分率的心衰竭 (HFpEF)、肺動脈高壓 (PHTN)、慢性阻塞性肺病 (COPD) 以及急性心臟衰竭 (CHF) 惡化」。但 Schoen 第一次看到 B 先生卻是在想像患有心臟衰竭的 B 先生坐著輪椅過馬路，氣喘噓噓的樣子：「他在街道對面休息時，我就能聽到他的喘鳴音 *，不曉得有多少人為了躲避他而默默讓路。」她想知道患者理想中的醫師是什麼樣子，當她聽 B 先生說笑話、講故事時，她覺得自己就跟這位病人一樣懂得感激、享受生命之美！首次看診的經驗教導她「聆聽、學習愛護自己的病人」有多重要 [30]！

▌拉近醫病關係的創新作法

Schoen 的故事顯示卸下心防、推翻醫病之間的高牆，最終能建立深厚醫病關係的方向！還有許多方法可以拉近醫病之間的距離。某些醫

---

* 　編註：wheeze 喘鳴音，連續、音調較高的嘶嘶音，聽起來像吹哨子般的聲音，可能在「心因性肺水腫」的病人身上聽到。

療中心流行一種新的作法，醫師會給病人一張卡片，上面有醫師的照片還有關於他的家人、居住地、嗜好以及醫療之外的興趣等等詳細資料 [31]。這種作法雖然與過去訓練醫師的方式背道而馳，卻是通往未來人性醫療的正確道路！

1999 年，《Health Affairs》期刊的編輯 John Iglehart 的兒子在幾年前因白血病過世，他為期刊的新專欄〈Narrative Matters〉寫了一篇簡短的介紹文，因為「患者、家屬、照護者的聲音經常淹沒在大企業無情的推諉騙局之中 [32]。」從那時到現在，該系列出了數百篇文章，同時，《Lancet》和《內科醫學年鑑》也有類似的專欄*。我每週都會閱讀這些文章，培養自己看診時的感同身受能力和同理心 [33]。最近我最喜歡的一篇標題是〈You Don't Know Me〉，這篇文章寫道，一名患有腦瘤的住院男子不斷告訴他的醫師 Kate Rowland，她不認識他 [34]。這個人身患重病、行將就木，他說道：「這不是我真正的樣子！」當她讀到他的訃文時，想起自己有他的名片。十年來，她一直隨身攜帶那張名片，以提醒自己那個患者說的沒錯！她確實不認識他！**我們很少、也許從來沒有真正了解過患者，如果時間、感同身受的能力和患者發聲的機會都不足，我們更不容易有機會了解他們！我可以保證，不會出現能夠真正了解人的 AI，要了解一個人非常困難，需要人與人之間專注投入的連結。AI 能幫我們爭取時間，但我們必須自己想辦法實現這個目標。**

■ 有哪些方式可以協助醫師做到感同身受,成為患者理想中的醫師?

哥倫比亞大學的 Rita Charon 醫師是敘事醫學 (narrative medicine)* 的先驅,她描述自己是怎麼改變作法以達到感同身受:

> 我以前習慣問新患者很多問題,關於他們的健康、症狀、飲食、運動、過去的疾病或手術,現在我不這麼做了。我發現更有效的方法是讓患者感受到我的感同身受,並邀請患者把他們覺得我應該了解的狀況告訴我。……我坐在病人面前,把手壓在屁股下,以免自己在病人說話時寫東西,讓自己全神貫注在故事上[35]。

透徹、仔細的觀察能力也是感同身受的要件之一。兩年前發生的一件事令我十分震驚:耶魯大學醫學院宣布一堂必修課,讓學生到美術館學習「觀察」這項藝術 [36]。Abraham Verghese 也明白這一點,他在〈Narrative Matters〉專欄中寫道:「醫師的工具是醫療凝視 (medical gaze),這種工具能尋找病理學特徵和關聯性,這看似無法透過欣賞畫作培養的,然而在我欣賞畫作的同時,卻有一種深層而內省的觀察能力在我內心逐漸成形。」Verghese 帶醫學院學生到史丹佛大學美術館,藉此培養他們的觀察技能 [37]。

這並不只是 Abraham Verghese 與 Rita Charon 天馬行空的幻想而已!在 2017 年,賓州大學有一群一年級醫學生參與了費城美術館的

---

* 編註:敘事醫學 (narrative medicine) 是一種醫學方式,在臨床實務、研究及教育中用患者的故事描述作為一種幫助痊癒的方式,要有人說故事、有人聽故事。

藝術培訓隨機試驗，他們被拿來與未接受這項培訓的對照組進行比較。培訓為期 3 個月，總共有 6 次 90 分鐘的課程，結果顯示這些醫學生的觀察技巧 —— 無論觀察的是藝術還是醫學影像 —— 都有明顯的進步[38]！David Epstein 與 Malcolm Gladwell 寫了一篇評論，與這項研究的論文同時發表，他們將這樣的結果以諾貝爾獎得主 Howard Temin 命名，稱為「The Temin Effect」。Temin 不僅發現了反轉錄酵素 (reverse transcriptase)，也對哲學及文學有深刻理解[39]。他們的結論是：**「讓準醫師離開醫院，走進博物館 —— 也就是讓他們離開自己的世界，走進不同的世界 —— 能讓他們成為更好的醫師！」**

▌醫師與病患間的心有靈犀

　　神經科醫師 Sarah Parker 寫過一個故事，描述面對悲劇時，人們無須隻字片語就能表現出人際連結、同理心，以及敏銳的觀察：

> 那名醫師走出診間，告訴護理師他覺得自己中風了。等我見到他的時候，他已經不能說話、完全性失語、無法移動右側身體，他的腦出血範圍正在迅速擴大。他不了解我要求他做的事，也無法告訴我他有何感受，但他認得我的白袍、認得我說話的語調、認得我臉上的表情。他用左手握住我的手反覆捏著，並直視著我的眼睛。那一刻，我們連結在一起。在那一瞬間，我們兩人不需要說任何話，就能知道彼此在想什麼、有什麼感受。他知道自己的病情很嚴重，也明白我知道他的病情很嚴重。他知道我想要幫忙，但也知道我能做的並不多。他很害怕，但也很勇敢堅強。他知道自己的病情，也知道可能的結果。他似乎在告訴我，如果這就是他生命的終點，也沒有關係，他知道我關心

他、在乎他。那一刻很平和。這名男子正面臨死亡，既害怕又神智清楚，在臨終前尋求人際連結。這名男子一輩子都在照顧別人、安慰別人，就連最後一刻當我試圖關心他、安慰他的時候，他也還在努力安慰我[40]。

成為優秀的觀察者需要時間，可以經由訓練強化。參觀美術館也是培養觀察能力的好辦法！

理學檢查同樣身負重任！

觀察並不侷限於傾聽患者說話，也適用於理學檢查 (physical examination)*。在理學檢查中，雙手的觸摸是必不可少的要素，而檢查過程中必須寬衣，也讓檢查者與被檢查者建立極為親密的關係。理學檢查帶有的身體性或許與演算法正好相反！多年來，隨著對於理學檢查的尊重減少，以及理學檢查的執行率下降，我發現臨床醫師漸漸不再與患者有肢體上的接觸。醫師經常在病歷上寫的「WNL」，代表的意思應該是「位於正常範圍內 (within normal limits)」，但是，這個縮寫實際上也常可以解釋為「我們根本沒檢查 (we never looked)」。我們經常下醫囑要病人接受心臟超音波檢查或其他超音波檢查，而不願意花時間做理學檢查。同樣地，儘管患者應該要脫衣服才能完成正確的檢查，現在不要求患者脫衣服幾乎已經成為常規。用聽診器聽診

---

* 編註：理學檢查 (physical examination) 是醫師運用自己的感官或使用簡單的隨身儀器所執行的身體檢查，理學檢查的方法有視診、嗅診、聽診、觸診、叩診等，相當於中醫所強調的「望聞問切」。

時有衣服擋在患者與醫師之間，是很礙手礙腳的事。**檢查對於贏得患者信任是非常重要的！理學檢查跟病人有較多接觸，帶有較多的人性溫暖，並且可以跟能夠看到體內深部構造的醫學影像檢查相輔相成，是醫學領域中最重要的一種肢體接觸形式，不能也不應該被捨棄！**如同 Abraham Verghese 所寫的：「我發現，幾乎各種文化背景的患者在醫師看診時都非常期待一套儀式！而當醫師草草做完各種程序，隔著衣服聽診，而非直接接觸皮膚，或者粗略地戳一下肚子，在 30 秒內就大功告成，患者很快就能察覺醫師不用心！儀式象徵著突破心防的轉變，**在床邊檢查儀式下帶來的轉變將會鞏固醫病關係，醫師透過床邊檢查就好比在告訴患者：『我會幫你度過這個疾病，我會不畏艱難險阻陪伴著你！』醫師絕對不能忘記這套儀式的重要性！**[41]」這就難怪 Verghese 覺得自己與物理治療師和按摩治療師的關係最為緊密了！因為這是唯二實際檢查、觸碰過他身體的人 [42]。

　　同樣地，缺乏時間是當今理學檢查不足的主要理由。我完全贊同 Abraham Verghese 的觀察結果：「過去 20 年來，我覺得美國醫師越來越少觸碰患者：理學檢查、技術高超的床邊檢查都已不復存在。」[43]

▋ 對病患的觸碰展現了醫師想了解病人的誠意，能為人帶來安慰！

　　這讓我想到我另一名患者，他從克里夫蘭搬到聖地牙哥後前來就診。他先前做過繞道手術，壓力檢測的結果出現異常，還有類似心絞痛的症狀。因為他希望趕快評估這個問題，所以我與另一位心臟科醫師一起為他看診，我的同僚要為他進行心導管檢查 (cardiac catheterization)。等我到達檢查室時，心臟科醫師已經完成了理學檢查，所以我們就在那名患者和他的妻子面前一起查看檢查結果。我們四人討論了病情、商定治療計畫，接著患者很快進入導管治療室。他的繞道移植血管有一處比較狹窄，我們成功以支架擴張了。他在隔天早上出院，我去見他時，原本預期這位我認識多年的紳士老友會很開心。然而令我失望的是，他不僅心煩意亂，而且對我十分不滿！我問他原因時，他表情冷漠地看著我說：「你根本沒有為我做檢查！」我向他道歉。但直到現在，那次事件仍一直縈繞在我的心頭。那次事件清楚顯示了，**就算其他醫師可能已經做過檢查，或者身為醫師的我並不期待能從檢查中得到更多的資訊，即便如此，檢查仍有安撫、寬慰患者的重要功能！**我自己接受全膝人工關節置換術時，在艱苦的恢復過程中，我的骨科醫師完全沒有幫我檢查膝蓋，我也是感到很失望。

最近，加州大學舊金山分校的神經學家 Michael Aminoff 思考了神經學檢查*的未來：

> 神經學檢查需要時間、耐心、努力及專業知識，而且可能需要在艱難或不愉快的情況下進行。相對而言，醫療影像拍攝或實驗室研究、檢查只需要填寫一份申請表，然後責任就改由其他同事承擔。既然如此，我們為什麼還要檢查患者呢？……理學檢查有一個特別重要的面向，就是建立醫師與患者之間的重要連結，有助於建立一種互相理解與尊重的特別關係。從未或者尚未親身經歷過的人是很難體會的！臨

---

* 編註：神經學檢查 (Neurological examination) 是理學檢查的一部份，在神經系統相關的疾病診斷上，如失智症、腦中風、巴金森氏症等，有無可取代的重要性。

床神經學的藝術包含了在人性層面上與患者互動的能力，以及將任何臨床或研究性發現與得到這些發現的情境脈絡連結起來的能力。如果醫學逐漸被科技抹除人性，醫療的品質或其他特質將會不可避免地惡化，就像原意用來協助溝通的語音信箱卻常造成我們意料之外的失望以及不耐煩，而這正是因為缺乏人與人之間的直接交流！神經學檢查則修復了醫病關係，可以根據不同的情況來檢視臨床問題，如此一來，臨床常識就能用於處理臨床問題，仍有一席用武之地，不會被過分簡化的演算法所威脅[44]！

　　我在加州大學舊金山分校擔任住院醫師時，是由我心目中的醫學英雄 Kanu Chatterjee 醫師訓練。我們（還有其他受訓醫師）大多數時間都一起待在心臟加護病房（coronary care unit）的患者床邊。我們會進入病房與患者交談，先花時間觀察胸部與頸部 —— 看看頸靜脈是否怒張或頸動脈是否不規律跳動，或者從胸壁上觀察心跳是否顯示出異常活動的徵兆，然後才進行其他部分的身體檢查。視診之後就要進行觸診，感受腕動脈的脈搏、頸部的頸動脈跳動，以及胸腔的心跳。接著我們會花幾分鐘時間仔細聽心音，尤其是第二心音（拉－答音裡的「答」）是否有分裂的現象。我們會讓患者幾乎平躺、側躺，或坐直身體（通常是透過操縱病床改變姿勢），在不同姿勢之下進行聽診，檢查是否有雜音、摩擦音或喀嗒音。做完這種非常漫長、審慎而且系統化的檢查後，Kanu Chatterjee 通常就能預測心臟不同腔室的壓力值，誤差在 1 到 2 毫米之內。Chatterjee 的預測如此準確，讓我深信檢查的重要性！而且不只是我，患者也能體認到徹底的詳細檢查非常重要。因此，在接下來數十年內，每當我在醫院擔任教學主治醫師或在診所跟同僚共事時，都會努力效法這套嚴謹的檢查。即使我永遠無法媲美 Kanu Chatterjee 的精湛能力，我仍想向他看齊。

為了恢復理學檢查的首要地位，我們也需要考慮到科技已經進化及被改造到什麼程度。聽診器發明至今已經有 210 年的歷史，一直是醫學的象徵，但現在是時候重新檢視這種檢查工具的意義了。聽診器不過是一條橡皮管，沒辦法做任何紀錄，只是暫時用來聆聽當下身體內聲響的導管而已。即使出現聽起來像洗衣機運轉的罕見心雜音，我也無法以任何有效的方式讓患者也能一起聆聽心音。患者並不知道那些心音代表什麼意思。如今有了可連接智慧型手機的超音波裝置，我們能直接看到心臟，而不必從心音來推斷。我們也能擷取、儲存這些資料，並且立即向病患解釋，讓他們能夠看到並了解自己體內的狀況。跟 AI 一樣，這項技術能改善醫療的某些層面，而且能直接促進溝通，提升病患與醫師之間的關係。

珍貴的醫病關係

以下這些基本元素 —— **同理心、感同身受、傾聽、溝通、動手接觸及理學檢查 ——** 都是建構患者與醫師之間珍貴關係的基石。這些特質是信任的種子，也是提供慰藉及促進療癒感（編註：覺得自己正在康復中）的種子。這些基石讓患者能夠獲得真正的關懷，也讓醫師能夠因改善他人生活而取得專業上的成就感。**這些人性上的互動都難以量化或數位化，更進一步突顯出醫師無法被機器取代的原因。**

人在生病時是很脆弱的，這使得患者與醫師首次見面時會遇到難題——要開誠佈公就需要信任，但我們沒什麼理由信任陌生人[45]。在這種脆弱又需要信任的時刻，患者面對的是在醫學院受訓，跟患者保持情感距離的醫師。這完全不合理，**如果沒有信任，人們怎麼會向醫師透露自己最私密、最敏感的問題呢？又怎麼會同意接受重大處置或手術，將自己的生命託付給醫師呢？**

　　醫師與患者之間的關係還有一個重要面向是傳達壞消息的能力，這件事永遠不該交給演算法去做！SPIKES 是一套指導醫師傳達壞消息的方法，包含了環境設置 (**S**etting)，例如一間安靜的私密房間、患者的觀點 (**P**atient perspective)：對整體情況的了解、資訊 (**I**nformation)：患者與家屬想要知道多少、理解 (**K**nowledge)：在傳達消息之後先讓患者說話、抱持同理心 (**E**mpathize)，例如「這對你來說一定很難受」，以及制定後續步驟 (**S**trategize next steps)。在醫學的所有領域中，癌症醫師傳遞壞消息的負擔是最重的，一位癌症醫師在職業生涯中傳達壞消息的次數多達 2 萬次[46]。

▌令人感動的情誼流動

　　Danielle Offri 是一位充分了解醫病關係本質的醫師兼作家，她寫道：**「我們的工作是最能見證人性中堅韌特質的一份職業」**，然而，醫界卻鼓勵保持醫病之間的距離[47]。並不是考量到 SPIKES 當中的每一項就能讓人表露出同情心。正如 Offri 指出的，一名患者死亡時，醫師會告訴其他人：我們「失去了一名患者」，就好像患者是失物招領處的遺失物一樣。表達同理心最好的方式莫過於參加患者的喪禮，但有多少醫師會參加患者的喪禮呢？Gregory Kane 曾幻想過一種未來，「未來的考古學家會調查我們留下的社會遺跡，當他們看見墳墓遺跡裡的關節置換物、心臟支架、瓣膜植入物及鈦合金骨板，會讚嘆我們的醫學技術有多麼先進」。這些技術表面上或許是現代醫學留給後代最重要的遺產，不過，**當 Kane 聽到有一名患者因為為她丈夫治療肺癌的醫師完全沒有聯絡她而哭泣，就對這件事有了不同看法：「我希望未來的考古學家也會在我們留下的書面資料裡找到一封醫師所寫的慰問信，顯示醫師與患者及其在世家屬之間的情誼，這才是我們身為人類的證明！」**[48]

　　以慰問信聯繫家屬這麼簡單的事有助於減輕痛苦、紀念逝者的人生，並彰顯人的尊嚴。相反地，**家屬聯繫醫師也能令人有所啟發、受到鼓舞！**一篇深具意義的文章名為〈最偉大的禮物：一名患者的死亡如何教會我當好一名醫師〉，由天普大學 (Temple University) 的醫師 Lawrence Kaplan 所撰寫，內容談到**有一名患者的兒子寄給 Kaplan 一封信：「謝謝你為我父親做的一切！你所做的事情意義重大，超乎你的想像！」還附上一張兩棵樹苗並排種植的照片，一棵紀念醫師，另一棵紀念父親。Kaplan 描述了這份禮物激勵他重新學習如何照護病患，而且直到今天，那張照片依然擺在他辦公室裡的顯眼位置，提醒他真正重要的是什麼**[49]**！**

治癒 (curing) 與療癒 (healing) 有所不同，病人兩種都需要！

　　幸運的是，大多數醫病互動的重心並非某人的死亡，甚至也非患者的治癒 (curing)，而是療癒 (healing)。Abraham Verghese 對這兩者的差別侃侃而談：

> 也許我們追求的不只是治癒，還有療癒。如果你有一天被搶劫了，隔天搶匪落網，你的東西也都拿了回來，但你不會完全恢復。你會得到「治癒」，但感覺不到「療癒」。你依然會在精神上感覺受到侵犯。同樣地，生病的時候獲得治癒是件好事，但我們也希望獲得療癒，我們想要出色的醫師以他們的個性、同理心與安慰施展魔法。或許這些特質在青黴素出現之前是普遍存在的，因為當時醫師要做的其他事情很少。但在有著基因療法、提升專業化、管理式照護及高度時間壓力的現代，我們往往更重視疾病、治癒，以及能挽救生命的方法[50]。

培養醫師與病人間真誠而深厚的關係是箇中要領！

　　將近一個世紀之前，Peabody 曾就這件事寫道：「醫師與患者之間緊密的人際關係是再重要不過的了！因為在非常大量的病例中，診斷與治療都直接仰賴這種關係。[51]」如果患者與醫師的關係真誠且深厚，那麼療癒就會輕鬆又自然而然地發生。患者會信任醫師所說的，無論如何醫師都會在身邊協助他們。這就是幾乎所有患者都渴望得到，但在這個時代卻很難找到的醫病關係。我們必須改變現狀，隨著 AI 在醫療診斷及實務上不斷扮演更加重要的角色，我們絕對必須重新恢復人際

連結的首要地位。為了達成這個目標，我們應該馬上開始改進對後輩醫師的教育方式。

從醫學教育著手改造、打好基礎

我們篩選醫學生的標準是根據他們在大學的分數以及美國醫學院入學考試 (Medical College Admission Test，MCAT) 的成績。1920 年代晚期，當時美國醫學院的輟學率躍升至 50%，於是醫學院開始採用入學考試。這項考試在 1948 年正式命名為美國醫學院入學考試，評量項目為科學問題與成就、量化能力、語言推理能力，且在隨後數十年內有多次調整。如今考試的重心是生物與生物化學系統、行為的生物及社會心理基礎，以及推理能力。

▌ 最聰明的不一定最有愛！

美國每年依據上述標準從大約 5 萬 2,000 人選出約 2 萬名醫學生[52]。然而，**其中並未衡量情緒商數或同理他人的能力！事實上，依據科學成就的指標選擇醫學生，可能會淘汰最有愛心、最會溝通、最可能成為模範醫師的人！**如果我們沒有為目前及將來的科技發展做好準備，就會面臨醫學無法恢復人性的未來。

這讓我想到近年中國的 AI 機器人「小易」首度通過了國家醫師執照考試。**難道，我們是依據能被 AI 機器人模擬或超越的標準來選擇醫學生的嗎？**對此，我跟伊藤穰一 (Joi Ito) 抱持相同的觀點。伊藤是一名教授，也是麻省理工學院媒體實驗室的主管。伊藤表示，如果有一套系統隨時可供使用，而且具有人類申請醫學院時需要記憶的所有資訊，那麼「或許這些資訊其實並不需要我們去記憶」。我們確實正在朝這個方向前進，有關醫學與個別病患的知識能夠、也將會外包給機器演算法。**將來醫師與機器人的不同之處，將會是展現人性、發展人際關係、見證並緩解病痛的能力。**我們也會需要有人監督演算法的輸出結果，這項工作需要科學與數學推理技能。但**在選擇醫學生時，我們要優先考量的應該是情商能力，而非那些將會逐漸喪失用處的特質。**

▌醫學院的授課方式需要跟著調整改變

接著我們來討論在醫學院學習的現況。全美共有 170 間醫學院，除了少數的例外，包括我創立的克里夫蘭勒納醫學院 (Lerner College of Medicine) 以及佛蒙特大學的拉納醫學院 (Larner College of Medicine)，其餘幾乎都持續仰賴傳統的授課方式，而非使用已證實能提升效果的創新式主動學習法 [53]。**促進聆聽及觀察技巧、培養同理心的教學方式，儘管已經在隨機研究中證明有很大的價值，大多數學校依然沒有以這類方式授課。**

我們也必須重塑醫學生的思想，讓他們學會以人為本，把人擺在疾病的前面！許多培訓醫師根本不必到患者的床邊，只靠翻閱病歷就能檢視患者的病情與相關檢驗結果。甚至連疾病的診斷也只看掃描或檢驗結果，卻不實際檢查患者的身體。觀看掃描和檢驗結果這類例行程序比認識一個活生生的人要來得快速也容易得多。底特律一名醫師 Rana Awdish 的研究清楚闡述了這種現象，她將一群醫學生分為兩組，一組稱為「病理 (pathology)」組，另一組稱為「人本 (humanistic)」組。病理組接受辨識疾病的優異訓練，他們學習辨別皮膚病變、聽診心雜音，或了解凝血級聯反應 (clotting cascade)。人本組也接受這些訓練，但他們還被訓練要了解患者生病過程的來龍去脈，讓患者訴說他們的生活情形、他們重視的事物以及他們的擔憂。如果有一名患者開始哭泣，病理組可以診斷疾病，但無法做出回應，而人本組則在患者開始掉淚前就能感知到情緒，能夠聽到患者「聲帶因故作堅強而發出的緊繃音調」，並安撫患者。Awdish 進一步寫道：

> 讓醫師抽離具體感知，然後期待他們克服障礙，要求他們能夠感同身受、具備同理心，並與患者連結，這是很不切實際的。……我們做得並不成功，治療無法在與世隔絕的狀態中進行，醫學需要人與人之間的連結。……我們耗費資源改變年輕醫師的大腦，讓他們只用單一的方式看待事物。他們變得只看得見疾病，因而忽視了患者，但其實他們還能擁有更多特質，能夠與人連結得更深、更有同理心、更具人性之美。而且每個人 —— 不論是醫師或是患者 —— 都值得擁有各種豐富的人際連結[54]。

　　還有許多其他重要元素也需要加入醫學院的課程中。**醫學生必須更加理解資料科學，包括生物資訊學、生物計算學、機率思維，以及使用深度學習神經網路的膽識。**他們照護患者的工作大多數將會得到演算法的支援，因此也必須了解演算法所有的缺陷，並辨識出偏差、失誤、錯誤輸出以及與常識脫節的狀況。同樣地，**在任何人類與機器的協作中，患者的價值及優先權必須放在第一位**，這是再怎麼強調也不為過的重點！我們不能容許醫療專制主義 (medical paternalism) 在演算法的世界散播，即醫師以壓制性力量持續掌控患者資料及醫療資訊，這種觀念早該被捨棄了（我在《The Patient Will See You Now》[55]一書裡曾詳細探討這個部分）。有些科技不會只跟 AI 有關，但依然需要我們重新思考什麼才是傳授醫學最好的方式 —— 舉例來說，如果醫師需要例行性地採用手機搭配行動式超音波裝置等新的工具，那麼我們就必須將理學檢查跟著現代化更新、調整。未來在許多常規情況下，虛擬遠距醫療將會取代實體看診，而這將需要訓練醫師「在網路上對病患的態度」(webside manner)，這種訓練著重的技能與實體看診不同！但正如省略理學檢查會阻礙醫療實務一樣，即使有更好的感測器與工具，能定期從遠端傳輸資料，醫師也將會因為無法真正與患者產生連結、親手接觸患者、檢查患者，而失去作用。因此，**虛擬遠距醫療仍然有面對面的人際連結需求！醫學院並沒有為這些不可避免的變化及挑戰做準備**，更不幸的是，課程是由教師所掌控的 —— 也就是一群老傢伙 —— 他們很抗拒新型態的機器支援這股潮流。**通往深度同理的道路必須先經過醫學教育的革新！**我們已經聽到新一代這樣呼籲，杜克大學醫學院一名受訓醫師 Haider Javed Warraich 寫道：「年輕醫師已經準備好迎接創新、以患者為中心的醫療領域，但是與年輕醫師共事的年長醫師，以及患者們是否也已經準備好了呢？」[56]

深度醫療讓我們有機會回歸醫療該有的樣子！

　　我們依然處於醫學 AI 的初期階段。電腦演算法為這個領域開了很多支票，卻沒有實際證據證明其臨床效益。但是，根據我們在過去幾年內所看到的，機器在特定、狹小範圍的工作表現的確超越人類，而且發展速度可能越來越快、應用層面越來越廣，我們可以確定這類適用小範圍的 AI 絕對會在醫學領域佔據重要地位。**AI 的應用會改善大多數臨床醫師的工作流程，不論是更快更準確的掃描與切片判讀、找出人工容易遺漏的細節，或是取消使用鍵盤，使看診時的感同身受與溝通得以恢復。同時，患者也終於能夠取得他們非常想要的醫療資料，這些資料連同所有醫學文獻都能無縫彙整、更新與處理，為患者提供最佳飲食或生理、心理健康等方面的指導。但這一切要實現，有以下幾個前提：患者必須擁有並掌控自己的醫療資料、醫師必須主動推翻想要犧牲人際連結以促進生產力的管理人員、我們也必須採取強力措施來保護資料隱私及安全。**

　　醫學的未來不一定要由機器主導。我們可以透過科技解決目前存在於醫療領域中的強烈人際疏離感。更人性化的醫學是未來的發展方向，這可以藉由機器支援而更加深化。深度表現型分類（能讓我們獲得比過去所能想像更多的醫療資料）、深度學習與深度同理心形成的鐵三角組合，能夠推展客製化的預防措施與治療方法，改善多年來醫療資源混亂且浪費的現象，因而解決醫療產業的經濟危機。但對我而言，這些都是深度醫學的次要效益。**最重要的是，深度醫學讓我們有機會回歸醫療**

的真正樣貌：感同身受、同理心、信任、關懷、人性化。這或許是我們最後一次的機會了！

　　如果你曾經歷過深深的痛苦，就會了解沒有人能真正理解你的感受，是多麼孤單的處境，那是一種痛苦不堪、徹底絕望的感覺。親朋好友的撫慰雖然確實有幫助，也比不上你信任的醫師所給的鼓勵，**醫師能夠加強你的信心，讓你相信痛苦終將過去，而且醫師不論如何都會與你同在，也讓你相信自己不會有事的！這就是我們生病時努力尋求的人性關懷，也是 AI 能夠幫忙修復的部分。我們或許再也不會有這樣的機會了，讓我們好好把握吧！**

誌謝

　　基於種種原因，我必須說本書是我碰過最困難的一項寫作計畫。我不是電腦科學家，但我有幸得以向許多我非常敬重的專家們請教，包括 Pedro Domingos、李飛飛 (Fei Fei Li)、Gary Marcus、Pearse Keane、Hugh Harvey、Jeremy Howard、Joe Ledsam 和 Olaf Ronneberger。他們寶貴的資訊與意見對於本書在技術方面的內容有非常大的幫助！

　　醫療 AI 領域雖然仍處於起步階段，但發展卻非常地迅速。每週、甚至是每天，都會有值得關注的事發生。因此過去這幾年來，光是要檢視並消化完這所有的資料便是一項極為艱鉅的挑戰，這也使得本書的參考資料高達了數百筆，為此我特別感謝斯克里普斯轉譯醫學研究院的 Michelle Miller 所給予的一切協助。而我在斯克里普斯研究中心的同事們：Steven Steinhubl、Daniel Oran、Emily Spencer 與 Giorgio Quer 為本書所提供的評論也使我獲益良多。

　　我目前所寫的三本書都是由 T. J. Kelleher 擔任編輯，我在這一路上都受惠於他富有洞察力的見解。同樣地，Brockman, Inc. 的 Katinka Matson 也是我每一本書的作家經紀人，感謝他始終展現對於我的堅定支持。

　　我一直感到非常幸運也很榮幸，能在 1985 年完成心臟專科訓練之後開始行醫。我熱愛這份照護病患的工作，也對我的病患們十分感激，尤其他們一直以來都是激勵我努力去推動讓醫療照護能有個更美好的未來的力量。我相當有幸能與他們之中的許多人都建立起超過 30 年的珍貴情誼，也感謝他們所有人對於我的信任。

我很高興能有機會以不同的身分與產業界進行各項合作。我在 Dexcom 已擔任了數年的董事會成員，也身為一些企業或單位的顧問，包括 Illumina、Verily、Walgreens、藍十字藍盾協會 (Blue Cross Blue Shield Association)、Quest Diagnostics，以及近期的 Tempus Labs。我認為這些身分不影響我在本書中的寫作觀點，但還是有必要讓各位了解我可能有利益衝突存在。我在 2006 年成立的斯克里普斯轉譯醫學研究院獲得了美國國家衛生研究院和高通基金會 (Qualcomm Foundation) 的大量資助，若沒有他們的協助，我們的研究將會窒礙難行。同時，我也是醫學專業網站 Medscape 的總編輯。

最後，我想感謝與我結縭 40 年的妻子 Susan。過去這數十年來，她對我在研究與寫作方面的努力一直都非常支持，更不用說是病患照護了。我們很幸運能夠一起擁有兩個孩子 Sarah 和 Evan，以及我們的孫子、孫女 Julian 和 Isabella，尤其是他們距離我們位於 La Jolla 的家只有幾分鐘的路程。我經常因為他們而開始思考未來，也希望在我期盼的未來中，他們的健康能比我們的更有保障。

參考文獻

前言：

1. Broyard, A. Intoxicated by My Illness, 2010. New York: Ballantine Books, emphasis mine.
2. Califf, R. M., and R. A. Rosati, "The Doctor and the Computer," West J Med. 1981 October 135(4): 321－323. https://www.ncbi.nlm.nih.gov/pmc/articles/PMC1273186/.

Chapter 1：

1. Sisson, P., Rady Children's Institute Sets Guinness World Record, San Diego Union Tribune. 2018.
2. Krizhevsky, A., I. Sutskever, and G. Hinton, "ImageNet Classification with Deep Convolutional Neural Networks," in ACM Digital Library. 2012: NIPS'12 Proceedings of the 25th International Conference on Neural Information Processing Systems, pp. 1097－1105.
3. Topol, E. J., "Individualized Medicine from Prewomb to Tomb. Cell, 2014. 157(1): pp. 241－253.
4. Schwartz, W. B., "Medicine and the Computer: The Promise and Problems of Change. N Engl J Med, 1970. 283(23): pp. 1257－1264.
5. Peabody, F. W., "The Care of the Patient." MS/JAMA, 1927. 88: pp.877－882.

Chapter 2：

1. Singh, H., A. N. Meyer, and E. J. Thomas, "The Frequency of Diagnostic Errors in Outpatient Care: Estimations from Three Large Observational Studies Involving US Adult Populations." BMJ Qual Saf, 2014. 23(9): pp. 727－731.
2. Cassel, C. K., and J. A. Guest, "Choosing Wisely: Helping Physicians and Patients Make Smart Decisions About Their Care." JAMA, 2012. 307(17): pp. 1801－1802. Mason, D. J., "Choosing Wisely: Changing Clinicians, Patients, or Policies?" JAMA, 2015. 313(7): pp. 657－658.

Casarett, D., "The Science of Choosing Wisely—Overcoming the Therapeutic Illusion." N Engl J Med, 2016. 374(13): pp. 1203 - 1205. "Choosing Wisely: Five Things Physicians and Patients Should Question," An Initiative of the ABIM Foundation, A. American Academy of Allergy, & Immunology, Editor. 2012.

3. Smith-Bindman, R., "Use of Advanced Imaging Tests and the Not-So-Incidental Harms of Incidental Findings." JAMA Intern Med, 2018. 178(2): pp. 227 - 228.

4. Casarett, "The Science of Choosing Wisely."

5. Brownlee, S., et al., "Evidence for Overuse of Medical Services Around the World." Lancet, 2017. 390(10090): pp. 156 - 168. Glasziou, P., et al., "Evidence for Underuse of Effective Medical Services Around the World." Lancet, 2017. 390(10090): pp. 169 - 177. Saini, V., et al., "Drivers of Poor Medical Care." Lancet, 2017. 390(10090): pp. 178 - 190. Elshaug, A. G., et al., "Levers for Addressing Medical Underuse and Overuse: Achieving High-Value Health Care." Lancet, 2017. 390(10090): pp. 191 - 202.

6. Epstein, D., "When Evidence Says No, But Doctors Say Yes," Atlantic. February 22, 2017.

7. Bakris, G., and M. Sorrentino, "Redefining Hypertension—Assessing the New Blood-Pressure Guidelines." N Engl J Med, 2018. 378(6): pp.497 - 499.

8. Singletary, B., N. Patel, and M. Heslin, "Patient Perceptions About Their Physician in 2 Words: The Good, the Bad, and the Ugly." JAMA Surg, 2017. 152(12): pp. 1169 - 1170.

9. Brody, B., "Why I Almost Fired My Doctor," New York Times. October 12, 2017.

10. Panagioti, M., et al., "Association Between Physician Burnout and Patient Safety, Professionalism, and Patient Satisfaction: A Systematic Review and Meta-analysis," JAMA Intern Med, 2018.

11. Wang, M. D., R. Khanna, and N. Najafi, "Characterizing the Source of Text in Electronic Health Record Progress Notes." JAMA Intern Med, 2017. 177(8): pp. 1212 - 1213.

12. Jha, S., "To put this in perspective. Your ATM card works in Outer Mongolia, but your EHR can't be used in a different hospital across the street." Twitter. 2017.

13. Welch, H. G., et al., "Breast-Cancer Tumor Size, Overdiagnosis, and Mammography Screening Effectiveness." N Engl J Med, 2016. 375(15): pp.1438－1447.

14. "Early Detection of Cancer." Harding Center for Risk Literacy. 2018; https://www.harding-center.mpg.de/en/fact-boxes/early-detection-of-cancer. Pinsky, P. F., P. C. Prorok, and B. S. Kramer, "Prostate Cancer Screening—a Perspective on the Current State of the Evidence." N Engl J Med, 2017. 376(13): pp. 1285－1289. "Prostate-Specific Antigen－Based Screening for Prostate Cancer: A Systematic Evidence Review for the U.S. Preventive Services Task Force," in Evidence Synthesis Number 154, C.f.H.P.a. Research, Editor. 2017.

15. Fraser, M., et al., "Genomic Hallmarks of Localized, Non-indolent Prostate Cancer." Nature, 2017. 541(7637): pp. 359－364.

16. Pinsky, Prorok, and Kramer, "Prostate Cancer Screening." N Engl J Med, 2017.

17. Ahn, H. S., H. J. Kim, and H. G. Welch, "Korea's Thyroid-Cancer "Epidemic"—Screening and Overdiagnosis. N Engl J Med, 2014. 371(19): pp. 1765－1767.

18. Welch, H. G., "Cancer Screening, Overdiagnosis, and Regulatory Capture." JAMA Intern Med, 2017. 177(7): pp. 915－916.

19. Welch et al., "Breast-Cancer Tumor Size, Overdiagnosis, and Mammography Screening Effectiveness." Welch, "Cancer Screening, Overdiagnosis, and Regulatory Capture."

20. Ghajar, C. M., and M. J. Bissell, "Metastasis: Pathways of Parallel Progression." Nature, 2016. Hosseini, H., et al., "Early Dissemination Seeds Metastasis in Breast Cancer." Nature, 2016. Townsend, J., "Evolution Research Could Revolutionize Cancer Therapy," Scientific American. 2018.

21. Kohane, I. S., Interview with Isaac S. Kohane conducted by Sarah Miller. Pharmacogenomics, 2012. 13(3): pp. 257－260.

22. Welch, "Cancer Screening, Overdiagnosis, and Regulatory Capture."
23. Centers for Medicare and Medicaid Services. August 8, 2018. www. cms.gov/.
24. Silverman, E., "Why Did Prescription Drug Spending Hit $374B in the US Last Year? Read This," Wall Street Journal. 2015. Berkrot, B., "U.S. Prescription Drug Spending as High as $610 Billion by 2021: Report," Reuters. 2017.
25. Schork, N. J., "Personalized Medicine: Time for One-Person Trials." Nature, 2015. 520(7549): pp. 609 - 611.
26. Villarosa, L., "Why America's Black Mothers and Babies are in a Lifeor-Death Crisis," New York Times. 2018.

其他：

27. Oaklander, M., "Doctors on Life Support," Time. 2015.

Chapter 3 :

1. Tversky, A., and D. Kahneman, "Judgment Under Uncertainty: Heuristics and Biases." Science, 1974. 185(4157): pp. 1124 - 1131.
2. Lewis, M., The Undoing Project: A Friendship That Changed Our Minds. 2016, New York: W. W. Norton.
3. Obermeyer, Z., et al., "Early Death After Discharge from Emergency Departments: Analysis of National US Insurance Claims Data." BMJ, 2017. 356: p. j239.
4. Singh, Meyer, and Thomas, "The Frequency of Diagnostic Errors in Outpatient Care: Estimations from Three Large Observational Studies Involving US Adult Populations." BMJ Qual Saf, 2014. 23(9); pp. 727-731.
5. Brush, J. E., Jr., and J. M. Brophy, "Sharing the Process of Diagnostic Decision Making." JAMA Intern Med, 2017. 177(9): pp. 1245 - 1246.
6. Tversky and Kahneman, "Judgment Under Uncertainty."
7. Brush, and Brophy, "Sharing the Process of Diagnostic Decision Making."
8. "The Internal Medicine Milestone Project," in The Accreditation Council for Graduate Medical Education and The American Board of Internal

Medicine, A.B.o.I. Medicine, Editor. 2012.

9. Tetlock, P., Superforecasting. 2015, New York: Penguin Random House.

10. Lewis, The Undoing Project.

11. Lewis, The Undoing Project.

12. Redelmeier, D. A., and A. Tversky, "Discrepancy Between Medical Decisions for Individual Patients and for Groups." N Engl J Med, 1990. 322(16): pp. 1162－1164.

13. Coussens, S., "Behaving Discretely Heuristic Thinking in the Emergency Department," Harvard Scholar. 2017.

14. Tversky and Kahneman, "Judgment Under Uncertainty."

15. Tversky and Kahneman, "Judgment Under Uncertainty."

16. Topol, E., The Creative Destruction of Medicine: How the Digital Revolution Will Create Better Health Care. 2012, New York: Perseus Books Group.

17. Yagoda, "The Cognitive Biases Tricking Your Brain."

18. Yagoda, "The Cognitive Biases Tricking Your Brain."

19. Schiff, G. D., et al., "Diagnostic Error in Medicine: Analysis of 583 Physician-Reported Errors." Arch Intern Med, 2009. 169(20): pp. 1881－1887.

20. Semigran, H. L., et al., "Evaluation of Symptom Checkers for Self Diagnosis and Triage: Audit Study." BMJ, 2015. 351: p. h3480.

21. Van Such, M., et al., "Extent of Diagnostic Agreement Among Medical Referrals." J Eval Clin Pract, 2017. 23(4): pp. 870－874.

22. Muse, E. et al., "From Second to Hundredth Opinion in Medicine: A Global Platform for Physicians." NPJ Digital Medicine, in press.

23. Human Diagnosis Project. August 8, 2018; www.humandx.org/.

24. Khazan, O., "Doctors Get Their Own Second Opinions," Atlantic. 2017.

25. "Doctor Evidence Brings Valuable Health Data to IBM Watson Ecosystem," IBM Press Release. 2015.

26. Ross, C., and I. Swetlitz, "IBM Pitched Its Watson Supercomputer as a Revolution in Cancer Care: It's Nowhere Close," Stat News. 2017.

27. Patel, N. M., et al., "Enhancing Next-Generation Sequencing-Guided Cancer Care Through Cognitive Computing." Oncologist, 2018. 23(2): pp. 179－185.

28. Patel et al., "Enhancing Next-Generation Sequencing-Guided Cancer Care Through Cognitive Computing."

29. Mukherjee, S., "A.I. Versus M.D.: What Happens When Diagnosis Is Automated?," New Yorker. 2017.

30. Herper, M., "MD Anderson Benches IBM Watson in Setback for Artificial Intelligence in Medicine," Forbes. 2017.

31. Muoio, D., "IBM Watson Manager, Academics Describe Challenges, Potential of Health Care AI," MobiHealthNews. 2017.

32. Beam, A. L., and I.,S. Kohane, "Translating Artificial Intelligence into Clinical Care." JAMA, 2016. 316(22): pp. 2368－2369.

其他：

33. Yagoda, B., "The Cognitive Biases Tricking Your Brain," Atlantic. 2018.

34. Lewis, The Undoing Project.

35. Ross and Swetlitz, "IBM Pitched Its Watson Supercomputer as a Revolution in Cancer Care."

36. Ross and Swetlitz, "IBM Pitched Its Watson Supercomputer as a Revolution in Cancer Care."

37. Harari, Y. N., Homo Deus. 2016. Harvill Secker. 448.

Chapter 4：

1. Dillon, J. J., et al., "Noninvasive Potassium Determination Using a Mathematically Processed ECG: Proof of Concept for a Novel "Blood-Less, Blood Test." J Electrocardiol, 2015. 48(1): pp. 12－18.

2. Vic Gundotra, Frank Petterson, and Simon Prakash interview with Eric Topol, AliveCor. November 2017.

3. Vic Gundotra, Frank Petterson, and Simon Prakash interview with Eric Topol.

4. Gundotra, Petterson, and Prakash interview with Topol.

5. Comstock, J., "Apple, Stanford Launch Apple Heart Study to Improve Atrial Fibrillation Detection," MobiHealthNews. 2017. Loftus, P., and T.

Mickle, "Apple Delves Deeper into Health," Wall Street Journal. 2017. p. B5.

6. Gonzalez, R., "The New ECG Apple Watch Could Do More Harm Than Good." Wired, 2018. https://www.wired.com/story/ecg-apple-watch/. Dormehl, L., "Why We Should Be Wary of Apple Watch 'Ultimate' Health Guardian Claims." Cult of Mac, 2018: https://www.cultofmac.com/577489 /why-we-should-be-wary-of-apple-watch-ultimate-health-guardianclaims/. Victory, J., "What Did Journalists Overlook About the Apple Watch 'Heart Monitor' Feature?" HealthNewsReview, 2018. https://www.healthnews review.org/2018/09/what-did-journalists-overlook-about-the-apple-watch-heart-monitor-feature/.

7. Domingos, P., The Master Algorithm. 2018, New York: Basic Books.

8. Mazzotti, M., "Algorithmic Life," Los Angeles Review of Books. 2017.

9. Harari, Y. N., Homo Deus. 2016: Harvill Secker. p. 348.

10. Harari, Homo Deus, p. 348.

11. Beam, A. L., and I. S. Kohane, "Big Data and Machine Learning in Health Care." JAMA. 2018. 319(13): pp. 1317–1318.

12. Turing, A. M., "On Computable Numbers with an Application to Entscheidungsproblem." 1936, pp. 230–265. https://londmathsoc.online library.wiley.com/doi/epdf/10.1112/plms/s2-42.1.230.

13. Turing, A. M., Computing Machinery and Intelligence." 1950. Mind 49: pp. 433–460: https://www.csee.umbc.edu/courses/471/papers/turing.pdf.

14. Rumelhart, D. E., G. Hinton, and R. J. Williams, "Learning Representations by Back-Propagating Errors." Nature, 1986. 323: pp. 533–536.

15. Parloff, R., "Why Deep Learning Is Suddenly Changing Your Life," in Fortune. 2016.

16. Mukherjee, S., "A.I. Versus M.D. What Happens When Diagnosis Is Automated?," New Yorker. 2017.

17. Kasparov, G., Deep Thinking. Vol. 1. 2017, New York: PublicAffairs. Pedro Domingos interview with Eric Topol, September 2017.

18. Krizhevsky, A., I. Sutskever, and G. Hinton, "ImageNet Classification with Deep Convolutional Neural Networks," ACM Digital Library. 2012: NIPS'12 Proceedings of the 25th International Conference on Neural Information Processing Systems, pp. 1097 – 1105.

19. Esteva, A., et al., "Dermatologist-Level Classification of Skin Cancer with Deep Neural Networks." Nature, 2017. 542(7639): pp. 115 – 118.

20. Brynjolfsson, E., and T. Mitchell, "What Can Machine Learning Do? Workforce Implications." Science, 2017. 358(6370): pp. 1530 – 1534.

21. Lin, X., et al., "All-Optical Machine Learning Using Diffractive Deep Neural Networks." Science, 2018.

22. LeCun, Bengio, and Hinton, Deep learning, pp. 436 – 444.

23. Brynjolfsson and Mitchell, "What Can Machine Learning Do?"

24. Schaeffer, J., et al., "Checkers Is Solved." Science, 2007. 317(5844): pp. 1518 – 1522. Sheppard, B., "World-Championship-Caliber Scrabble." Artificial Intelligence, 2002. 134(1 – 2): pp. 241 – 275.

25. "Why AI Researchers Like Video Games," Economist. 2017.

26. Okun, A., and A. Jackson, "Conversations with AlphaGo." Nature News & Views, 2017. 550.

27. Moscovitz, I., "Artificial Intelligence's 'Holy Grail' Victory," Motley Fool. 2017.

28. Silver, D., et al., "Mastering the Game of Go with Deep Neural Networks and Tree Search." Nature, 2016. 529(7587): pp. 484 – 489.

29. Tegmark, M., Life 3.0: Being Human in the Age of Artificial Intelligence. 2017, New York: Penguin Random House.

30. Silver, D., et al., "Mastering the Game of Go Without Human Knowledge." Nature, 2017. 550(7676): pp. 354 – 359.

31. Singh, S., A. Okun, and A. Jackson, "Artificial Intelligence: Learning to Play Go from Scratch." Nature, 2017. 550(7676): pp. 336 – 337.

32. Silver, D., et al., Mastering Chess and Shogi by Self-Play with a General Reinforcement Learning Algorithm. arXiv, 2017.

33. Tegmark, M., "Max Tegmark on Twitter," Twitter. 2017.

34. Bowling, M., et al., "Heads-Up Limit Hold 'Em Poker Is Solved." Science, 2015. 347(6218): pp. 145 – 149.

35. Moravcik, M., et al., "DeepStack: Expert-Level Artificial Intelligence in Heads-Up No-Limit Poker." Science, 2017. 356(6337): pp. 508－513.

36. Brown, N., and T. Sandholm, "Superhuman AI for Heads-Up No-Limit Poker: Libratus Beats Top Professionals." Science, 2017. 359(6374): pp. 418－424.

37. "Collective Awareness: A Conversation with J. Doyne Farmer," Edge. 2018.

38. Markoff, J., "Researchers Announce Advance in Image-Recognition Software," New York Times. 2014.

39. Li, F.-F., "How We're Teaching Computers to Understand Pictures," TED. 2015.

40. Snow, J., "Google's New AI Smile Detector Shows How Embracing Race and Gender Can Reduce Bias," MIT Technology Review. 2017.

41. Fowler, G., "Apple Is Sharing Your Face with Apps: That's a New Privacy Worry," Washington Post. 2017.

42. Fowler, "Apple Is Sharing Your Face with Apps."

43. Erlich, Y., Major Flaws in "Identification of Individuals by Trait Prediction Using Whole-Genome." arXiv, 2017. Lippert, C., et al., No Major Flaws in "Identification of Individuals by Trait Prediction Using Whole-Genome Sequencing Data." arXiv, 2017. Reardon, S., "Geneticists Pan Paper That Claims to Predict a Person's Face from Their DNA," Nature News & Comment. 2017.

44. Sheridan, K., "Facial-Recognition Software Finds a New Use: Diagnosing Genetic Disorders," Stat News. 2017.

45. Sandoiu, A., "Why Facial Recognition Is the Future of Diagnostics," Medical News Today. 2017. Timberg, C., "How Apple Is Bringing Us into the Age of Facial Recognition Whether We're Ready or Not," Washington Post. 2017.

46. Hoffman, J., "Reading Pain in a Human Face," New York Times. 2014.

47. Shoham, Y., et al., Artificial Intelligence Index 2017 Annual Report. 2017, AI Index.

48. Upson, S., "The AI Takeover Is Coming: Let's Embrace It," in Backchannel. 2016.

49. Lewis-Kraus, G., "The Great A.I. Awakening," New York Times. 2016.

50. Knight, W., "An Algorithm Summarizes Lengthy Text Surprisingly Well," MIT Technology Review. 2017. Shen, J., et al., Natural TTS Synthesis by Conditioning WaveNet on Mel Spectrogram Predictions. arXiv, 2017. 1.

51. Steinberg, R., "6 Areas Where Artificial Neural Networks Outperform Humans," Venture Beat. 2017.

52. Gershgorn, D., "Google's Voice-Generating AI Is Now Indistinguishable from Humans," Quartz. 2017.

53. Quain, J. R., "Your Car May Soon Be Able to Read Your Face," New York Times. 2017, pp. B6.

54. Dixit, V. V., S. Chand, and D. J. Nair, "Autonomous Vehicles: Disengagements, Accidents and Reaction Times." PLoS One, 2016. 11(12): p. e0168054.

55. Halpern, S., "Our Driverless Future," New York Review of Books. 2016.

56. Shladover, S., "The Truth About 'Self-Driving' Cars." Scientific American, 2016, pp. 53－57.

其他：

57. Goodfellow, I., Y. Bengio, and A. Courville, Deep Learning, ed. T. Dietterich. 2016, Cambridge, MA: MIT Press.

58. Mnih, V., et al., "Human-Level Control Through Deep Reinforcement Learning." Nature, 2015. 518.

59. Nikolov, S., S. Blackwell, R. Mendes, Deep Learning to Achieve Clinically Applicable Segmentation of Head and Neck Anatomy for Radiotherapy. arXiv, 2018: https://arxiv.org/abs/1809.04430.

Chapter 5：

1. Davis, S. E., T. A. Lasko, G. Chen, E. D. Siew, and M. E. Matheny, "Calibration Drift in Regression and Machine Learning Models for acute Kidney Injury." J Am Med Inform Assoc, 2017. 24(6): 1052－1061.

2. Chollet, F., Deep Learning with Python. 2017, Shelter Island, NY: Manning.

3. Knight, W., "Facebook Heads to Canada for the Next Big AI Breakthrough," MIT Technology Review. 2017.

4. Marcus, G., Deep Learning: A Critical Appraisal. arXiv, 2018.

5. Hsu, J., "Will the Future of AI Learning Depend More on Nature or Nurture?," in Spectrum IEEE. 2017.

6. Rosenfeld, A., R. Zemel, and J. K. Tsotsos, The Elephant in the Room. arXiv, 2018. https://arxiv.org/abs/1808.03305.

7. Li, Y., X. Bian, and S. Lyu, Attacking Object Detectors via Imperceptible Patches on Background. arXiv, 2018. https://arxiv.org/abs/1809.05966.

8. Somers, J., "Is AI Riding a One-Trick Pony?," MIT Technology Review. 2017.

9. Perez, C. E., "Why We Should Be Deeply Suspicious of Back Propagation," Medium. 2017.

10. Marcus, Deep Learning.

11. Somers, "Is AI Riding a One-Trick Pony?" Hinton, G., S. Sabour, and N. Frosst, Matrix Capsules with EM Routing. 2018. ICLR. Simonite, T., "Google's AI Wizard Unveils a New Twist on Neural Networks," Wired. 2017.

12. Silver, D., et al., "Mastering the Game of Go Without Human Knowledge." Nature, 2017. 550(7676): pp. 354 - 359.

13. Marcus, G., Gary Marcus Interviews with Eric Topol, E. Topol, Editor. 2017.

14. Collados, J. C., Is AlphaZero Really a Scientific Breakthrough in AI? 2017. https://medium.com/@josecamachocollados/is-alphazero-really-a-scientific-breakthrough-in-ai-bf66ae1c84f2.

15. Brouillette, M., "Deep Learning Is a Black Box, but Health Care Won't Mind," MIT Technology Review. 2017.

16. Knight, W., "The Dark Secret at the Heart of AI," MIT Technology Review. 2017. Miotto, R., et al., "Deep Patient: An Unsupervised Representation to Predict the Future of Patients from the Electronic Health Records." Sci Rep, 2016. 6: p. 26094.

17. Domingos, P., Pedro Domingos Interviews with Eric Topol, E. Topol, Editor. 2017.
18. Campolo, A., et al., AI Now 2017 Report, S. B. Andrew Selbst, Editor. 2017, AI Now Institute.
19. Knight, "The Dark Secret at the Heart of AI." Kuang, C., "Can A.I. Be Taught to Explain Itself?," New York Times. 2017.
20. Knight, "The Dark Secret at the Heart of AI."
21. Caruana, R., et al., "Intelligible Models for Health Care: Predicting Pneumonia Risk and Hospital 30-Day Readmission," ACM. 2015.
22. Kuang, "Can A.I. Be Taught to Explain Itself?"
23. O'Neil, C., Weapons of Math Destruction: How Big Data Increases Inequality and Threatens Democracy. 1st ed. 2016, New York: Crown.
24. Zhao, J., and et al., Men Also Like Shopping: Reducing Gender Bias Amplification Using Corpus-Level Constraints. arXiv, 2017.
25. Simonite, T., "Machines Taught by Photos Learn a Sexist View of Women," Wired. 2017.
26. Spice, B., "Questioning the Fairness of Targeting Ads Online," Carnegie Mellon University News. 2015.
27. Caliskan, A., J. J. Bryson, and A. Narayanan, "Semantics derived automatically from language corpora contain human-like biases." Science, 2017. 356(6334): pp. 183 - 186.
28. Barr, A., "Google Mistakenly Tags Black People as 'Gorillas,' Showing Limits of Algorithms," Wall Street Journal. 2015. Crawford, K., "Artificial Intelligence's White Guy Problem," New York Times. 2016.
29. Angwin, J., et al., "Machine Bias," ProPublica. 2016.
30. O'Neil, Weapons of Math Destruction.
31. Wang, Y., and M. Kosinski, "Deep Neural Networks Are More Accurate Than Humans at Detecting Sexual Orientation from Facial Images." J Pers Soc Psychol, 2018. 114(2): pp. 246 - 257.
32. Chen, S., "AI Research Is in Desperate Need of an Ethical Watchdog," Wired. 2017.
33. Snow, J., "New Research Aims to Solve the Problem of AI Bias in 'Black Box' Algorithms," MIT Technology Review. 2017.

34. Snow, "New Research Aims to Solve the Problem of AI Bias in 'Black Box' Algorithms." Tan, S., et al., Detecting Bias in Black-Box Models Using Transparent Model Distillation. arXiv, 2017.
35. Crawford, K., "Artificial Intelligence—with Very Real Biases," Wall Street Journal. 2017.
36. Adamson, A. S., and A. Smith, "Machine Learning and Health Care Disparities in Dermatology." JAMA Dermatol, 2018.
37. Harari, Y.N., Homo Deus. 2016: Harvill Secker, p. 348.
38. Lee, K.-F., "The Real Threat of Artificial Intelligence," New York Times. 2017.
39. Upson, S., "Artificial Intelligence Is Killing the Uncanny Valley and Our Grasp on Reality," Wired. 2017.
40. Condliffe, J., "AI Shouldn't Believe Everything It Hears," MIT Technology Review. 2017.
41. Cole, S., "AI-Assisted Fake Porn Is Here and We're All Fucked," Motherboard. 2017.
42. Suwajanakorn, S., S. M. Seitz, and I. Kemelmacher-Shlizerman, "Synthesizing Obama: Learning Lip Sync from Audio." ACM Transactions on Graphics, 2017. 36(4): pp. 1 – 13.
43. Knight, W., "Meet the Fake Celebrities Dreamed Up by AI," MIT Technology Review. 2017. Karras, T., et al., Progressive Growing of GANs for Improved Quality, Stability, and Variation. arXiv, 2017.
44. Erlich, Y., et al., Re-identification of Genomic Data Using Long Range Familial Searches. bioRxiv, 2018.
45. Shead, S., "Google DeepMind Has Doubled the Size of Its Healthcare Team," Business Insider. 2016. Shead, S., "DeepMind's First Deal with the NHS Has Been Torn Apart in a New Academic Study," Business Insider. 2017.
46. Shead, "Google DeepMind Has Doubled the Size of Its Healthcare Team." Shead, "DeepMind's First Deal with the NHS Has Been Torn Apart in a New Academic Study."
47. Kahn, J., "Alphabet's DeepMind Is Trying to Transform Health Care—

but Should an AI Company Have Your Health Records?," Bloomberg. 2017.

48. Kahn, J., "Alphabet's DeepMind Is Trying to Transform Health Care."

49. Kahn, J., "Alphabet's DeepMind Is Trying to Transform Health Care."

50. Shead, "Google DeepMind Has Doubled the Size of Its Healthcare Team." Shead, "DeepMind's First Deal with the NHS Has Been Torn Apart in a New Academic Study."

51. Gebru, T., et al., "Using Deep Learning and Google Street View to Estimate the Demographic Makeup of Neighborhoods Across the United States." Proc Natl Acad Sci U S A, 2017. 114(50): pp. 13108 - 13113. Lohr, S., "How Do You Vote? 50 Million Google Images Give a Clue," New York Times. 2017.

52. Campolo et al., AI Now 2017 Report.

53. Somers, J., "The Coming Software Apocalypse," Atlantic. 2017.

54. Papernot, N., and I. Goodfellow, "Privacy and Machine Learning: Two Unexpected Allies?," cleverhans-blog. 2018.

55. Etzioni, O., "How to Regulate Artificial Intelligence," New York Times. 2017. Simonite, T., Do We Need a Speedometer for Artificial Intelligence? 2017.

56. Bonnefon, J. F., A. Shariff, and I. Rahwan, "The Social Dilemma of Autonomous Vehicles." Science, 2016. 352(6293): pp. 1573 - 1576.

57. Bonnefon, Shariff, and Rahwan, "The Social Dilemma of Autonomous Vehicles."

58. Bonnefon, Shariff, and Rahwan, "The Social Dilemma of Autonomous Vehicles."

59. Road traffic injuries, WHO, Editor. 2018, World Health Organization.

60. Howard, B., "Fatal Arizona Crash: Uber Car Saw Woman, Called It a False Positive," Extreme Tech. 2018.

61. AI for Healthcare: Balancing Efficiency and Ethics, Infosys, Editor. 2017. https://www.infosys.com/smart-automation/Documents/ai-healthcare.pdf.

62. Anthes, E., "The Shape of Work to Come", Nature, 2017. 550(7676): pp. 316 - 319.

63. Fuhrmans, V., "A Future Without Jobs? Think Again," Wall Street Journal. 2017.

64. Kaplan, J., "Don't Fear the Robots," Wall Street Journal. 2017.

65. Manyika, J., et al., Jobs Lost, Jobs Gained: Workforce Transitions in a Time of Automation, M.G. Institute, Editor. 2017. https://www.mckinsey.com /~/media/mckinsey/featured%20insights/future%20of%20organizations/what%20the%20future%20of%20work%20will%20mean%20for%20jobs%20skills%20and%20wages/mgi-jobs-lost-jobs-gained-report-december-6-2017.ashx.

66. Mason, E. A., "A.I. and Big Data Could Power a New War on Poverty," New York Times. 2018.

67. Nedelkoska, L., and G. Quintini, "Automation, Skills Use and Training," in OECD Social, Employment and Migration Working Papers No. 202. 2018: OECD, Paris.

68. Gibney, E., "AI Talent Grab Sparks Excitement and Concern." Nature News & Comment, 2016. 532(7600). Metz, C., "N.F.L. Salaries for A.I. Talent," New York Times. 2017, pp. B1, B5. Winick, E., "It's Recruiting Season for AI's Top Talent, and Things Are Getting a Little Zany," MIT Technology Review. 2017.

69. Etzioni, O., "Workers Displaced by Automation Should Try a New Job: Caregiver," Wired. 2017.

70. Pogue, D., "How Well Do Movies Predict Our Tech Future?," Scientific American. 2018.

71. Bundy, A., "Smart Machines Are Not a Threat to Humanity." Communications of the ACM, 2017. 60(2): pp. 40 - 42.

72. Dowd, M., "Elon Musk's Billion-Dollar Crusade to Stop the A.I. Apocalypse," Vanity Fair. 2017.

73. Strategic Plan FY 2014 - 2018. HHS Strategic Plan 2017 [cited 2017 April].

74. Dowd, "Elon Musk's Billion-Dollar Crusade to Stop the A.I. Apocalypse." Russell, S., "Should We Fear Supersmart Robots?," Scientific American. 2016, pp. 58 - 59.

75. Metz, C., "Mark Zuckerberg, Elon Musk and the Feud over Killer Robots," New York Times. 2018.

76. Dowd, "Elon Musk's Billion-Dollar Crusade to Stop the A.I. Apocalypse." Tegmark, M., Life 3.0: Being Human in the Age of Artificial Intelligence. 2017, New York: Penguin Random House.

77. Dowd, "Elon Musk's Billion-Dollar Crusade to Stop the A.I. Apocalypse."

78. Dowd, "Elon Musk's Billion-Dollar Crusade to Stop the A.I. Apocalypse."

79. Grace, K., et al., When Will AI Exceed Human Performance? Evidence from AI Experts, arXiv. 2017.

80. Khatchadourian, R., "The Doomsday Invention," New Yorker. 2015.

81. Tegmark, M., Life 3.0.

其他：

82. Vanian, J., "Unmasking A.I.'s Bias Problem," Fortune. 2018. Courtland, R., "Bias Detectives: The Researchers Striving to Make Algorithms Fair," Nature. 2018.

83. Simonite, T., "Using Artificial Intelligence to Fix Wikipedia's Gender Problem," Wired. 2018.

84. Miller, A.P., "Want Less-Biased Decisions? Use Algorithms," Harvard Business Review. 2018. Thomas, R., "What HBR Gets Wrong About Algorithms and Bias," Fast AI. 2018.

Chapter 6：

1. Wang, X., et al., ChestX-ray8: Hospital-Scale Chest X-ray Database and Benchmarks on Weakly-Supervised Classification and Localization of Common Thorax Diseases. arXiv, 2017.

2. Lewis-Kraus, G., "The Great A.I. Awakening," New York Times. 2016.

3. Sweeney, E., "Increasingly Powerful AI Systems Are Accompanied by an 'Unanswerable' Question," FierceHealthcare. 2017.

4. Rajpurkar, P., et al., CheXNet: Radiologist-Level Pneumonia Detection on Chest X-Rays with Deep Learning. arXiv, 2017. 1.

5. Oakden-Rayner, L., "CheXNet: An In-Depth Review," lukeoakdenrayner. wordpress.com. 2018.

6. Pachter, L. When high profile machine learning people oversell their results to the public it leaves everyone else worse off. And how can the public trust scientists if time and time again they are presented with hype instead of science? July 20, 2018, https://twitter.com/lpachter/ status/999772391185137664.

7. Jha, S., "Will Computers Replace Radiologists?," Medscape. 2016.

8. "Imagine Your World with Watson," IBM Blog, I.W. Health, Editor. 2016.

9. "Mind-Reading Algorithms Reconstruct What You're Seeing Using Brain-Scan Data," MIT Technology Review. 2017.

10. Spiegel, A., "Why Even Radiologists Can Miss a Gorilla Hiding in Plain Sight," Shots—Health News. 2013.

11. Spiegel, "Why Even Radiologists Can Miss a Gorilla Hiding in Plain Sight."

12. Harvey, H., "Nightmare on ML Street: The Dark Potential of AI in Radiology," Towards Data Science. 2017.

13. Yates, E. J., L. C. Yates, and H. Harvey, Machine Learning "Red Dot": Open-Source, Cloud, Deep Convolutional Neural Networks in Chest Radiograph Binary Normality Classification. Clin Radiol, 2018.

14. Orcutt, M., "Why IBM Just Bought Billions of Medical Images for Watson to Look At," Technology Review. 2015.

15. Gillies, R. J., P. E. Kinahan, and H. Hricak, "Radiomics: Images Are More than Pictures, They Are Data." Radiology, 2016. 278(2): pp. 563－577.

16. Akkus, Z., et al., "Predicting Deletion of Chromosomal Arms 1p/19q in Low-Grade Gliomas from MR Images Using Machine Intelligence." J Digit Imaging, 2017. 30(4): pp. 469－476.

17. Ridley, E. L., "Machine Learning Can Help Predict KRAS Mutation Status," Aunt Minnie. 2017.

18. Bahl, M., et al., "High-Risk Breast Lesions: A Machine Learning Model

to Predict Pathologic Upgrade and Reduce Unnecessary Surgical Excision." Radiology, 2018. 286(3): pp. 810 – 818.

19. Gale, W., et al., Detecting Hip Fractures with Radiologist-Level Performance Using Deep Neural Networks. arXiv, 2017, p. 6.

20. Sohn, J. H., and T. Vu, "Data-driven Lung Cancer Risk Stratification of Pulmonary Nodules in Chest CT using 3D Convolutional Neural Network," in UCSF Department of Radiology & Biomedical Imaging Symposium. 2017. UCSF.

21. Ridley, E. L., "Deep Learning Differentiates Liver Masses on CT," Aunt Minnie. 2017.

22. Arbabshirani, M. R., et al., "Advanced Machine Learning in Action: Identification of Intracranial Hemorrhage on Computed Tomography Scans of the Head with Clinical Workflow Integration." Nature Digital Medicine, 2018. 1(9).

23. Yee, K. M., "AI Algorithm Matches Radiologists in Breast Screening Exams," Aunt Minnie. 2017.

24. Ridley, E. L., "Deep Learning Shows Promise for Bone Age Assessment," Aunt Minnie. 2017.

25. Nam, J. G., et al., "Development and Validation of a Deep Learning-Based Automated Detection Algorithm for Malignant Pulmonary Nodules on Chest Radiographs." Radiology. 2018. https://pubs.rsna.org/doi/10.1148/radiol.2018180237

26. Bar, A., et al., Compression fractures detection on CT. arXiv, 2017.

27. Shadmi, R., V. Mazo, and O. Bregman-Amitai, "Fully-Convolutional Deep-Learning Based System for Coronary Calcium Score Prediction from Non-contrast Chest CT." IEEE Xplore, 2018.

28. Idrus, A. A., "Zebra Medical to Offer AI-Based Image Analysis on Google Cloud," FierceBiotech. 2017.

29. Siegel, E., "Will Radiologists Be Replaced by Computers? Debunking the Hype of AI," Carestream. 2016.

30. Chockley, K., and E. J. Emanuel, "The End of Radiology? Three Threats to the Future Practice of Radiology." Journal of the American College of Radiology, 2016. 13(12): pp. 1415 – 1420.

31. Ip, G., "How Robots May Make Radiologists' Jobs Easier, Not Redundant," Wall Street Journal. 2017.

32. Silverman, L., "Scanning the Future, Radiologists See Their Jobs at Risk," National Public Radio. 2017.

33. Grisham, S., "Medscape Physician Compensation Report 2017," Medscape. 2017.

34. Bergen, M., "The AI Doctor Orders More Tests," Bloomberg. 2017.

35. Bryan, R. N., "Look Ahead—Machine Learning in Radiology," RSNA News. 2016.

36. D'Avolio, L., "Thoughts on JAMA's 'Adapting to Artificial Intelligence' by Jha and Topol," LinkedIn. 2017.

37. Recht, M., and R. N. Bryan, "Artificial Intelligence: Threat or Boon to Radiologists?" J Am Coll Radiol, 2017. 14(11): pp. 1476 – 1480.

38. LeCun, Y., "Disruption in the Workplace: Artificial Intelligence in the 21st Century." YouTube, Editor. 2017. https://www.youtube.com/watch?v=OgW4e_ZY26s&t=49s.

39. Silverman, L., "Scanning the Future, Radiologists See Their Jobs at Risk," National Public Radio. 2017.

40. Harvey, H., "Can AI Enable a 10 Minute MRI?," Towards Data Science. 2018.

41. Bresnick, J., "Machine Learning 84% Accurate at Flagging Dementia Within 2 Years," Health IT Analytics. 2017.

42. Oakden-Rayner, L., et al., "Precision Radiology: Predicting longevity Using Feature Engineering and Deep Learning Methods in a Radiomics Framework." Sci Rep, 2017. 7(1): p. 1648.

43. Levenson, R. M., et al., "Pigeons (Columba livia) as Trainable Observers of Pathology and Radiology Breast Cancer Images." PLoS One, 2015. 10(11): p. e0141357.

44. Wang, D., et al., Deep Learning for Identifying Metastatic Breast Cancer. arXiv, 2016.

45. Yu, K. H., et al., "Predicting Non-small Cell Lung Cancer Prognosis by Fully Automated Microscopic Pathology Image Features." Nat Commun, 2016. 7: p. 12474.

46. Hou, L., et al., Patch-Based Convolutional Neural Network for Whole Slide Tissue Image Classification. arXiv, 2016.

47. Liu, Y., et al., Detecting Cancer Metastases on Gigapixel Pathology Images. arXiv, 2017.

48. Cruz-Roa, A., et al., "Accurate and Reproducible Invasive Breast Cancer Detection in Whole-Slide Images: A Deep Learning Approach for Quantifying Tumor Extent. Sci Rep, 2017. 7: p. 46450.

49. Ehteshami Bejnordi, B., et al., "Diagnostic Assessment of Deep Learning Algorithms for Detection of Lymph Node Metastases in Women with Breast Cancer." JAMA, 2017. 318(22): pp. 2199 - 2210.

50. Golden, J. A., "Deep Learning Algorithms for Detection of Lymph Node Metastases from Breast Cancer: Helping Artificial Intelligence Be Seen." JAMA, 2017. 318(22): pp. 2184 - 2186.

51. Yang, S.J., et al., "Assessing Microscope Image Focus Quality with Deep Learning." BMC Bioinformatics, 2018. 19(1): p. 77.

52. Wang et al., Deep Learning for Identifying Metastatic Breast Cancer.

53. Wong, D., and S. Yip, "Machine Learning Classifies Cancer." Nature, 2018. 555(7697): pp. 446 - 447. Capper, D., et al., "DNA Methylation-Based Classification of Central Nervous System Tumours." Nature, 2018. 555(7697): pp. 469 - 474.

54. Coudray, N., et al., "Classification and Mutation Prediction from Non - small cell Lung Cancer Histopathology Images Using Deep Learning." Nat Med, 2018.

55. Granter, S. R., A. H. Beck, and D. J. Papke Jr., "AlphaGo, Deep Learning, and the Future of the Human Microscopist." Arch Pathol Lab Med, 2017. 141(5): pp. 619 - 621.

56. Sharma, G., and A. Carter, "Artificial Intelligence and the Pathologist: Future Frenemies?" Arch Pathol Lab Med, 2017. 141(5): pp. 622 - 623.

57. Jha, S., and E. J. Topol, "Adapting to Artificial Intelligence: Radiologists and Pathologists as Information Specialists." JAMA, 2016. 316(22): pp.2353 - 2354.

58. Patel, N.M., et al., "Enhancing Next-Generation Sequencing-Guided

Cancer Care Through Cognitive Computing." Oncologist, 2018. 23(2): pp.179－185.

59. Wolf, J. A., et al., "Diagnostic Inaccuracy of Smartphone Applications for Melanoma Detection." JAMA Dermatol, 2013. 149(4): pp. 422－426.

60. Resneck, J. S., Jr., et al., "Choice, Transparency, Coordination, and Quality Among Direct-to-Consumer Telemedicine Websites and Apps Treating Skin Disease." JAMA Dermatol, 2016. 152(7): pp. 768－775.

61. Esteva, A., et al., "Dermatologist-Level Classification of Skin Cancer with Deep Neural Networks." Nature, 2017. 542(7639): pp. 115－118.

62. Esteva et al., "Dermatologist-Level Classification of Skin Cancer with Deep Neural Networks."

63. Codella, N., Q.-B. Nguyen, and S. Pankanti, Deep Learning Ensembles for Melanoma Recognition in Dermoscopy Images. arXiv, 2016.

64. Haenssle, H. A., et al., "Man Against Machine: Diagnostic Performance of a Deep Learning Convolutional Neural Network for Dermoscopic Melanoma Recognition in Comparison to 58 Dermatologists." Ann Oncol, 2018.

65. Leachman, S. A., and G. Merlino, "Medicine: The Final Frontier in Cancer Diagnosis." Nature, 2017. 542(7639): pp. 36－38.

66. Esteva et al., "Dermatologist-Level Classification of Skin Cancer with Deep Neural Networks."

67. Zakhem, G. A., C. C. Motosko, and R. S. Ho, "How Should Artificial Intelligence Screen for Skin Cancer and Deliver Diagnostic Predictions to Patients?" JAMA Dermatol, 2018.

68. Leswing, K., "Apple CEO Tim Cook Gave a Shout-Out to a $100-per-Year App for Doctors—Here's What It Does," Business Insider. 2017.

其他：

69. Jha, S., "Should Radiologists Interact with Patients to Stay Relevant?," Medscape. 2017.

70. Kruskal, J. B., et al., "Big Data and Machine Learning-Strategies for Driving This Bus: A Summary of the 2016 Intersociety Summer Conference." J Am Coll Radiol, 2017. 14(6): pp. 811－817.

Chapter 7 :

1. Bach, B., "Stanford-Google Digital-Scribe Pilot Study to be Launched," in Scope. 2017, Stanford Medicine.
2. Moja, L., et al., "Effectiveness of Computerized Decision Support Systems Linked to Electronic Health Records: A Systematic Review and Meta-analysis." Am J Public Health, 2014. 104(12): pp. e12 - 22.
3. Horwitz, R. I., et al., "From Evidence Based Medicine to Medicine Based Evidence." Am J Med, 2017. 130(11): pp. 1246 - 1250.
4. Lacy, M. E., et al., "Association of Sickle Cell Trait with Hemoglobin A1c in African Americans." JAMA, 2017. 317(5): pp. 507 - 515.
5. Wong, T. Y., and N. M. Bressler, "Artificial Intelligence with Deep Learning Technology Looks into Diabetic Retinopathy Screening." JAMA, 2016. 316(22): pp. 2366 - 2367.
6. Wong and Bressler, "Artificial Intelligence with Deep Learning Technology Looks into Diabetic Retinopathy Screening."
7. Gulshan, V., et al., "Development and Validation of a Deep Learning Algorithm for Detection of Diabetic Retinopathy in Retinal Fundus Photographs." JAMA, 2016. 316(22): pp. 2402 - 2410.
8. Szegedy, C., et al., Rethinking the Inception Architecture for Computer Vision. arXiv, 2015.
9. Gulshan et al., "Development and Validation of a Deep Learning Algorithm for Detection of Diabetic Retinopathy in Retinal Fundus Photographs."
10. IBM Machine Vision Technology Advances Early Detection of Diabetic Eye Disease Using Deep Learning. 2017.
11. Bleicher, A., "Teenage Whiz Kid Invents an AI System to Diagnose Her Grandfather's Eye Disease." IEEE Spectrum, 2017. Lagasse, J., "Teenage Team Develops AI System to Screen for Diabetic Retinopathy," MobiHealth-News. 2017.
12. Abramoff, M., et al., "Pivotal Trial of an Autonomous AI-Based Diagnostic System for Detection of Diabetic Retinopathy in Primary Care Offices." Nature Digital Medicine, in press. Abramoff, M., et

al., Pivotal Trial of an Autonomous AI-Based Diagnostic System for Detection of Diabetic Retinopathy in Primary Care Offices. Nature Digital Medicine, 2018.

13. De Fauw, J., et al., "Clinically Applicable Deep Learning for Diagnosis and Referral in Retinal Disease." Nature Medicine, 2018. 24: pp. 134 – 1350.

14. Kermany, D. S., et al., "Identifying Medical Diagnoses and Treatable Diseases by Image-Based Deep Learning." Cell, 2018. 172(5): pp. 1122 – 1131 e9. Rampasek, L., and A. Goldenberg, "Learning from Everyday Images Enables Expert-like Diagnosis of Retinal Diseases." Cell, 2018. 172(5): pp. 893 – 895.

15. Poplin, R., et al., "Prediction of Cardiovascular Risk Factors from Retinal Fundus Photographs via Deep Learning." Nature Biomedical Engineering, 2018. 2: pp. 158 – 164.

16. "The Eye's Structure Holds Information About the Health of the Mind." Economist. 2018. Mutlu, U., et al., "Association of Retinal Neurodegeneration on Optical Coherence Tomography with Dementia: A Population-Based Study." JAMA Neurol, 2018.

17. Brown, J. M., et al., "Automated Diagnosis of Plus Disease in Retinopathy of Prematurity Using Deep Convolutional Neural Networks." JAMA Ophthalmol, 2018. 136(7): pp. 803 – 810.

18. Long, E., et al., "An Artificial Intelligence Platform for the Multihospital Collaborative Management of Congenital Cataracts." Nature Biomedical Engineering, 2017. 1: pp. 1 – 8.

19. Willems, J., et al., "The Diagnostic Performance of Computer Programs for the Interpretation of Electrocardiograms." NEJM, 1991. 325(25): pp. 1767 – 1773.

20. Heden, B., et al., "Acute Myocardial Infarction Detected in the 12-Lead ECG by Artificial Neural Networks." Circulation, 1997. 96(6): pp. 1798 – 1802.

21. Heden et al., "Acute Myocardial Infarction Detected in the 12-Lead ECG by Artificial Neural Networks."

22. Strodthoff, N., and C. Strodthoff, Detecting and interpreting myocardial infarctions using fully convolutional neural networks. arXiv, 2018.

23. Rajpurkar, P., et al., Cardiologist-Level Arrhythmia Detection with Convolutional Neural Networks. arXiv, 2017. 1.

24. Tison, G.H., et al., "Passive Detection of Atrial Fibrillation Using a Commercially Available Smartwatch." JAMA Cardiol, 2018. 3(5): pp. 409‐416.

25. Adamson, C., Ultromics, E. Topol, Editor. 2017.

26. Madani, A., et al., "Fast and Accurate View Classification of Echocardiograms Using Deep Learning." Nature Digital Medicine, 2018. 1(6).

27. Adamson, Ultromics.

28. Le, M., et al., Computationally efficient cardiac views projection using 3D Convolutional Neural Networks. arXiv, 2017.

29. Weng, S. F., et al., "Can Machine-Learning Improve Cardiovascular Risk Prediction Using Routine Clinical Data?" PLoS One, 2017. 12(4): p. e0174944.

30. Paschalidis, Y., "How Machine Learning Is Helping Us Predict Heart Disease and Diabetes," Harvard Business Review. 2017.

31. Manak, M., et al., "Live-Cell Phenotypic-Biomarker Microfluidic Assay for the Risk Stratification of Cancer Patients via Machine Learning." Nature Biomedical Engineering, 2018.

32. "Cancer Statistics." National Cancer Institute. July 20, 2018. www.cancer.gov/about-cancer/understanding/statistics.

33. Burns, J., "Artificial Intelligence Is Helping Doctors Find Breast Cancer Risk 30 Times Faster," Forbes. 2016.

34. Bahl, M., et al., "High-Risk Breast Lesions: A Machine Learning Model to Predict Pathologic Upgrade and Reduce Unnecessary Surgical Excision." Radiology, 2018. 286(3): pp. 810‐818.

35. Lohr, S., "IBM Is Counting on Its Bet on Watson, and Paying Big Money for It," New York Times. 2016. Ross, C., "IBM to Congress: Watson Will Transform Health Care, So Keep Your Hands off Our Supercomputer," Stat News. 2017. Mack, H., "IBM Shares Data

on How Watson Augments Cancer Treatment Decision-Making,"
MobiHealthNews. 2017. Patel, N. M., et al., "Enhancing Next-
Generation Sequencing-Guided Cancer Care Through Cognitive
Computing." Oncologist, 2018. 23(2): pp. 179－185. "Watson for
Oncology Isn't an AI That Fights Cancer, It's an Unproven Mechanical
Turk That Represents the Guesses of a Small Group of Doctors," Boing
Boing. 2017.

36. Rose, C., "Artificial Intelligence Positioned to Be a Game-Changer,"
CBS News. 2017.

37. Patel et al., "Enhancing Next-Generation Sequencing-Guided Cancer
Care Through Cognitive Computing."

38. Patel et al., "Enhancing Next-Generation Sequencing-Guided Cancer
Care Through Cognitive Computing."

39. Mack, "IBM Shares Data on How Watson Augments Cancer Treatment
Decision-Making."

40. "Watson for Oncology."

41. Ross, C., and I. Swetlitz, "IBM's Watson Supercomputer Recommend
'Unsafe and Incorrect' Cancer Treatments, Internal Documents Show,"
Stat News. 2018. Muller, M., "Playing Doctor: Medical Applications
Expose Current Limits of AI," Spiegel Online. 2018.

42. McCallister, E., "Computing Care," Tempus. 2017.

43. "Tempus Launches New Mobile App to Make Clinical and Genomic
Data More Accessible to Physicians at the Point of Care," Associated
Press. September 19, 2018. https://www.tempus.com/tempus-launches-
new-mobile-app-to-make-clinical -and-genomic-data-more-accessible-
to-physicians-at-the-point-of-care/.

44. Versel, N., "Sophia Genetics Looks to Marry Imaging, Genomic
Analysis for MDx," Genome Web. 2018.

45. Kolata, G., "Colonoscopies Miss Many Cancers, Study Finds," New York
Times. 2008. Leufkens, A. M., et al., "Factors Influencing the Miss Rate
of Polyps in a Back-to-Back Colonoscopy Study." Endoscopy, 2012.
44(5): pp. 470－475.

46. Mori, Y., et al., "Impact of an Automated System for Endocytoscopic Diagnosis Of Small Colorectal Lesions: An International Web-Based Study." Endoscopy, 2016. 48(12): pp. 1110 – 1118. Shin, J. G., et al., "Polyp Missing Rate and Its Associated Risk Factors of Referring Hospitals for Endoscopic Resection of Advanced Colorectal Neoplasia." Medicine (Baltimore), 2017. 96(19): p. e6742.

47. Mori, Y., et al., "Real-Time Use of Artificial Intelligence in Identification of Diminutive Polyps During Colonoscopy." Annals of Internal Medicine, 2018. Holme, O., and L. Aabakken, "Making Colonoscopy Smarter with Standardized Computer-Aided Diagnosis." Annals of Internal Medicine, 2018.

48. Mori, Y., et al., "Real-Time Use of Artificial Intelligence in Identification of Diminutive Polyps During Colonoscopy." Annals of Internal Medicine, 2018. 169: pp. 357 – 366.

49. Aggarwal, A., et al., "Effect of Patient Choice and Hospital Competition on Service Configuration and Technology Adoption Within Cancer Surgery: A National, Population-Based Study." Lancet Oncol, 2017. 18(11): pp. 1445 – 1453. Abate, C., "Is da Vinci Robotic Surgery a Revolution or a Rip-off?," Healthline. 2018.

50. "New Surgical Robots Are About to Enter the Operating Theatre." Medicine. Economist. 2017.

51. Devlin, H., "The Robots Helping NHS Surgeons Perform Better, Faster—and for Longer," Guardian. 2018.

52. Taylor, N. P., "After Raising $500M, Fred Moll's Auris Gets FDA Nod for Lung Cancer Robotic Platform," FierceBiotech. 2018.

53. Bartolozzi, C., "Neuromorphic Circuits Impart a Sense of Touch." Science, 2018. 360(6392): pp. 966 – 967.

54. Edwards, T. L., et al., "First-in-Human Study of the Safety and Viability of Intraocular Robotic Surgery." Nature Biomedical Engineering, 2018. 2: pp. 649 – 656.

55. Huennekens, S. "Surgery 4.0···Digital Surgery 'Democratizing Surgery.'" Verbal Surgical. 2017.

56. Grace, K., et al., When Will AI Exceed Human Performance? Evidence from AI Experts. arXiv, 2017. The World in 2017, ed. T. Economist.

57. Burton, T., "New Technology Promises to Speed Critical Treatment for Strokes," Wall Street Journal. 2018.

58. Titano, J. J., et al., "Automated Deep-Neural-Network Surveillance of Cranial Images for Acute Neurologic Events." Nat Med, 2018.

59. Kermany et al., "Identifying Medical Diagnoses and Treatable Diseases by Image-Based Deep Learning."

60. Simon, M., "Tug, the Busy Little Robot Nurse, Will See You Now," Wired. 2017.

其他：

61. Gellert, G., and L. Webster. The Rise of the Medical Scribe Industry: Implications for Advancement of EHRs, in HiMSS 16. 2016. Las Vegas, NV.

62. Wang, M. D., R. Khanna, and N. Najafi, "Characterizing the Source of Text in Electronic Health Record Progress Notes." JAMA Intern Med, 2017. 177(8): pp. 1212－1213.

63. Keane, P., and E. Topol, "An Eye to AI and Autonomous Diagnosis." NPJ Digital Medicine, in press. Keane, P. and E. Topol, "With an Eye to AI and Autonomous Diagnosis," NPJ Digital Medicine, 2018. 1.

Chapter 8：

1. "Artificial Intelligence and Psychology: The Computer Will See You Now," Economist. 2014.

2. Lucas, G. M., et al., "It's Only a Computer: Virtual Humans Increase Willingness to Disclose." Computers in Human Behavior, 2014. 37: pp. 94－100.

3. Lucas et al., "It's Only a Computer."

4. Lucas et al., "It's Only a Computer."

5. "ELIZA," Wikipedia. 2017.

6. Farr, C., "You have an embarrassing medical condition. Would you rather tell and get treatment from: (1) Your doctor; (2) A doctor/nurse;

(3) A bot," Twitter. 2017. Knight, W., "Andrew Ng Has a Chatbot That Can Help with Depression," Technology Review. 2017.

7. Richardson, J. H., "AI Chatbots Try to Schedule Meetings—Without Enraging Us," Wired. 2018.

8. "Podcast: Uncovering the Real Value of AI in Healthcare with Andrew Ng," Rock Health. 2017.

9. Insel, T.R., "Digital Phenotyping: Technology for a New Science of Behavior." JAMA, 2017. 318(13): pp. 1215 - 1216. Or, F., J. Torous, and J.P. Onnela, "High Potential but Limited Evidence: Using Voice Data from Smartphones to Monitor and Diagnose Mood Disorders." Psychiatr Rehabil J, 2017. 40(3): pp. 320 - 324.

10. Carr, N., "How Smartphones Hijack Our Minds," Wall Street Journal. 2017.

11. Nasir, M., et al., "Predicting Couple Therapy Outcomes Based on Speech Acoustic Features." PLoS One, 2017. 12(9): p. e0185123.

12. Bedi, G., et al., "Automated Analysis of Free Speech Predicts Psychosis Onset in High-Risk Youths." NPJ Schizophr, 2015. 1: p. 15030.

13. Frankel, J., "How Artificial Intelligence Could Help Diagnose Mental Disorders," Atlantic. 2016.

14. Cao, B., et al., DeepMood: Modeling Mobile Phone Typing Dynamics for Mood Detection. arXiv, 2018.

15. Bercovici, J., "Why the Secret to Making Customer Service More Human Isn't Human at All," Inc. Magazine. 2017.

16. Stix, C., "3 Ways AI Could Help Our Mental Health," World Economic Forum. 2018.

17. Reece, A. G., and C. M. Danforth, "Instagram Photos Reveal Predictive Markers of Depression." EPJ Data Science, 2017. 6.

18. Mitchell, A. J., A. Vaze, and S. Rao, "Clinical Diagnosis of Depression in Primary Care: A Meta-analysis." Lancet, 2009. 374(9690): pp. 609 - 619.

19. Landhuis, E., "Brain Imaging Identifies Different Types of Depression," Scientific American. 2017.

20. "The Burden of Depression." Nature, 2014. 515(7526): p. 163.

21. Smith, K., "Mental Health: A World of Depression." Nature, 2014. 515(7526): p. 181.

22. McConnon, A., "AI-Powered Systems Target Mental Health," Wall Street Journal. 2018.

23. Winick, E., "With Brain-Scanning Hats, China Signals It Has No Interest in Workers' Privacy," MIT Technology Review. 2018.

24. Schnyer, D. M., et al., "Evaluating the Diagnostic Utility of Applying a Machine Learning Algorithm to Diffusion Tensor MRI Measures in Individuals with Major Depressive Disorder." Psychiatry Res, 2017. 264: pp. 1‑9.

25. Schnyer et al., "Evaluating the Diagnostic Utility." Drysdale, A. T., et al., "Resting-State Connectivity Biomarkers Define Neurophysiological Subtypes of Depression." Nat Med, 2017. 23(1): pp. 28‑38.

26. Schnyer et al., "Evaluating the Diagnostic Utility."

27. Comstock, J., "Sonde Health Will Use MIT Voice Analysis Tech to Detect Mental Health Conditions," MobiHealthNews. 2016.

28. Vergyri, D., et al., "Speech-Based Assessment of PTSD in a Military Population Using Diverse Feature Classes." Proc. Interspeech, 2015: pp. 3729‑3733.

29. Scherer, S., et al., "Self-Reported Symptoms of Depression and PTSD Are Associated with Reduced Vowel Space in Screening Interviews." IEEE Transactions on Affective Computing, 2015. 7(1): pp. 59‑73.

30. Or, Torous, and Onnela, "High Potential but Limited Evidence."

31. Chekroud, A. M., et al., "Cross-Trial Prediction of Treatment Outcome in Depression: a Machine Learning Approach." Lancet Psychiatry, 2016. 3(3): pp. 243‑250.

32. Hutson, M., "Machine-Learning Algorithms Can Predict Suicide Risk More Readily Than Clinicians, Study Finds," Newsweek. 2017.

33. "Suicide Statistics." American Foundation for Suicide Prevention, July 19, 2018, https://afsp.org/about-suicide/suicide-statistics/.

34. Denworth, L., "Could a Machine Identify Suicidal Thoughts?," Scientific American. 2017.

35. Franklin, J. C., et al., "Risk Factors for Suicidal Thoughts and Behaviors: A Meta-analysis of 50 Years of Research." Psychol Bull, 2017. 143(2): pp. 187 - 232. McConnon, A., "AI Helps Identify Those at Risk for Suicide," Wall Street Journal. 2018. p. R7.

36. Franklin et al., "Risk Factors for Suicidal Thoughts and Behaviors."

37. Walsh, C. G., et al., "Predicting Risk of Suicide Attempts over Time Through Machine Learning." Clinical Psychological Science, 2017. 5(3): pp. 457 - 469.

38. Hutson, "Machine-Learning Algorithms Can Predict Suicide Risk." Walsh et al., "Predicting Risk of Suicide Attempts."

39. Hutson, "Machine-Learning Algorithms Can Predict Suicide Risk."

40. Hutson, "Machine-Learning Algorithms Can Predict Suicide Risk." Horwitz, B., "Identifying Suicidal Young Adults." Nature Human Behavior, 2017. 1: pp. 860 - 861.

41. Cheng, Q., et al., "Assessing Suicide Risk and Emotional Distress in Chinese Social Media: A Text Mining and Machine Learning Study." J Med Internet Res, 2017. 19(7): p. e243.

42. McConnon, "AI Helps Identify Those at Risk for Suicide."

43. "Crisis Trends." July 19, 2018, https://crisistrends.org/#visualizations.

44. Resnick, B., "How Data Scientists Are Using AI for Suicide Prevention," Vox. 2018.

45. Anthes, E., "Depression: A Change of Mind." Nature, 2014. 515(7526): pp. 185 - 187.

46. Firth, J., et al., "The Efficacy of Smartphone-Based Mental Health Interventions for Depressive Symptoms: A Meta-analysis of Randomized Controlled Trials." World Psychiatry, 2017. 16(3): pp. 287 - 298.

47. Aggarwal, J., and W. Smriti Joshi, "The Future of Artificial Intelligence in Mental Health," DQINDIA online. 2017.

48. Fitzpatrick, K. K., A. Darcy, and M. Vierhile, "Delivering Cognitive Behavior Therapy to Young Adults with Symptoms of Depression and Anxiety Using a Fully Automated Conversational Agent (Woebot): A

Randomized Controlled Trial." JMIR Ment Health, 2017. 4(2): p. e19.

49. Lien, "Depressed but Can't See a Therapist?"

50. Ben-Zeev, D., and D. C. Atkins, "Bringing Digital Mental Health to Where It Is Needed Most." Nature Human Behavior, 2017. 1: pp. 849 - 851. 47. Barrett, P. M., et al., "Digitising the Mind." Lancet, 2017. 389(10082): p. 1877.

51. Nutt, A. E., "'The Woebot Will See You Now'—the Rise of Chatbot Therapy," Washington Post. 2017.

52. Smith, "Mental Health."

53. Romeo, N., "The Chatbot Will See You Now," New Yorker. 2016.

54. Fitzpatrick, Darcy, and Vierhile, "Delivering Cognitive Behavior Therapy."

55. Pugh, A., "Automated Health Care Offers Freedom from Shame, but Is It What Patients Need?" New Yorker, 2018.

56. Harari, Y. N., Homo Deus. 2016: Harvill Secker. 448.

57. Budner, P., J. Eirich, and P. A. Gloor, "Making You Happy Makes Me Happy": Measuring Individual Mood with Smartwatches. arXiv, 2017. arXiv:1711.06134 [cs.HC]. "How a Smart Watch Can Predict Your Happiness Levels," MIT Technology Review. 2017.

58. Clark, A. E., et al., "The Key Determinants of Happiness and Misery," World Happiness Report. 2017. "Daily Chart" A New Study Tries to Unpick What Makes People Happy and Sad," Economist. 2017.

59. Hwang, J.-J., et al., Learning Beyond Human Expertise with Generative Models for Dental Restorations. arXiv, 2018.

60. Peters, A., "Having a Heart Attack? This AI Helps Emergency Dispatchers Find Out," Fast Company. 2018.

其他：

61. Knight, "Andrew Ng Has a Chatbot That Can Help with Depression,"

62. Lien, T., "Depressed but Can't See a Therapist? This Chatbot Could Help," Los Angeles Times. 2017.

Chapter 9：

1. Avati, A., et al., Improving Palliative Care with Deep Learning, in arXiv, 2017. Mukherjee, S., "This Cat Sensed Death: What If Computers Could, Too?," New York Times. 2018. Bergen, M., "Google Is Training Machines to Predict When a Patient Will Die," Bloomberg. 2018.

2. Avati et al., Improving Palliative Care with Deep Learning. Snow, J., "A New Algorithm Identifies Candidates for Palliative Care by Predicting When Patients Will Die," MIT Technology Review. 2017. White, N., et al., "A Systematic Review of Predictions of Survival in Palliative Care: How Accurate Are Clinicians and Who Are the Experts?" PLoS One, 2016. 11(8): p. e0161407.

3. Bennington-Castro, J., "A New Algorithm Could Ease Critically Ill Patients' Final Days," NBC News. 2018.

4. White, N., et al., "How Accurate Is the 'Surprise Question' at Identifying Patients at the End of Life? A Systematic Review and Meta-analysis. BMC Med, 2017. 15(1): p. 139.

5. Avati et al., Improving Palliative Care with Deep Learning. Mukherjee, S., "This Cat Sensed Death."

6. Zaidi, D., "AI Is Transforming Medical Diagnosis, Prosthetics, and Vision Aids," Venture Beat. 2017.

7. Rajkomar, A., et al., "Scalable and Accurate Deep Learning with Electronic Health Records." NPJ Digital Medicine, 2018.

8. Meyer, A., et al., "Real-Time Prediction of Death, Renal Failure and Postoperative Bleeding in Post-cardiothoracic Critical Care Using Deep Learning on Routinely Collected Clinical Data." Lancet, in press.

9. Mullin, E., "DeepMind's New Project Aims to Prevent Hospital Deaths," MIT Technology Review. 2018.

10. Yoon, J., et al., "Personalized Survival Predictions via Trees of Predictors: An Application to Cardiac Transplantation." PLoS One, 2018. 13(3): p. e0194985.

11. Son, J. H., et al., "Deep Phenotyping on Electronic Health Records Facilitates Genetic Diagnosis by Clinical Exomes." Am J Hum Genet,

2018. 103(1): pp. 58－73.

12. Mukherjee, S., "This Cat Sensed Death."

13. O'Neil, C., "Big Data Is Coming to Take Your Health Insurance," Bloomberg. 2017. Gillin, P., "How Machine Learning Will Spark a Revolution in Insurance," Silicon Angle. 2017. Lecher, C., "What Happens When an Algorithm Cuts Your Health Care," Verge. 2018.

14. Ross, C., "The Data Are in, but Debate Rages: Are Hospital Readmission Penalties a Good Idea?," Stat News. 2017.

15. Shameer, K., et al., "Predictive Modeling of Hospital Readmission Rates Using Electronic Medical Record-Wide Machine Learning: A Case-Study Using Mount Sinai Heart Failure Cohort." Pac Symp Biocomput, 2017. 22: pp. 276－287.

16. Nguyen, P., et al., "Deepr: A Convolutional Net for Medical Records." IEEE J Biomed Health Inform, 2017. 21(1): pp. 22－30.

17. Choi, E., et al., "Doctor AI: Predicting Clinical Events via Recurrent Neural Networks." JMLR Workshop Conf Proc, 2016. 56: pp. 301－318.

18. Yang, Z., et al., "Clinical Assistant Diagnosis for Electronic Medical Record Based on Convolutional Neural Network." Sci Rep, 2018. 8(1): p. 6329.

19. Razavian, N., J. Marcus, and D. Sontag, "Multi-task Prediction of Disease Onsets from Longitudinal Lab Tests." PMLR, 2016. 56: pp. 73－100.

20. Avati et al., Improving Palliative Care with Deep Learning. Rajkomar et al., "Scalable and Accurate Deep Learning with Electronic Health Records." Shameer et al., "Predictive Modeling of Hospital Readmission Rates." Yang, Z., et al., "Clinical Assistant Diagnosis for Electronic Medical Record Based on Convolutional Neural Network." Sci Rep, 2018. 8(1): p. 6329. Razavian, Marcus, and Sontag, "Multi-task Prediction of Disease Onsets." Oh, J., et al., "A Generalizable, Data-Driven Approach to Predict Daily Risk of Clostridium Difficile Infection at Two Large Academic Health Centers." Infect Control Hosp Epidemiol, 2018. 39(4): pp. 425－433. Miotto, R., et al., "Deep

Patient: An Unsupervised Representation to Predict the Future of Patients from the Electronic Health Records." Sci Rep, 2016. 6: p. 26094. Mathotaarachchi, S., et al., "Identifying Incipient Dementia Individuals Using Machine Learning and Amyloid Imaging." Neurobiol Aging, 2017. 59: pp. 80 - 90. Elfiky, A., et al., "Development and Application of a Machine Learning Approach to Assess Short-term Mortality Risk Among Patients with Cancer Starting Chemotherapy." JAMA Network Open, 2018. Horng, S., et al., "Creating an Automated Trigger for Sepsis Clinical Decision Support at Emergency Department Triage Using Machine Learning." PLoS One, 2017. 12(4): p. e0174708. Walsh, C. G., et al., "Predicting Risk of Suicide Attempts over Time Through Machine Learning." Clinical Psychological Science, 2017. 5(3): pp. 457 - 469. Wong, A., et al., "Development and Validation of an Electronic Health Record - Based Machine Learning Model to Estimate Delirium Risk in Newly Hospitalized Patients Without Known Cognitive Impairment." JAMA Network Open, 2018. Henry, K. E., et al., "A Targeted Real-Time Early Warning Score (TREWScore) for Septic Shock." Sci Transl Med, 2015. 7(299): p. 299ra122. Culliton, P., et al., Predicting Severe Sepsis Using Text from the Electronic Health Record. arXiv, 2017. Cleret de Langavant, L., E. Bayen, and K. Yaffe, "Unsupervised Machine Learning to Identify High Likelihood of Dementia in Population-Based Surveys: Development and Validation Study." J Med Internet Res, 2018. 20(7): p. e10493.

21. Current Employment Statistics Highlights, N. E. Branch, Editor. 2018, US Bureau of Labor Statistics.

22. Terhune, C., "Our Costly Addiction to Health Care Jobs," New York Times. 2017.

23. Terhune, "Our Costly Addiction to Health Care Jobs."

24. Lee, K.-F., "Tech Companies Should Stop Pretending AI Won't Destroy Jobs," MIT Technology Review. 2018.

25. Tseng, P., et al., "Administrative Costs Associated with Physician Billing and Insurance-Related Activities at an Academic Health Care System." JAMA, 2018. 319(7): pp. 691 - 697.

26. Frakt, A., "The Astonishingly High Administrative Costs of U.S. Health Care." New York Times, 2018.

27. InoviaGroup, Artificial Intelligence Virtual Assist (AIVA). August 9, 2018, http://inoviagroup.se/artificial-intelligence-virtual-assist-aiva/.

28. Muoio, D., "Qventus Receives $30M Investment to Bring AI to Hospital Workflows," MobiHealthNews. 2018.

29. Zweig, M., D. Tran, and B. Evans, "Demystifying AI and Machine Learning in Healthcare," Rock Health. 2018. Ockerman, E., "AI Hospital Software Knows Who's Going to Fall," Bloomberg Businessweek. 2018.

30. Siwicki, B., "Radiology Practices Using AI and NLP to Boost MIPS Payments," Healthcare IT News. 2018.

31. Sohn, E., et al., "Four Lessons in the Adoption of Machine Learning in Health Care," Health Affairs. 2017.

32. Zhu, B., et al., "Image Reconstruction by Domain-Transform Manifold Learning." Nature, 2018. 555(7697): pp. 487－492. Harvey, H., "Can AI Enable a 10 Minute MRI?," Towards Data Science. 2018. Ridley, E. L., "Artificial Intelligence Guides Lower PET Tracer Dose." Aunt Minnie, 2018.

33. Nikolov, S., S. Blackwell, R. Mendes, Deep Learning to Achieve Clinically Applicable Segmentation of Head and Neck Anatomy for Radiotherapy. arXiv, 2018. https://arxiv.org/abs/1809.04430.

34. Henry, K. E., "A Targeted Real-Time Early Warning Score (TREWScore) for Septic Shock." Liu, V. X., and A. J. Walkey, "Machine Learning and Sepsis: On the Road to Revolution." Crit Care Med, 2017. 45(11): pp. 1946－1947. Horng et al., "Creating an Automated Trigger for Sepsis Clinical Decision Support." Chan, R., "A.I. Can Predict Whether You Have Sepsis Before Doctors Even Know It," Inverse. 2017. Nemati, S., et al., "An Interpretable Machine Learning Model for Accurate Prediction of Sepsis in the ICU." Crit Care Med, 2017.

35. McQuaid, J., "To Fight Fatal Infections, Hospitals May Turn to Algorithms," Scientific American. 2018.

36. Oh et al., "A Generalizable, Data-Driven Approach to Predict Daily Risk of Clostridium Difficile."

37. Haque, A., et al., Towards Vision-Based Smart Hospitals: A System for Tracking and Monitoring Hand Hygiene Compliance. arXiv, 2017. Yeung, S., et al., "Bedside Computer Vision—Moving Artificial Intelligence from Driver Assistance to Patient Safety." N Engl J Med, 2018. 378(14): pp. 1271 – 1273.

38. Prasad, N., L. F. Cheng, C. Chivers, M. Draugelis, and B. E. Engelhardt. A Reinforcement Learning Approach to Weaning of Mechanical Ventilation in Intensive Care Units. arXiv, 2017. https://arxiv.org/abs/1704.06300.

39. Suresh, H., et al., Clinical Intervention Prediction and Understanding with Deep Neural Networks. arXiv, 2017.

40. Gordon, R., "Using Machine Learning to Improve Patient Care," MIT News. 2017.

41. Maier-Hein, L., et al., "Surgical Data Science for Next-Generation Interventions." Nature Biomedical Engineering, 2017. 1: pp. 691 – 696.

42. "Artificial Intelligence Will Improve Medical Treatments," Economist. 2018.

43. Burton, T., "New Stroke Technology to Identify Worst Cases Gets FDA Approval," Wall Street Journal. 2018.

44. Auerbach, D. I., D. O. Staiger, and P. I. Buerhaus, "Growing Ranks of Advanced Practice Clinicians—Implications for the Physician Workforce." N Engl J Med, 2018. 378(25): pp. 2358 – 2360.

45. Libberton, B., "Career Advice and an Inside Perspective on Being a Researcher," Karolinska Institute Career Blog. 2017.

46. Hu, J., "A Hospital Without Patients," Politico. 2017.

47. Zhu et al., "Image Reconstruction by Domain-Transform Manifold Learning."

48. Kwolek, B., and M. Kepski, "Human Fall Detection on Embedded Platform Using Depth Maps and Wireless Accelerometer." Comput Methods Programs Biomed, 2014. 117(3): pp. 489 – 501. Billis, A. S., et al., "A Decision-Support Framework for Promoting Independent Living and Ageing Well." IEEE J Biomed Health Inform, 2015. 19(1): pp. 199 – 209. Press, G., "A New AI-Driven Companion for Older

Adults, Improving Their Quality of Life," Forbes. 2017.

49. Kodjak, A., and S. Davis, "Trump Administration Move Imperils Pre-existing Condition Protections," NPR. 2018.

50. Madison, K., The Risks of Using Workplace Wellness Programs to Foster a Culture of Health in Heath Affairs. 2016. 35(11): pp. 2068－2074.

51. Taddeo, M., and L. Floridi, "Regulate Artificial Intelligence to Avert Cyber Arms Race." Nature, 2018. 556(7701): pp. 296－298.

52. Onstad, K., "The AI Superstars at Google, Facebook, Apple—They All Studied Under This Guy: Mr. Robot," Toronto Life. 2018.

53. Deshpande, P., "AI Could Help Solve the World's Health Care Problems at Scale," Venture Beat. 2017.

54. "China May Match or Beat America in AI," Economist. 2017. Bremmer, I., "China Embraces AI: A Close Look and A Long View," Sinovation Ventures, E. Group, Editor. 2017. Zhang, S., "China's Artificial-Intelligence Boom," Atlantic. 2017. Lin, L., "Facial Recognition Wears a Smile," Wall Street Journal. 2017. "Who Is Winning the AI Race?," MIT Technology Review. 2017.

55. Wee, S.-L., "China's Tech Titans, Making Gains in A.I., Improve Health Care," New York Times. 2018. p. B7.

56. Wee, S.-L., "China's Tech Titans."

57. Metz, C., "As China Marches Forward on A.I., the White House Is Silent," New York Times. 2018.

58. Larson, C., "China's AI Imperative." Science, 2018. 359(6376): pp. 628－630.

59. Huang, E., "A Chinese Hospital Is Betting Big on Artificial Intelligence to Treat Patients, Quartz. 2018.

60. Galeon, D., "For the First Time, a Robot Passed a Medical Licensing Exam," Futurism. 2017. Si, M., and C. Yu, "Chinese Robot Becomes World's First Machine to Pass Medical Exam," China Daily. 2017.

61. Sun, Y., "AI Could Alleviate China's Doctor Shortage," MIT Technology Review. 2018.

62. Knight, W., "Meet the Chinese Finance Giant That's Secretly an AI Company," MIT Technology Review. 2017.

63. Millward, J. A., "What It's Like to Live in a Surveillance State," New York Times. 2018.

64. Villani, C., For a Meaningful Artificial Intelligence. A.f. Humanity, Editor. 2018.

65. Thompson, N., "Emmanuel Macron Q&A: France's President Discusses Artificial Intelligence Strategy," Wired. 2018.

66. Perkins, A., "May to Pledge Millions to AI Research Assisting Early Cancer Diagnosis," Guardian. 2018.

67. England, N. H. E., The Topol Review. 2018, NHS Constitution.

Chapter 10 :

1. Camacho, D. M., et al., "Next-Generation Machine Learning for Biological Networks." Cell, 2018. 173(7): pp. 1581－1592.

2. Appenzeller, T., "The Scientists' Apprentice." Science Magazine, 2017. 357(6346): pp. 16－17.

3. Zhou, J., and O. G. Troyanskaya, "Predicting Effects of Noncoding Variants with Deep Learning-Based Sequence Model." Nat Methods, 2015. 12(10): pp. 931－934. Pennisi, E., "AI in Action: Combing the Genome for the Roots of Autism." Science, 2017. 357(6346): p. 25.

4. Krishnan, A., et al., "Genome-Wide Prediction and Functional Characterization of the Genetic Basis of Autism Spectrum Disorder." Nat Neurosci, 2016. 19(11): pp. 1454－1462.

5. Molteni, M., "Google Is Giving Away AI That Can Build Your Genome Sequence." Wired 2017. Carroll, A. and N. Thangaraj, "Evaluating DeepVariant: A New Deep Learning Variant Caller from the Google Brain Team," DNA Nexus. 2017. Poplin, R., et al., Creating a Universal SNP and Small Indel Variant Caller with Deep Neural Networks, bioRxiv. 2016. De-Pristo, M., and R. Poplin, "DeepVariant: Highly Accurate Genomes with Deep Neural Networks," Google Research Blog. 2017.

6. Zhou, J., et al., "Deep Learning Sequence-Based Ab Initio Prediction

of Variant Effects on Expression and Disease Risk." Nat Genet, 2018. 50(8): pp. 1171 - 1179.

7. Sundaram, L., et al., "Predicting the Clinical Impact of Human Mutation with Deep Neural Networks." Nat Genet, 2018. 50(8): pp. 1161 - 1170.

8. Camacho et al., "Next-Generation Machine Learning for Biological Networks." Ching, T., et al., Opportunities and Obstacles for Deep Learning in Biology and Medicine. bioRxiv, 2017. AlQuraishi, M., End-to-End Differentiable Learning of Protein Structure. bioRxiv, 2018. Zitnik, M., et al., Machine Learning for Integrating Data in Biology and Medicine: Principles, Practice, and Opportunities. arXiv, 2018.

9. Riesselman, A., J. Ingraham, and D. Marks, "Deep Generative Models of Genetic Variation Capture the Effects of Mutations." Nature Methods, 2018. Poplin, R., et al., "A Universal SNP and Small-Indel Variant Caller Using Deep Neural Networks." Nat Biotechnol, 2018.

10. Miotto, R., et al., "Deep Learning for Healthcare: Review, Opportunities and Challenges." Brief Bioinform, 2017. https://www.ncbi.nlm.nih.gov / pubmed/28481991.

11. Angermueller, C., et al., "DeepCpG: Accurate Prediction of Single-Cell DNA Methylation States Using Deep Learning." Genome Biol, 2017. 18(1): p. 67.

12. Miotto et al., Deep Learning for Healthcare.

13. Lin, C., et al., "Using Neural Networks for Reducing the Dimensions of Single-Cell RNA-Seq Data." Nucleic Acids Res, 2017. 45(17): p. e156.

14. van Dijk, D., et al., "Recovering Gene Interactions from Single-Cell Data Using Data Diffusion." Cell, 2018. 174(3): pp. 716 - 729 e27.

15. LeFebvre, R., "Microsoft AI Is Being Used to Improve CRISPR Accuracy," Engadget. 2018. Listgarten, J., et al., "Prediction of Off-Target Activities for the End-to-End Design of CRISPR Guide RNAs. Nature Biomedical Engineering, 2018. 2: pp. 38 - 47.

16. Buggenthin, F., et al., "Prospective Identification of Hematopoietic Lineage Choice by Deep Learning." Nat Methods, 2017. 14(4): pp. 403 - 406. Webb, S., "Deep Learning for Biology." Nature, 2018. 554(7693): pp. 555 - 557.

17. Ma, J., et al., "Using Deep Learning to Model the Hierarchical Structure and Function of a Cell." Nat Methods, 2018. 15(4): pp. 290 - 298.

18. Wrzeszczynski, K. O., et al., "Comparing Sequencing Assays and Human- Machine Analyses in Actionable Genomics for Glioblastoma." Neurol Genet, 2017. 3(4): pp. e164.

19. Wong, D., and S. Yip, "Machine Learning Classifies Cancer." Nature, 2018. 555(7697): pp. 446 - 447. Capper, D., et al., "DNA Methylation-Based Classification of Central Nervous System Tumours." Nature, 2018. 555(7697): pp. 469 - 474.

20. Caravagna, G., Y. Giarratano, D. Ramazzotti, I. Tomlinson, et al., "Detecting Repeated Cancer Evolution from Multi-region Tumor Sequencing Data." Nature Methods, 2018. 15: pp. 707 - 714.

21. Sheldrick, G., "Robot War on Cancer: Scientists Develop Breakthrough AI Tech to Predict How Tumours Grow." Express.co.uk. 2018.

22. Wood, D.E., et al., "A Machine Learning Approach for Somatic Mutation Discovery." Sci Transl Med, 2018. 10(457).

23. Behravan, H., et al., "Machine Learning Identifies Interacting Genetic Variants Contributing to Breast Cancer Risk: A Case Study in Finnish Cases and Controls." Sci Rep, 2018. 8(1): p. 13149.

24. Lobo, D., M. Lobikin, and M. Levin, "Discovering Novel Phenotypes with Automatically Inferred Dynamic Models: A Partial Melanocyte Conversion in Xenopus." Sci Rep, 2017. 7: p. 41339.

25. Nelson, B., "Artificial Intelligence Could Drastically Reduce the Time It Takes to Develop New Life-Saving Drugs," NBC News MACH. 2018.

26. Zainzinger, V., "New Digital Chemical Screening Tool Could Help Eliminate Animal Testing," Science Magazine. 2018.

27. Mullard, A., "The Drug-Maker's Guide to the Galaxy." Nature, 2017. 549(7673): pp. 445 - 447.

28. Mullard, "The Drug-Maker's Guide to the Galaxy."

29. Service, R. F., "AI in Action: Neural Networks Learn the Art of Chemical Synthesis." Science, 2017. 357(6346): p. 27.

30. Bilsland, E., et al., "Plasmodium Dihydrofolate Reductase Is a Second

Enzyme Target for the Antimalarial Action of Triclosan." Sci Rep, 2018. 8(1): p. 1038.

31. Ahneman, D.T., et al., "Predicting Reaction Performance in C-N Cross-Coupling Using Machine Learning." Science, 2018. 360(6385): pp. 186–190.

32. Dilawar, A., "The Artificial Miracle," PressReader. 2017.

33. Segler, M. H. S., M. Preuss, and M. P. Waller, "Planning Chemical Syntheses with Deep Neural Networks and Symbolic AI." Nature, 2018. 555(7698): pp. 604–610.

34. Else, H., "Need to Make a Molecule? Ask This AI for Instructions." Nature, 2018.

35. Granda, J. M., et al., "Controlling an Organic Synthesis Robot with Machine Learning to Search for New Reactivity." Nature, 2018. 559(7714): pp. 377–381.

36. Granda et al., "Controlling an Organic Synthesis Robot."

37. Lowe, D., "AI Designs Organic Syntheses." Nature, 2018. 555(7698): pp. 592–593.

38. Simonite, T., "Machine Vision Helps Spot New Drug Treatments," MIT Technology Review. 2017.

39. Xiong, H.Y., et al., "The Human Splicing Code Reveals New Insights into the Genetic Determinants of Disease." Science, 2015. 347(6218): p. 1254806.

40. "Atomwise Opens Applications for Historic AI Drug Discovery Awards," Atomwise. 2017.

41. Gershgorn, D., "Artificial Intelligence Could Build New Drugs Faster Than Any Human Team," Quartz. 2017.

42. Schneider, G., "Automating drug discovery." Nat Rev Drug Discov, 2018. 17(2): pp. 97–113.

43. Kurtzman, L., "Public-Private Consortium Aims to Cut Preclinical Cancer Drug Discovery from Six Years to Just One," UCSF News Center. 2017.

44. Nelson, "Artificial Intelligence Could Drastically Reduce the Time."

45. Hernandez, D., "How Robots Are Making Better Drugs, Faster," Wall Street Journal. 2018.

46. Chakradhar, S., "Predictable Response: Finding Optimal Drugs and Doses Using Artificial Intelligence." Nat Med, 2017. 23(11): pp. 1244 – 1247.

47. Maney, K., "AI Promises Life-Changing Alzheimer's Drug Breakthrough," Newsweek. 2018.

48. Comstock, J., "BenevolentAI Gets $115M to Harness AI for New Drug Discovery," MobiHealthNews. 2018.

49. Robie, A. A., et al., "Mapping the Neural Substrates of Behavior." Cell, 2017. 170(2): pp. 393 – 406 e28.

50. Dasgupta, S., C. F. Stevens, and S. Navlakha, "A Neural Algorithm for a Fundamental Computing Problem." Science, 2017. 358(6364): pp. 793 – 796.

51. Savelli, F., and J. J. Knierim, "AI Mimics Brain Codes for Navigation." Nature, 2018. 557(7705): pp. 313 – 314. Abbott, A., "AI Recreates Activity Patterns That Brain Cells Use in Navigation," Nature. 2018. Beall, A., "Deep-Mind Has Trained an AI to Unlock the Mysteries of Your Brain," Wired. 2018. Banino, A., et al., "Vector-Based Navigation Using Grid-Like Representations in Artificial Agents." Nature, 2018. 557(7705): pp. 429 – 433.

52. Koch, C., "To Keep Up with AI, We'll Need High-Tech Brains," Wall Street Journal. 2013.

53. Hassabis, D., et al., "Neuroscience-Inspired Artificial Intelligence." Neuron, 2017. 95(2): pp. 245 – 258.

54. Cherry, K. M., and L. Qian, "Scaling Up Molecular Pattern Recognition with DNA-Based Winner-Take-All Neural Networks." Nature, 2018. 559(7714): pp. 370 – 376.

55. Jain, V., and M. Januszewski, "Improving Connectomics by an Order of Magnitude," Google AI Blog. 2018. Januszewski, M., et al., "High-Precision Automated Reconstruction of Neurons with Flood-Filling Networks." Nat Methods, 2018. 15(8): pp. 605 – 610.

56. "Japan's K Supercomputer," Trends in Japan. 2012.

57. "Neural Networks Are Learning What to Remember and What to Forget," MIT Technology Review. 2017.

58. Aljundi, R., et al., Memory Aware Synapses: Learning What (Not) to Forget, bioRxiv. 2017.

59. Koch, "To Keep Up with AI, We'll Need High-Tech Brains." "Cell Types," in Allen Brain Atlas. 2018, Allen Institute Publications for Brain Science.

60. Waldrop, M. M., "Neuroelectronics: Smart Connections." Nature, 2013. 503(7474): pp. 22‑24.

61. Condliffe, J., "AI-Controlled Brain Implants Help Improve People's Memory." MIT Technology Review, 2018. Carey, B., "The First Step Toward a Personal Memory Maker?," New York Times. 2018.

62. Broccard, F. D., et al., "Neuromorphic neural Interfaces: From Neurophysiological Inspiration to Biohybrid Coupling with Nervous Systems." J Neural Eng, 2017. 14(4): p. 041002.

63. Metz, C., "Chips Off the Old Block: Computers Are Taking Design Cues from Human Brains," New York Times. 2017.

64. Ambrogio, S., et al., "Equivalent-Accuracy Accelerated Neural-Network Training Using Analogue Memory." Nature, 2018. 558(7708): pp. 60‑67. Moon, M., "'Artificial Synapse' Points the Way Toward Portable AI Devices," Engadget. 2018.

65. Christiansen, E., "Seeing More with In Silico Labeling of Microscopy Images," Google AI Blog. 2018. Grens, K., "Deep Learning Allows for Cell Analysis Without Labeling," Scientist. 2018. Christiansen, E. M., et al., "In Silico Labeling: Predicting Fluorescent Labels in Unlabeled Images." Cell, 2018. 173(3): pp. 792‑803 e19.

66. Grens, K "Deep Learning Allows for Cell Analysis Without Labeling." Sullivan, D. P., and E. Lundberg, "Seeing More: A Future of Augmented Microscopy." Cell, 2018. 173(3): pp. 546‑548.

67. Ounkomol, C., et al., "Label-Free Prediction of Three-Dimensional Fluorescence Images from Transmitted-Light Microscopy." Nat Methods, 2018.

68. Sullivan, D. P., et al., "Deep Learning Is Combined with Massive-Scale Citizen Science to Improve Large-Scale Image Classification." Nat Biotechnol, 2018. 36(9): pp. 820 – 828.

69. Ota, S., et al., "Ghost Cytometry." Science, 2018. 360(6394): pp. 1246 – 1251.

70. Nitta, N., et al., "Intelligent Image-Activated Cell Sorting." Cell, 2018. 175(1): pp. 266 – 276 e13.

71. Weigert, M., et al., Content-Aware Image Restoration: Pushing the Limits of Fluorescence Microscopy, bioRxiv. 2017. Yang, S. J., et al., "Assessing Microscope Image Focus Quality with Deep Learning." BMC Bioinformatics, 2018. 19(1): p. 77.

72. Ouyang, W., et al., "Deep Learning Massively Accelerates Super-Resolution Localization Microscopy." Nat Biotechnol, 2018. 36(5): pp. 460 – 468.

73. Stumpe, M., "An Augmented Reality Microscope for Realtime Automated Detection of Cancer," Google AI Blog. 2018.

74. Wise, J., "These Robots Are Learning to Conduct Their Own Science Experiments," Bloomberg. 2018.

75. Bohannon, J., "A New Breed of Scientist, with Brains of Silicon," Science Magazine. 2017.

76. Appenzeller, "The Scientists' Apprentice."

77. Butler, K. T., et al., "Machine Learning for Molecular and Materials Science." Nature, 2018. 559(7715): pp. 547 – 555.

其他：

78. Luo, L., "Why Is the Human Brain So Efficient?," Nautil.us. 2018.

Chapter 11：

1. Estruch, R., et al., "Primary Prevention of Cardiovascular Disease with a Mediterranean Diet Supplemented with Extra-Virgin Olive Oil or Nuts." N Engl J Med, 2018. 378(25): pp. e34. "Ioannidis: Most Research Is Flawed; Let's Fix It." Medscape One-on-One, 2018. https://www.medscape.com/viewarticle/898405.

2. Estruch et al., "Primary Prevention of Cardiovascular Disease."

3. Ioannidis, J. P. A., and J. F. Trepanowski, "Disclosures in Nutrition Research: Why It Is Different." JAMA, 2018. 319(6): pp. 547‑548.

4. Bart Penders, (2018) "Why Public Dismissal of Nutrition Science Makes Sense: Post-truth, Public Accountability and Dietary Credibility," British Food Journal, https://doi.org/10.1108/BFJ-10-2017-0558.

5. Dehghan, M., et al., "Associations of Fats and Carbohydrate Intake with Cardiovascular Disease and Mortality in 18 Countries from Five Continents (PURE): A Prospective Cohort Study." Lancet, 2017. 390(10107): pp. 2050‑2062.

6. Micha, R., et al., "Association Between Dietary Factors and Mortality From Heart Disease, Stroke, and Type 2 Diabetes in the United States." JAMA, 2017. 317(9): pp. 912‑924.

7. Bertoia, M. L., et al., "Changes in Intake of Fruits and Vegetables and Weight Change in United States Men and Women Followed for Up to 24 Years: Analysis from Three Prospective Cohort Studies." PLoS Med, 2015. 12(9): p. e1001878.

8. Aune, D., et al., "Whole Grain Consumption and Risk of Cardiovascular Disease, Cancer, and All Cause and Cause Specific Mortality: Systematic Review and Dose-Response Meta-analysis of Prospective Studies." BMJ, 2016. 353: p. i2716.

9. Schoenfeld, J. D., and J. P. Ioannidis, "Is Everything We Eat Associated with Cancer? A Systematic Cookbook Review." Am J Clin Nutr, 2013. 97(1): pp. 127‑134.

10. Dehghan, M., et al., "Association of Dairy Intake with Cardiovascular Disease and Mortality in 21 Countries from Five Continents (PURE): A Prospective Cohort Study." Lancet, 2018. Mente, A., et al., "Urinary Sodium Excretion, Blood Pressure, Cardiovascular Disease, and Mortality: A Community-Level Prospective Epidemiological Cohort Study." Lancet, 2018. 392(10146).

11. Belluz, J., and J. Zarracina", Sugar, Explained," Vox. 2017.

12. Taubes, G., "Big Sugar's Secret Ally? Nutritionists," New York Times. 2017.

13. McGandy, R. B., D. M. Hegsted, and F. J. Stare, "Dietary Fats, carbohydrates and Atherosclerotic Vascular Disease." N Engl J Med, 1967. 277(4): pp. 186 – 192+.

14. Nestle, M., "Food Politics," Food Politics. 2017.

15. Messerli, "Salt and Heart Disease." Mente, A., et al., "Urinary Sodium Excretion, Blood Pressure, Cardiovascular Disease, and Mortality: A Community-Level Prospective Epidemiological Cohort Study." Lancet, 2018. 392(10146): pp. 496 – 506.

16. Messerli, "Salt and Heart Disease."

17. Jones, B., "Sorry, DNA-Based Diets Don't Work," Futurism. 2018.

18. Gardner, C. D., et al., "Effect of Low-Fat vs Low-Carbohydrate Diet on 12-Month Weight Loss in Overweight Adults and the Association with Genotype Pattern or Insulin Secretion: The DIETFITS Randomized Clinical Trial." JAMA, 2018. 319(7): pp. 667 – 679.

19. Chambers, C., "Mindless Eating: Is There Something Rotten Behind the Research?," Guardian. 2018.

20. Zeevi, D., et al., "Personalized Nutrition by Prediction of Glycemic Responses." Cell, 2015. 163(5): pp. 1079 – 1094.

21. Segal, E., and E. Elinav, The Personalized Diet: The Pioneering Program to Lose Weight and Prevent Disease. 2017, New York: Grand Central Life & Style, Hachette Book Group.

22. Jumpertz von Schwartzenberg, R., and P. J. Turnbaugh, "Siri, What Should I Eat?" Cell, 2015. 163(5): pp. 1051 – 1052.

23. Korem, T., et al., "Bread Affects Clinical Parameters and Induces Gut Microbiome-Associated Personal Glycemic Responses." Cell Metab, 2017. 25(6). pp. 1243 – 1253 e5.

24. Korem et al., "Bread Affects Clinical Parameters."

25. Segal and Elinav, The Personalized Diet.

26. Azad, M. B., et al., "Nonnutritive Sweeteners and Cardiometabolic Health: A Systematic Review and Meta-analysis of Randomized Controlled Trials and Prospective Cohort Studies." CMAJ, 2017. 189(28): pp. E929 – E939.

27. Segal and Elinav, The Personalized Diet.

28. Segal and Elinav, The Personalized Diet.

29. Hulman, A., et al., "Glucose Patterns During an Oral Glucose Tolerance Test and Associations with Future Diabetes, Cardiovascular Disease and All-Cause Mortality Rate." Diabetologia, 2018. 61(1): pp. 101－107.

30. Martin, A., and S. Devkota, "Hold the Door: Role of the Gut Barrier in Diabetes." Cell Metab, 2018. 27(5): pp. 949－951. Thaiss, C. A., et al., "Hyperglycemia Drives Intestinal Barrier Dysfunction and Risk for Enteric Infection." Science, 2018. 359(6382): pp. 1376－1383.

31. Wu, D., et al., "Glucose-Regulated Phosphorylation of TET2 by AMPK Reveals a Pathway Linking Diabetes to Cancer. Nature, 2018. 559(7715): pp. 637－641.

32. Hall, H., et al., "Glucotypes Reveal New Patterns of Glucose Dysregulation." PLoS Biol, 2018. 16(7): p. e2005143.

33. Albers, D. J., et al., "Personalized Glucose Forecasting for Type 2 Diabetes Using Data Assimilation." PLoS Comput Biol, 2017. 13(4): p. e1005232. Liu, F., et al., "Fructooligosaccharide (FOS) and Galactooligosaccharide (GOS) Increase Bifidobacterium but Reduce Butyrate Producing Bacteria with Adverse Glycemic Metabolism in Healthy Young Population." Sci Rep, 2017. 7(1): p. 11789.

34. Gill, S., and S. Panda, "A Smartphone App Reveals Erratic Diurnal Eating Patterns in Humans That Can Be Modulated for Health Benefits." Cell Metab, 2015. 22(5): pp. 789－798.

35. Wallace, C., "Dietary Advice from the Gut," Wall Street Journal. 2018. p. R6.

36. Reynolds, G., "Big Data Comes to Dieting," New York Times. 2018. Piening, B. D., et al., "Integrative Personal Omics Profiles During Periods of Weight Gain and Loss." Cell Syst, 2018.

37. Wallace, "Dietary Advice from the Gut."

38. Kalantar-Zadeh, K., "A Human Pilot Trial of Ingestible Electronic Capsules Capable of Sensing Different Gases in the Gut." Nature Electronics, 2018. 1: pp. 79－87.

39. Isabella, V. M., et al., "Development of a Synthetic Live Bacterial Therapeutic for the Human Metabolic Disease Phenylketonuria." Nat Biotechnol, 2018.

其他：

40. Gunter, M. J., et al., "Coffee Drinking and Mortality in 10 European Countries: A Multinational Cohort Study." Ann Intern Med, 2017. 167(4): pp. 236 - 247. Poole, R., et al., "Coffee Consumption and Health: Umbrella Review of Meta-analyses of Multiple Health Outcomes." BMJ, 2017. 359: p. j5024. Loftfield, E., et al., "Association of Coffee Drinking with Mortality by Genetic Variation in Caffeine Metabolism: Findings from the UK Biobank." JAMA Intern Med, 2018. 178(8): pp. 1086 - 1097. Park, S. Y., et al., "Is Coffee Consumption Associated with Lower Risk for Death?" Ann Intern Med, 2017. 167(4). http://annals.org/aim/fullarticle/2643437/coffee-consumption-associated-lower-risk-death. Park, S. Y., et al., "Association of Coffee Consumption with Total and Cause-Specific Mortality Among Nonwhite Populations." Ann Intern Med, 2017. 167(4): pp. 228 - 235.

41. Messerli, F., "Salt and Heart Disease: A Second Round of 'Bad Science'?" Lancet, 2018. 392(10146)" pp. 456 - 458.

Chapter 12：

1. "Finding a Voice," Economist. 2017.

2. Darrow, B., "Why Smartphone Virtual Assistants Will Be Taking Over for Your Apps Soon," Fortune. 2016.

3. Levy, S., "Inside Amazon's Artificial Intelligence Flywheel," Wired. 2018.

4. Condliffe, J., "In 2016, AI Home Assistants Won Our Hearts," MIT Technology Review. 2016.

5. Eadicicco, L., "Google Wants to Give Your Computer a Personality," Time. 2017.

6. Hempel, J., "Voice Is the Next Big Platform, and Alexa Will Own It," Wired. 2016.

7. Terado, T., "Why Chatbots Aren't Just a Fad," Machine Learnings. 2017.

8. Arndt, R. Z., "The New Voice of Patient Engagement Is a Computer," Modern Healthcare. 2017. pp. 20－22.

9. Carr, N., "These Are Not the Robots We Were Promised," New York Times. 2017.

10. Anders, G., "Alexa, Understand Me," MIT Technology Review. 2017.

11. Pedro Domingos, Interview with Eric Topol, La Jolla, CA. September 2017.

12. Goode, L., "How Google's Eerie Robot Phone Calls Hint at AI's Future," Wired. 2018.

13. Foote, A., "Inside Amazon's Painstaking Pursuit to Teach Alexa French," Wired. 2018.

14. Kornelis, C., "AI Tools Help the Blind Tackle Everyday Tasks," Wall Street Journal. 2018. Bogost, I., "Alexa Is a Revelation for the Blind." Atlantic, 2018. Kalish, J., "Amazon's Alexa Is Life-Changing for the Blind," Medium. 2018.

15. Sun, Y., "Why 500 Million People in China Are Talking to This AI," MIT Technology Review. 2017.

16. Hutson, M., "Lip-Reading Artificial Intelligence Could Help the Deaf— or Spies, Science Magazine. 2018. Shillingford, B., et al., Large-Scale Visual Speech Recognition. arXiv, 2018.

17. Abel, A., "Orwell's 'Big Brother' Is Already in Millions of Homes: Her Name Is Alexa," Macleans. 2018.

18. Applin, S. A., "Amazon's Echo Look: We're Going a Long Way Back, Baby," Medium. 2017.

19. Vincent, J., "Fashion Startup Stops Using AI Tailor After It Fails to Size Up Customers Correctly," Verve. 2018.

20. Wilson, M., "A Simple Design Flaw Makes It Astoundingly Easy to Hack Siri and Alexa," Fast Co Design. 217.

21. Smith, I., "Amazon Releases Echo Data in Murder Case, Dropping First Amendment Argument," PBS News Hour. 2017.

22. Shaban, H., "Amazon Echo Recorded a Couple's Conversation, Then Sent Audio to Someone They Know," LA Times. 2018.

23. Turkle, S., "The Attack of the Friendly Robots," Washington Post. 2017.

24. Tsukayama, H., "When Your Kid Tries to Say 'Alexa' Before 'Mama,'" Washington Post. 2017. Aubrey, A., "Alexa, Are You Safe for My Kids?," Health Shots NPR. 2017.

25. Kastrenakes, J., "Alexa Will Come to Headphones and Smartwatches This Year," Verge. 2018.

26. Muoio, D., "Voice-Powered, In-Home Care Platform Wins Amazon Alexa Diabetes Competition," MobiHealthNews. 2017.

27. Kiistala, M., "One Man's Quest to Cure Diabetes 2," Forbes. 2017.

28. Stockton, N., "Veritas Genetics Scoops Up an AI Company to Sort Out Its DNA," Wired. 2017.

29. Stein, N., and K. Brooks, "A Fully Automated Conversational Artificial Intelligence for Weight Loss: Longitudinal Observational Study Among Overweight and Obese Adults." JMIR 2017. 2(2): e(28).

30. Ross, C., "Deal Struck to Mine Cancer Patient Database for New Treatment Insights," Stat News. 2017.

31. Muoio, D., "Machine Learning App Migraine Alert Warns Patients of Oncoming Episodes," MobiHealthNews. 2017.

32. Comstock, J., "New ResApp Data Shows ~90 Percent Accuracy When Diagnosing Range of Respiratory Conditions," MobiHealthNews. 2017.

33. Han, Q., M. Ji, et al., A Hybrid Recommender System for Patient-Doctor Matchmaking in Primary Care. arXiv, 2018.

34. Razzaki, S., et al., A Comparative Study of Artificial Intelligence and Human Doctors for the Purpose of Triage and Diagnosis. arXiv, 2018. Olson, P., "This AI Just Beat Human Doctors on a Clinical Exam," Forbes. 2018.

35. Foley, K. E., and Y. Zhou, "Alexa Is a Terrible Doctor," Quartz. 2018.

36. "The Digital Puppy That Keeps Seniors Out of Nursing Homes (Wired)," Pace University. 2017. https://www.pace.edu/news-release/wired-digital-puppy-keeps-seniors-out-nursing-homes.

37. Lagasse, J., "Aifloo Raises $6 Million for Elder-Focused Smart Wristband," MobiHealthNews. 2017.

38. Chen, J. H., and S. M. Asch, "Machine Learning and Prediction in

Medicine—Beyond the Peak of Inflated Expectations." N Engl J Med, 2017. 376(26): pp. 2507‒2509.

39. Greene, J. A., and J. Loscalzo, "Putting the Patient Back Together—Social Medicine, Network Medicine, and the Limits of Reductionism." N Engl J Med, 2017. 377(25): pp. 2493‒2499.

40. Duncan, D. E., "Can AI Keep You Healthy?," MIT Technology Review. 2017. Cyranoski, D., "Jun Wang's iCarbonX Heads Consortium Using AI in Health and Wellness." Nat Biotechnol, 2017. 35(2): pp. 103‒105. Cyranoski, D., "Chinese Health App Arrives." Nature, 2017. 541: pp. 141‒142.

41. Knight, W., "An Algorithm Summarizes Lengthy Text Surprisingly Well," MIT Technology Review. 2017.

42. Haun, K., and E. Topol, "The Health Data Conundrum," New York Times. 2017. Kish, L. J., and E. J. Topol, "Unpatients—Why Patients Should Own Their Medical Data." Nat Biotechnol, 2015. 33(9): pp. 921‒924.

43. Heller, N., "Estonia, the Digital Republic," New Yorker. 2017.

44. Goldman, B., The Power of Kindness: Why Empathy Is Essential in Everyday Life. 2018, New York: Harper Collins, pp. 202‒203.

45. Sagar, M., and E. Broadbent, "Participatory Medicine: Model Based Tools for Engaging and Empowering the Individual." Interface Focus, 2016. 6(2): p. 20150092.

46. Marteau, T. M., "Changing Minds About Changing Behaviour." Lancet, 2018. 391(10116): pp. 116‒117.

47. "Individual Access to Genomic Disease Risk Factors Has a Beneficial Impact on Lifestyles," EurckAlcrt! 2018.

48. Marteau, T. M., "Changing Minds About Changing Behaviour." Lancet, 2018. 391(10116): pp. 116-117.

其他：

49. Carr, "These Are Not the Robots We Were Promised."

50. Mar, A., "Modern Love. Are We Ready for Intimacy with Androids?," Wired. 2017.

51. Di Sturco, G., "Meet Sophia, the Robot That Looks Almost Human," National Geographic. 2018.

52. Patel, M. S., K. G. Volpp, and D. A. Asch, "Nudge Units to Improve the Delivery of Health Care." N Engl J Med, 2018. 378(3): pp. 214 – 216.

53. Emanuel, E. J., "The Hype of Virtual Medicine," Wall Street Journal. 2017. Lopatto, E., "End of Watch: What Happens When You Try to Change Behavior Without Behavioral Science?," Verge. 2018.

54. Subrahmanian, V. S., and S. Kumar, "Predicting Human Behavior: The Next Frontiers." Science, 2017. 355(6324): p. 489.

Chapter 13 :

1. Mueller, M. S., and R. M. Gibson, National Health Expenditures, Fiscal Year 1975. Bulletin 1976. https://www.ssa.gov/policy/docs/ssb/v39n2/v39n2p3.pdf.

2. "Largest Private Equity and Venture Capital Health System Investors," Modern Healthcare. 2018.

3. Peabody, F. W., "The Care of the Patient." MS/JAMA, 1927. 88: pp.877 – 882.

4. Belluz, J., "Doctors Have Alarmingly High Rates of Depression. One Reason: Medical School, Vox. 2016. Oaklander, M., "Doctors on Life Support," Time. 2015. Wright, A. A., and I. T. Katz, "Beyond Burnout—Redesigning Care to Restore Meaning and Sanity for Physicians." N Engl J Med, 2018. 378(4): pp. 309 – 311.

5. Farmer, B., "Doctors Reckon with High Rate of Suicide in Their Ranks," Kaiser Health News. 2018.

6. Andreyeva, E., G. David, and H. Song, The Effects of Home Health Visit Length on Hospital Readmission. National Bureau of Economic Research, 2018.

7. Maldonado, M., "Is This How It's Supposed to Be?" Ann Intern Med, 2018. 169(5): pp. 347 – 348.

8. Jaouad, S., "Trying to Put a Value on the Doctor-Patient Relationship," New York Times. 2018.

9. Rosenthal, D. I., and A. Verghese, "Meaning and the Nature of Physicians' Work." N Engl J Med, 2016. 375(19): pp. 1813–1815.

10. Darzi, A., H. Quilter-Pinner, and T. Kibasi, "Better Health and Care for All: A 10-Point Plan for the 2020s. The Final Report of the Lord Darzi Review of Health and Care," IPPR. 2018.

11. Wright and Katz, "Beyond Burnout."

12. Epstein, R. M., and M. R. Privitera, "Doing Something About Physician Burnout." Lancet, 2016. 388(10057): pp. 2216–2217.

13. Tahir, D., "Doctors Barred from Discussing Safety Glitches in U.S.-Funded Software," Politico. 2015.

14. Madara, J. L., and D. M. Hagerty, AMA 2017 Annual Report. Collaboration. Innovation. Results. 2018, American Medical Association.

15. Ballhaus, R., "Michael Cohen's D.C. Consulting Career: Scattershot, with Mixed Success," Wall Street Journal. 2018.

16. el Kaliouby, R., "We Need Computers with Empathy," MIT Technology Review. 2017.

17. Mar, A., "Modern Love: Are We Ready for Intimacy with Androids?," Wired. 2017.

18. Derksen, F., J. Bensing, and A. Lagro-Janssen, "Effectiveness of Empathy in General Practice: A Systematic Review." Br J Gen Pract, 2013. 63(606): pp. e76–e84.

19. Rosenthal and Verghese, "Meaning and the Nature of Physicians' Work."

20. Kelm, Z., et al., "Interventions to Cultivate Physician Empathy: A Systematic Review." BMC Med Educ, 2014. 14: p. 219.

21. Scales, D., "Doctors Have Become Less Empathetic, but Is It Their Fault?," Aeon Ideas. 2016.

22. Valk, S. L., et al., "Structural Plasticity of the Social Brain: Differential Change After Socio-affective and Cognitive Mental Training." Sci Adv, 2017. 3(10): p. e1700489.

23. "Presence: The Art & Science of Human Connection." Stanford Medicine. August 14, 2018, http://med.stanford.edu/presence.html.

24. Verghese, A., "The Importance of Being." Health Aff (Millwood), 2016. 35(10): pp. 1924 - 1927.

25. Roman, S., "Sharon Roman: In Good Hands," BMJ Opinion. 2017.

26. Mauksch, L. B., "Questioning a Taboo: Physicians' Interruptions During Interactions With Patients." JAMA, 2017. 317(10): pp. 1021 - 1022.

27. Manteuffel, R., "Andrea Mitchell Remembers What It Was Like Being Carried Out of a News Conference," Washington Post. 2018.

28. Kneebone, R., "In Practice: The Art of Conversation." Lancet, 2018.

29. Corcoran, K., "The Art of Medicine: Not Much to Say Really." Lancet, 2018. 391(10133).

30. Schoen, J., "The Incredible Heart of Mr. B." Ann Intern Med, 2017. 166(6): pp. 447 - 448.

31. McCarron, T. L., M. S. Sheikh, and F. Clement, "The Unrecognized Challenges of the Patient-Physician Relationship." JAMA Intern Med, 2017. 177(11): pp. 1566 - 1567.

32. Iglehart, J. K., "'Narrative Matters': Binding Health Policy And Personal Experience." Health Affairs, 1999. 18(4). https://www.healthaffairs.org/doi/10.1377/hlthaff.18.4.6.

33. Schoen, "The Incredible Heart of Mr. B." Molitor, J. A., "A Great Gift." Ann Intern Med, 2017. 167(6): p. 444. Al-Shamsi, M., "Moral Dilemma in the ER." Ann Intern Med, 2017. 166(12): pp. 909 - 910. Goshua, G., "Shared Humanity." Ann Intern Med, 2017. 167(5): p. 359.

34. Rowland, K., "You Don't Know Me." Lancet, 2017. 390: pp.2869 - 2870.

35. Awdish, R. L. A., and L. L. Berry, "Making Time to Really Listen to Your Patients," Harvard Business Review. 2017.

36. Wheeling, K., "How Looking at Paintings Became a Required Course in Medical School," Yale Medicine. 2014.

37. Verghese, "The Importance of Being."

38. Gurwin, J., et al., "A Randomized Controlled Study of Art Observation Training to Improve Medical Student Ophthalmology Skills." Ophthalmology, 2018. 125(1): pp. 8 - 14.

39. Epstein, D., and M. Gladwell, "The Temin Effect." Ophthalmology, 2018. 125(1): pp. 2 - 3.

40. Parker, S., "Two Doctors Meet." Ann Intern Med, 2018. 168(2): p. 160.

41. Verghese, A., "Treat the Patient, Not the CT Scan," New York Times. 2011.

42. Wiebe, C., Abraham Verghese: 'Revolution' Starts at Bedside, in Medscape. 2017.

43. Verghese, A., "A Touch of Sense," Health Affairs. 2009.

44. Aminoff, M. J., "The Future of the Neurologic Examination." JAMA Neurol, 2017. 74(11): pp. 1291–1292.

45. Hall, M. A., et al., "Trust in Physicians and Medical Institutions: What Is It, Can It Be Measured, and Does It Matter?" Milbank Q, 2001. 79(4): pp. 613–639, v. https://www.ncbi.nlm.nih.gov/pubmed/11789119.

46. Reddy, S., "How Doctors Deliver Bad News," Wall Street Journal. 2015.

47. Ofri, D., "The Art of Medicine: Losing a Patient." Lancet, 2017. 389: pp. 1390–1391.

48. "The Pharos of Alpha Omega Alpha Honor Medical Society." Pharos, 2016. 79(1): pp. 1–64.

49. Kaplan, L. I., "The Greatest Gift: How a Patient's Death Taught Me to Be a Physician." JAMA, 2017. 318(18): pp. 1761–1762.

50. Verghese, A., "The Way We Live Now: 12-8-02; The Healing Paradox," New York Times Magazine. 2002.

51. Jaouad, "Trying to Put a Value on the Doctor-Patient Relationship."

52. "2017 Applicant and Matriculant Data Tables," Association of American Medical Colleges. 2017.

53. Freeman, S., et al., "Active Learning Increases Student Performance in Science, Engineering, and Mathematics." Proc Natl Acad Sci U S A, 2014. 111(23): pp. 8410–8415.

54. Awdish, R. L. A., "The Critical Window of Medical School: Learning to See People Before the Disease," NEJM Catalyst. 2017.

55. Topol, E., The Patient Will See You Now. 2015, New York: Basic Books.

56. Warraich, H. J., "For Doctors, Age May Be More Than a Number," New York Times. 2018.

其他：

57. Linzer, M., et al., "Joy in Medical Practice: Clinician Satisfaction in the Healthy Work Place Trial." Health Aff (Millwood), 2017. 36(10): pp.1808－1814.

58. Whillans, A. V., et al., "Buying Time Promotes Happiness." Proc Natl Acad Sci U S A, 2017. 114(32): pp. 8523－8527.

59. Schulte, B., "Time in the Bank: A Stanford Plan to Save Doctors from Burnout," Washington Post. 2015.

60. Castle, M., "Matthew Castle: Burnout," BMJ Opinion. 2017.

61. Denworth, L., "I Feel Your Pain," Scientific American. 2017.

62. Jurgensen, J., "A Show Redefines the TV Hero," Wall Street Journal. 2017.

63. Stock, J., "Does More Achievement Make Us Better Physicians? The Academic Arms Race." JAMA Intern Med, 2018. 178(5): pp. 597－598.